中医药畅销书选粹·医经索微

内难经三十论

王自强　主编

中国中医药出版社·北京

U0346265

图书在版编目（CIP）数据

内难经三十论/王自强主编．—2 版．—北京：中国中医药出版社，2013.1
（中医药畅销书选粹．医经索微）
ISBN 978－7－5132－1262－5

Ⅰ．①内…　Ⅱ．①王…　Ⅲ．①《内经》－研究　②《难经》－研究　Ⅳ．①R221　②R221.9

中国版本图书馆 CIP 数据核字（2012）第 284812 号

中 国 中 医 药 出 版 社 出 版
北京市朝阳区北三环东路 28 号易亨大厦 16 层
邮政编码　100013
传真　010 64405750
北京泽明印刷有限责任公司印刷
各地新华书店经销
*
开本 880×1230　1/32　印张 10　字数 264 千字
2013 年 1 月第 2 版　2013 年 1 月第 1 次印刷
书　号　ISBN 978－7－5132－1262－5
*
定价　25.00 元
网址　www.cptcm.com

◆出版者的话

中国中医药出版社作为直属于国家中医药管理局的唯一国家级中医药专业出版社，自创办以来，始终定位于"弘扬中医药文化的窗口，交流中医药学术的阵地，传播中医药文化的载体，培养中医药人才的摇篮"，不断锐意进取，实现了由小到大、由弱到强、由稚嫩到成熟的跨越式发展，短短的20多年间累计出版图书3600余种，出书范围涉及全国各级各类中医药教材和教学参考书；中医药理论、临床著作，科普读物；中医药古籍点校、注释、语译；中医药译著和少数民族文本；中医药政策法规汇编、年鉴等。基本实现了"只要是中医药书我社最多，只要是中医药教材我社最全，只要是中医药书我社最有权威性"的目标，在中医药界和社会上产生了广泛的影响。2009年我社被国家新闻出版总署评为"全国百佳图书出版单位"。

为了进一步扩大我社中医药图书的传播效应，充分利用优秀中医药图书的价值，满足更多读者，尤其是一线中医药工作者的需求，我们在努力策划、出版更多更好新书的同时，从早期出版的专业学术图书中精心挑选了一批读者喜欢、篇幅适中、至今仍有很高实用价值和指导意义的品种，以"中医药畅销书选粹"系列图书的形式重新统一修订、刊印。整套图书约100种，根据内容大致分为七个专辑："入门进阶"主要是中医入门、启蒙进阶类基础读物；"医经索微"是对中医经典的体悟、阐释；"名医传薪"记录、传承名医大家宝贵的临证经验；"针推精华"精选针灸、推拿临床经验；"特技绝活"展现传统中医丰富多样的特色疗法；"方药存真"则是中药、方剂的精编和临床应用；"临证精华"汇集临床各科精妙之法。可以说基本涵盖了中医各主要学科领域，对于广大读者学习中医、认识中医和应用中医大有裨益。

今年是"十二五计划"的开局之年，我们将牢牢抓住机遇，迎接挑战，不断创新，不辱中医药出版人的使命，出版更多、更好的中医药图书，为弘扬、传播中医药文化知识作出更大的贡献。

中国中医药出版社

2011 年 12 月

内容提要

　　本书采取专论形式阐发《内经》、《难经》理论，以原文为基础，着重分析其含义，内容包括基本理论、病因、病机、病证、诊法及治法等，以病证、病机、治法为重点，突出实用。并附参考资料。

　　本书可供中医临床、科研及教学工作者参考阅读。亦可作为中医研究生教材使用。

目　录

绪　论

　　《内经》是我国医学文献中最早的内容较为完整和系统的一部典籍，奠定了中医学发展的基础。《难经》是继《内经》之后的又一部重要著作，继承和发展了《内经》的理论。历代医家对《内经》、《难经》都极其尊崇，视为必读之书。本书是节选《内经》、《难经》部分原文，以类相从，分列专论三十。为了让读者对两部著作有一个较为全面的了解，故先作简要介绍。并把我们编写本书的一些思考加以说明。

《内经》、《难经》的历史概况

一、《内经》、《难经》的成书时代和流传

　　（一）《内经》的成书时代和流传

　　《黄帝内经》简称《内经》，包括《素问》和《灵枢》两个部分，各81篇。他的成书时代，历来颇多争议。因其书名冠以"黄帝"二字，被认为是黄帝所作，如晋·皇甫谧说，《素问》、《灵枢》"皆黄帝岐伯遗事"（《甲乙经·序》）。现在我们知道，最古的文字体系为殷墟甲骨文，黄帝时代不可能有《内经》这样的写作，之所以称"黄帝"，不过是追溯中华民族文化之源而加以尊崇的意思。故这一说法，已被否定，不存在异议了。但还有几种意见，如宋·司马光认为是"周汉之间"的作品，清·魏荔彤说"类春秋战国人所为"（《伤寒论本义·序》），姚际恒根据《内经》某些词，如"黔首"、"寅时"等，又说是"秦人"及"汉后人所作"（《古今伪书考》），等等。从周至汉跨越了一个很长的历史时期，诸说似均较含糊，这一问题，迄今尚无定论。据《汉书·艺文志》云："汉兴，改秦之败，大收篇籍，广开献书之路。"成帝时，

使"侍医李柱国校方技",有医经七家,《黄帝内经》为其中之一,这是《内经》书名的最早记载。从《内经》内容看,引用了许多古代医籍,如《上经》、《下经》、《大要》、《金匮》等等。再从长沙马王堆汉墓出土的医学简牍和帛书看,有些内容近似《内经》,但文字较《内经》简朴,故有人认为他可能早于《内经》。由此可见,《内经》确实保存了许多先秦医学资料,且又记载了汉代的医学成就,现在要明确《内经》成书的具体时间,实为难事。但在《史记》中尚未见《内经》之名,那么推测其成书应在《史记》之后。我们推测,当李柱国校订方技时,收集了各种医书,加以校订编辑,而命名《黄帝内经》,尽管后来在流传中又有所增损,但其基本成型,当在此时。

据皇甫谧说,在他著《甲乙经》时,《内经》已"有所亡失"(同上)。南北朝齐梁间人全元起作《内经训解》只存 8 卷 68 篇。至唐·王冰称"受得先师张公秘本",补入《天元纪大论》等有关运气学说 7 篇,又以 1 篇分作 2 篇者共多出 4 篇,合为 79 篇,仍缺 2 篇。今本《黄帝内经·素问遗篇》的《刺法论》、《本病论》,实为王冰以后的人托名而作。据《素问识》意见,"明《艺文志》赵简王补刊《素问遗篇》一卷。世传《素问》王冰注本中有缺篇,简王得全本补之,按今所传赵府本载《刺法》、《本病》二篇即是也。"《宋以前医籍考》又指出:"赵简王补刊《素问遗篇》一卷者,即宋志所载刘温舒《内经素问论奥》四卷之一也。"《内经》年代久远,辗转流传,讹误很多,王冰用了 12 年时间进行整理注解,今天我们见到的《重广补注黄帝内经素问》,即王冰次注、林亿等校正之本,虽不能说是汉代原貌,但得以保存下来,王冰之功实不可没。

《灵枢》和《素问》一样,在皇甫谧时已"有所亡失"。宋·林亿等校正医书时也说,"《灵枢》今不全"。此书久经兵火,亡失几尽,宋哲宗时高丽人献书,其中有《黄帝针经》,于元祐八年(1093 年)诏颁于天下,到南宋高宗绍兴乙亥

（1155 年），史崧又称"校正家藏旧本《灵枢》九卷"，现在流传的即为史崧家藏之本，但与高丽所献者是否一书，已难考证。

（二）《难经》的成书时代和流传

《帝王世纪》说："黄帝有熊氏命雷公、岐伯论经脉，傍通问难八十一为《难经》。"（见《太平御览》七二一卷）这如同说《黄帝内经》为黄帝所作一样，是不能成立的。而通常传说《难经》作者是春秋战国时的秦越人，即扁鹊。但在《汉书·艺文志》中有《扁鹊内经》和《扁鹊外经》，而无《难经》，《史记·扁鹊仓公列传》也没有扁鹊著《难经》的记载。《难经》之名，最早见于张仲景《伤寒杂病论》序："撰用《素问》、《九卷》、《八十一难》……"《隋书·经籍志》也有《难经》之目，但都未注明作者的姓名。到唐代杨玄操《难经注》和《旧唐书·经籍志》才说是秦越人所著。《难经》主要是阐发《内经》之作，张仲景曾经撰用，可见《难经》的成书时代，当在《内经》之后，《伤寒杂病论》之前，是东汉时期的作品。

《难经》的原本早已不存，流传下来的都是注释本。其中最早的当推《黄帝八十一难经王翰林集注》，简称《难经集注》。此书在我国明代以后亦已亡佚，流传至日本，方得以保存下来。清·钱熙祚据日本佚存丛书本校勘，收入《守山阁丛书》。又清·丁锦称在参政朱公处见到其所藏古本《难经》，作《古本难经阐注》，其八十一难原文次序与《难经集注》不同。据《难经集注》杨玄操序云："今辄条贯编次，使类例相从，凡为一十三篇，仍旧八十一首。"可见《难经集注》已对《难经》作过编次，固非《难经》旧貌，而自汉迄清已历近两千年，丁氏所见古本，是否即《难经》之旧，亦大可怀疑。现在见到的历代注本，多依《难经集注》次序作注，以期能"类例相从"，有利于阅读和研究。

二、《内经》、《难经》的命名含义和基本学术思想

（一）《内经》的命名含义

《内经》与《素问》、《灵枢》三者的命名含义，注家有不同解释，兹分述于下。

《内经》，吴昆说："五内阴阳谓之内，万世宗法谓之经。"（《内经吴注》）张介宾也说，"内者性命之道，经者载道之书。"（《类经》）经是法则的意思。这就是说，《内经》是研究人体生命运动规律的书，他是医学家必须遵循的法则。《汉书·艺文志》云："医经者，原人血脉、经络、骨髓、阴阳、表里，以起百病之本，死生之分，而用度箴石汤火所施，调百药齐（同"剂"。调剂、调制）和之所宜。"班固此说，是综合包括《内经》在内的医经七家而言，完全符合《内经》全书情况，这也说明《内经》讨论的是人体生理、病理、诊断、治疗等基本理论。《汉书·艺文志》所载，除《黄帝内经》外，还有《黄帝外经》、《扁鹊内经》、《扁鹊外经》、《白氏内经》、《白氏外经》和《旁篇》共为七家。之所以称"内、外"，丹波元简认为，好像《韩诗》、《春秋》都有内、外传，《庄子》有内、外篇，《韩非子》有内、外储一样，"相对名之焉尔，不必有深意"（《素问识·素问解题》）。此说有一定道理。如《内经》中还有引《上经》、《下经》之文，现在著作也常分上、下篇，所谓"内，外"或"上，下"，不过说明他们是一部完整的、内容相互关联的著作。

《素问》，全元起云："素者，本也。问者，黄帝问岐伯也。方陈性命之源，五行之本，故曰《素问》。"（《新校正》）张介宾云："平素所讲问，是谓《素问》。"（《类经》）这样解释，似有望文生义之嫌。《新校正》说"按《乾凿度》云：夫有形者，生于无形，故有太易、有太初、有太始、有太素。太易者，未见气也；太初者，气之始也；太始者，形之始也；太素者，质之始也。气、形、质具而疴瘵由是萌生，故黄帝问此太素质之始也。《素问》之名，义或由此。"我们认为此说比

较合理。自古医易相通，《易·系辞上》说，"易有太极，是生两仪"，两仪即阴阳。《素问·六节藏象论》说："气合而有形。"《素问·阴阳应象大论》又说："阳化气，阴成形。"阴阳是太极一元之气所分，由于阴阳二气的相互作用，而产生万物，这就是有形生于无形。人也是禀受天地阴阳之气，生成有形有质之躯。在这关于宇宙本原和生命起源的根本问题上，体现了《内经》唯物主义的观点。杨上善注《内经》名曰《黄帝内经太素》，可见是有所本的。

《灵枢》，马莳云："正以枢为门户合辟所系，而灵乃至圣至玄之称，其书之切，何以异是。"（《灵枢注证发微》）张介宾也说："神灵之枢要，是谓灵枢。"（《类经》）都是从医学的角度来解释的。考《灵枢》又有《针经》、《九卷》、《九墟》、《九灵》等名称，《灵枢》之名首见于王冰次注的《素问》自序。丹波元简说："今考道藏中有《玉枢》、《神枢》、《灵轴》等经，意者《灵枢》之称，岂出于道者欤？"（《灵枢识·综概》）《内经》中确渗有道家思想，王冰亦好道学，而道藏也将《内经》收入其中，丹波氏之说，不无理由。

（二）《难经》的命名含义

《难经》的全称为《黄帝八十一难经》，因其共有八十一章，故名。对于"难"字的解释，主要有两种：一是作问难之"难（nàn）"，如徐大椿说："以《灵》、《素》之微言奥旨引端未发者，设为问答之语，俾畅厥义也。"（《难经经释·叙》）《四库全书总目提要》也说："其曰《难经》者，谓经文有疑，各设问难以明之。"一是作难易之"难（nán）"，如杨玄操说："名曰八十一难，以其理趣深远，非卒易了故也。"（《难经集注·序》）从《难经》的体例和文义来看，他是以阐明《内经》的疑义要旨为主，用问答的形式加以表达的，当以前说为是。

（三）《内经》、《难经》的基本学术思想

《内经》的学术思想，是以古代哲学朴素的唯物辩证观为基础的。在哲学史上，关于对世界本质的认识，有唯心主义和

唯物主义形神对立的不同观点：唯心主义者认为宇宙万物是神
创造的，而唯物主义者针对神权论提出了宇宙万物是物质的，
这种物质称为"精气"，也叫"元气"。《管子·内业》说：
"精也者，气之精者也。""凡物之精，此（比）则为生。下生
五谷，上为列星……"《易·系辞上》也说："精气为物。"董
仲舒对"元"字作过解释："元，犹原也，其义以随天地终始
也。"（《春秋繁露·重政》）这就是说，精气是构成宇宙万物
的原始物质，他一分为二，即阴气、阳气，不断衍化，以至无
穷。正如老子所说："道生一，一生二，二生三，三生万物，
万物负阴而抱阳，冲气以为和。"（《道德经·第四十二》）
"天下万物生于有，有生于无。"（《道德经·第四十》）凡天
空的日月星辰，地面的动植诸物，莫不由此产生，且"随天
地终始"，似含有物质不灭的思想。《内经》把这种认识引进
到医学领域，并与医学这门自然科学相结合，形成具有自身特
色的学术思想。如《素问·六节藏象论》说："余闻气合而有
形，因变以正名，天地之道，阴阳之化，其于万物，孰少孰多
……天至广不可度，地至大不可量。"由一气分化而为阴阳，
阴阳之气相互作用，产生万物；但赋予万物的阴阳之气有多有
少，即物体构成的成分不一样，因此产生形体各殊的万物，人
们因其形体的变异而给以不同名称。人是万物之一，当然也不
例外。《庄子·知北游》说："人之生，气之聚也，聚则为生，
散则为死。"《素问·宝命全形论》也说："天地合气，命之曰
人。"《素问·生气通天论》说："阴平阳秘，精神乃治"，
"阴阳离决，精气乃绝"。可见气是人生命活动的最基本物质。

　　《内经》的另一基本思想是整体观。他以阴阳五行学说为
指导，认为人身是一个整体，同时人与自然和社会也是一个整
体。这个整体，是处于动态的相互联系之中。如说："人生有
形，不离阴阳。"（《素问·宝命全形论》）在组织结构上，
"外为阳，内为阴"，"背为阳，腹为阴"，"脏者为阴，腑者为
阳。"（《素问·金匮真言论》）在生理功能上，"五脏者，藏
精气而不泻也"，"六腑者，传化物而不藏。"（《素问·五脏别

论》)《内经》的藏象学说，就是以五脏为中心，配以六腑，合以五体，通过经脉运行气血以周流全身，他们相互协调，形成有机的联系。所以王冰说："阳气根于阴，阴气根于阳。无阴则阳无以生，无阳则阴无以化。全阴则阳气不极，全阳则阴气不穷。"(《素问·四气调神大论》注) 张介宾说："阳为阴之偶，阴为阳之基。"(《类经附翼·医易义》) 如果阴阳失去这种正常的相互关系，就会导致"阴胜则阳病，阳胜则阴病。"(《素问·阴阳应象大论》) 在治疗上，须采取"用阴和阳，用阳和阴"(《灵枢·五色》) 的方法。

　　五行学说较具体地把人体各组织器官归纳为五大系统，从脏到腑、经脉、五体、五官、五液、五声、五色等等，说明他们之间的相互联系。生理上，既相生，又相克；病理上，既相乘，又相侮。生与克，相反相成。有生而无克，则脏气太过，有克而无生，则脏气不足。这也是对立的统一。只有这样，才能保持五脏之间的协调平衡，否则便会发生偏虚、偏实、或乘、或侮的病理变化。临床上常用的滋水涵木、培土生金、扶土抑木、泻火补水等治法，就是为此而设。

　　人与自然环境的整体性。自然环境主要指气候环境和地理环境。《素问·宝命全形论》说："天覆地载，万物悉备，莫贵于人，人以天地之气生，四时之法成。"天地即是阴阳，四时关乎五行。人生于天地之间，是宇宙大家庭的一员，必然要受宇宙一般规律的制约，天地阴阳的变化，必然要对人体阴阳有一定的影响。所以《灵枢·本神》指出："故智者之养生也，必顺四时而适寒暑。"《素问·四气调神大论》则提出春应"养生"，夏应"养长"，秋应"养收"，冬应"养藏"等养生方法。一日之中的阴阳消长，也对人体发生作用。如《素问·生气通天论》说，人体阳气在一天之中，早晨开始运行于体表，中午最为旺盛，到太阳偏西时便逐渐减少，人们的活动如果不能很好地适应这种变化，就容易生病。《灵枢·顺气一日分为四时》又把一天分为四个阶段，喻作春夏秋冬四季，阳气的盛衰不同，当发生疾病时，由于"朝则人气生，病气衰，故旦慧；日中人气长，长则胜邪，故安；夕则人气始衰，邪气始生，故加；夜半人气入脏，邪气独居于身，故甚也。"这些说明能适应气候变化，就可保持健康，否则便会发生疾病，在疾病过程中，也由于自然界阴阳的变化，影响着人体抗邪的活力，而有"旦慧"、"昼安"、"夕加"、"夜甚"的情况。至于地理环境对人体的影响，在《素问·异法方宜论》中有具体的论述，因为东、南、西、北、中五方的地理环境不同，气候有异，人民生活习惯也有差别，从而发生不同的疾病，应该采取不同的治法。如东方"其病皆为痈疡，其治宜砭石"；西方"其病生于内，其治宜毒药"；北方"脏寒生满病，其治宜灸焫"；南方"其病挛痹，其治宜微针"；中央"多痿厥寒热，其治宜导引按蹻。"

从社会环境来说，人是一个群体，构成了社会。在这群体之中，必然发生人与人之间的各种关系，因而也就会有喜怒哀乐的感情。《素问·阴阳应象大论》说："人有五脏化五气，以生喜怒悲忧恐。"所以《内经》非常重视精神调摄。《素问·上古天真论》要求人们能够做到"恬淡虚无"，"精神内守"。还指出：生活条件的优劣，名誉地位的改变，应该正确对待，如果不善于处理这些社会问题，必然影响身心健康。如《素问·疏五过论》说："尝贵后贱，虽不中邪，病从内生，名曰脱营。尝富后贫，名曰失精，五气留连，病有所并。"

《难经》乃为阐发《内经》义旨而作，是《内经》的继承，故其学术思想一本《内经》，无庸再述。

三、《内经》、《难经》的主要内容

（一）《内经》的主要内容

《内经》这部著作，在医学上的成就是巨大的，其内容也很丰富，从基础理论到临床各科都有论述。这些内容大多分散见于各篇，这里加以综合概括，简述如下。

藏象与经络："藏象"一词，见于《素问·六节藏象论》。藏象的内容，包括五脏、六腑、奇恒之腑、形体官窍及气血津液等。藏象学说以古代人体解剖为基础，如《灵枢·经水》说："若夫八尺之士，皮肉在此，外可度量切循而得之，其死可解剖而视之。"《灵枢》的《肠胃》和《平人绝谷》、《骨度》等篇还记载了口齿舌咽及肠胃的大小、长短、容量、重量及全身骨骼的长度等。不过，更为重要的是结合生理、生活现象与临床实践的长期观察体验，加以综合总结而形成的。所谓藏象，"象"就是指脏腑生理功能反映于外的征象及脏器组织的实体形象。所以张介宾说："象，形象也。脏居于内，形见于外，故曰藏象。"（《类经·藏象类·二》）当患病时，这些征象也相应发生变化，在从正常与异常征象的比较中，进一步深化了对人体生命活动的认识，从而建立起中医学所特有的藏象理论。在《内经》中，比较集中论述藏象的有《素问》的《金匮真言论》、《灵兰秘典论》、《六节藏象论》、《五脏生成》、《五脏别论》、《宣明五气》和《灵枢》的《决气》、《肠胃》、《本藏》、《天年》等篇。

经络包括十二经脉、奇经八脉及经别、经筋、皮部等。经络学说主要是对生理、病理的观察和气功、针灸等效应互相结合印证，经过长期的不断发展补充而逐步建立起来的。如长沙马王堆汉墓出土的《足臂十一脉灸经》、《阴阳十一脉灸经》等资料，虽已具有经络雏形，但尚不如《内经》所记载的详备，可见到《内经》时代，经络学说才形成完整的系统和理论。经络的作用，《灵枢·本藏》说："经脉者，所以行血气而营阴阳，濡筋骨，利关节者也。"《灵枢·经脉》说："经脉者，所以能决死生，处百病，调虚实，不可不通。"说明经络系统是运行气血以滋养周身的运输线，同时疾病也可在经络循行部位有所反映，因此可以作为临床辨证和治疗的依据。尽管目前对经络的实质还不了解，然而不少研究者曾发现人体经络感传现象，有的几乎与《内经》所描述的基本一致。经络究竟是什么？有很多假设，如神经、体液、生物电等，这些有待不断研究来揭示它。关于经络学说的论述，较为集中的有《素问》的《阴阳离合论》、《血气形志》、《皮部论》、《气穴论》、《气府论》、《骨空论》和《灵枢》的《本输》、《根结》、《经脉》、《经别》、《经筋》、《骨度》、《营气》、《脉度》、《动输》等篇。

病因与病机：《内经》中所论病因，有六淫、疫疠、情志、劳逸、饮食、外伤、虫及先天性等。如《素问·至真要大论》说："夫百病之生也，皆生于风、寒、暑、湿、燥、火，以之化之变也。"七篇大论中多有疫疠的记载。《灵枢·本神》论述了五脏情志所伤的各种病变。《素问·宣明五气》中既有"久视"、"久立"、"久行"的过劳，又有"久卧"、"久坐"的过逸所致的疾病。《素问·奇病论》已认识到癫疾是"得之在母腹中时"的先天性疾病等等。《内经》还对各种病因的发病作了概括说明，《素问·调经论》云："夫邪之生也，或生于阴，或生于阳。其生于阳者，得之风雨寒暑；其生于阴者，得之饮食居处，阴阳（指男女性生活）喜怒。"这就是说，外感之邪，先发于表，内伤之病，主发于里，开创了后世"三因"病因说的先河。《素问·阴阳应象大论》又说："风胜则动，热胜则肿，燥胜则干，寒胜则浮，湿胜则濡泻。"《灵枢·百病始生》说："喜怒不节则伤脏，风雨则伤上，清湿则伤下。"这又说明了六淫、七情发病的特点，各有不同的临床表现和最易侵犯的部位。病机学说包括发病、病理变化和疾病传变等。如《素问·至真要大论》以六气、五脏为纲，归纳为病机十九条；《素问·举痛论》又说"百病生于气也"，论述了"九气"为病的病机；《素问·至机真脏论》则说明疾病传变的一般规律："五脏受气于其所生，传之于其所胜，气舍于其所生，死于其所不胜。"《内经》对于发病及疾病传变，非常重视正气的作用，如《素问·刺法论》说："正气存内，邪不可干。"《素问·玉机真脏论》认为某脏气虚，则易受传变，所谓"因而喜大虚则肾气乘矣"，"怒则脾气乘矣"等。有关病因、病机的内容，《内经》多与病证结合论述，除上述篇章外，几乎每篇都有所涉及，难以枚举。

诊法与病证：诊法指望、闻、问、切四诊。《内经》对色诊、脉诊很重视，均有专篇讨论，如《灵枢·五色》主要论述色诊，《素问》的《平人气象论》、《脉要精微论》、《三部九候论》等主要论述脉诊。在脉诊上，有诊气口法，上、中、下三部全身诊法和人迎、气口比较诊法。《灵枢·论疾诊尺》还讨论了诊尺肤的方法。但《内经》尤强调必须四诊合参，才能全面了解病情，作出正确诊断。《素问·阴阳应象大论》说："善诊者，察色按脉，先别阴阳。"《素问·五脏生成》说："能合脉色，可以万全。"这里虽只提到脉、色，实际是以脉、色概括四诊。在《素问·征四失论》中还特别指出问诊的必要性："诊病不问其始，忧患饮食之失节，起居之过度，或伤于毒，不先言此，卒持寸口，何病能中？"关于病证方面，《内经》内容相当丰富，据粗略统计，约有180余种，除散见各篇外，也有不少专篇，如《素问》的《热论》、《疟论》、《咳论》、《风论》、《痹论》、《痿论》、《厥论》，《灵枢》的《癫狂》、《胀论》、《论痛》、《水胀》等。《内经》所论病证，涉及内、外、妇、儿各科，其中内科最多，外科亦有《痈疽》专篇，妇、儿科较少，分见有关篇章。这些虽不能包括现代临床所有病证，但其对于疾病诊察辨证的原则和方法，已为后世树立了规范。

预防与治疗：古代人民在长期与疾病的斗争中，认识到预防疾病的重要性。《淮南子》曾说："良医者，常治无病之病，故无病。"（《淮南子·说山训》）《内经》总结了这种经验，提出"不治已病治未病"（《素问·四气调神大论》）的预防思想。为了保持身体健康，一方面要避免邪气的侵犯，所谓"虚邪贼风，避之有时"；一方面要注意养生，增强体质，如"食饮有节，起居有常"，"志闲而少欲，心安而不惧，形劳而不倦"（《素问·上古天真论》），"春夏养阳，秋冬养阴"（《素问·四气调神大论》）等等。就是要从饮食起居、精神修养、顺应自然和身体锻炼等各方面进行，使形神兼养，身心俱健。在治疗方面，《内经》中载有许多医疗技术，如药物、针灸、气功、按摩、温浴、外科手术等等。并提出了一些治疗原则，如扶正祛邪、燮理阴阳、调和气血、标本缓急、正治反治、因人因时因地制宜，以及治疗大法如寒者热之、热者寒之、虚者补之、实者泻之等等。这些都体现了治病求本、辨证论治的整体观点。《内经》主要讨论养生的有《上古天真论》和《四气调神大论》。讨论治法比较多的是《阴阳应象大论》、《脏气法时论》、《至真要大论》。至于针刺疗法，有很多专篇，如《素问》的《刺热论》、《刺疟论》、《刺要论》、《刺齐论》、《刺禁论》，《灵枢》的《九针十二原》、《官针》、《行针》、《官能》、《刺节真邪》等，还有分散于各篇的，尤以《灵枢》论刺法为多，所以又名《针经》。

（二）《难经》的主要内容

《难经》的主要内容大体是：1~21 难论脉学，22~29 难论经络，30~47 难论脏腑，48~61 难论疾病，62~68 难论腧穴，69~81 难论针法。《难经》以解释《内经》中某些疑难问题为主，而不是讨论所有医学问题，故其内容不似《内经》之全面，但在继承《内经》的基础上有新的发展，对于中医学理论作出了重要贡献。如脉学方面，《内经》虽有诊气口之法，但言之不详。《难经》提出了"独取寸口"（一难）之说，并对寸、关、尺部位作了规定（二难），说明左右三部与脏腑的配合（十八难），指出诊脉时的指法轻重（五难），男女脉象的差异（十九难），以及"呼出心与肺，吸入肾与肝，呼吸之间，脾受谷味也，其脉在中"（四难）的理论。经络方面，较系统地论述了奇经八脉的循行，及其与十二正经的关系，好像"圣人图设沟渠，沟渠满溢，流于深湖"（二十八难），起着调节气血的作用。脏腑方面，载有"七冲门"（四十四难）和"八会"（四十五难），是《内经》所未见；补充了五脏形态和重量（四十二难）；尤其是首创命门学说（三十六、三十九难），对中医基础理论的发展，有着巨大而深远的影响。疾病方面，如对积与聚（五十五难）、狂与癫（五十九难）作出了明确的鉴别；提出"伤寒有五：有中风，有伤寒，有湿温，有热病，有温病，其所苦各不同"。既是《素问·热论》的继承与发展，也是张仲景《伤寒论》及后世温病学说的先驱。腧穴与针法方面，发现原穴与原气的关系（六十六难），和"虚者补其母，实者泻其子"（六十九难）及"泻南方，补北方"（七十五难）的治法；并为肝病传脾，先实脾气之说的创导者。

《难经》虽以阐述《内经》为主，但也有所称"经言"、"经曰"的内容，不见于《内经》者，可能另有其他医经所本，或者现存《内经》已有亡佚的缘故。

《内难经三十论》的编写思路

《内经》、《难经》的成书，距今已两千年左右，在中医学史上有着崇高的地位。它总结了在其以前的古代劳动人民和医学家与疾病作斗争的丰富经验，由感性认识上升到理性认识，形成了中医学比较完整的具有特色的理论体系，成为后世医学发展的渊源。

自《内经》、《难经》问世以来，医家都奉为圭臬，殚精竭虑，潜心研究。为《内经》作注释、以阐发经义者，代不乏人。有按原篇次序全文注释的，如王冰的《素问次注》，马莳的《素问注证发微》、《灵枢注证发微》；有分类编纂注释的，如杨上善的《黄帝内经太素》，张介宾的《类经》；有分类节选编纂注释的，如李中梓的《内经知要》，汪昂的《素问灵枢类纂约注》；也有以文字的校勘训诂为主的，如胡澍的《素问校义》，俞越的《内经辨言》及日本人丹波元简的《素问识》、《灵枢识》等。他们旁征博引，采撷广泛，选蕺严密，对于正确理解经文，很有帮助。注释《难经》最早的是三国时吴太医令吕广，此后有唐代的杨玄操，宋代的丁德用、虞庶，金元时代的纪天锡、滑伯仁，明代的熊宗立、张世贤，清代的徐大椿、丁锦，近代的张山雷、蔡陆仙，以及日本人名古屋玄医、丹波元胤等等。在以上这些注释中，也作过一些文字校勘工作，如滑伯仁的《难经本义》有《阙误总类》一篇，张山雷的《难经汇注笺正》立有《考异》一项。新中国成立以后，《内经》、《难经》在教学、科研、临床等方面的工作更是蓬勃开展，为历史上所未有。如高等、中等中医院校编写了很多《内经》或《内经》、《难经》合编教材和参考书，在国家组织领导下，对《内经》、《难经》进行校释工作，出版了《素问校释》、《灵枢校释》、《难经校释》等。此外，还有单位或个人编写的注释、语译等著作，期刊上更有很多用现代科学技术研究《内经》、《难经》理论，以及运用《内经》、《难经》理论指导临床实践，和对文字探讨等文章。

从以上情况来看，对于《内经》、《难经》的研究，前代医家和现代学者做了大量艰巨而缜密的工作，付出了辛勤的劳动和心血，为我们积累了丰富的资料和工作经验。我们体会到：《内经》、《难经》所建立起来的理论体系，其所以可贵，在于它来之于实践，又经过长期实践的检验，证明其能够有效地指导临床。一种理论如果不能指导实践，就会自然淘汰，《内经》、《难经》能够流传下来，且仍为现在所重视，绝不是偶然的。我们编写这本《内难经三十论》，主要是这样思考的：

（1）理论必须继承与发展。《内经》理论并非凭空建立起来，它不仅继承了在其以前的医学成就，而且对这些成就大大加以发展；《难经》又在《内经》的基础上，提出了一些新的理论。以后各家注解似乎仅对《内经》、《难经》作解释，其实都在随着时代的前进，实践的积累，认识的提高，在解释中就包含着发展。如王冰释《素问·至真要大论》"取之阳"、"取之阴"的治法所说"益火之源，以消阴翳；壮水之主，以制阳光"的名言，不正是对《内经》理论的发展吗？我们只要把历代各家注解加以比较，就不难发现他们所以有某些不同解释，有的是提出了新见解；有的是从不同侧面加以补充，使之更趋完整；有的则是在原有含义的启发下赋予新的含义等等。如果把这些内容加以梳理，不仅可看出理论发展的线索，而且对于进一步研究它也将会是有益的。

（2）理论研究的根本目的在于指导实践。离开实践的理论，是无源之水，无本之木；离开理论的实践，将带有很大的片面性和盲目性，必须两者紧密结合。因此，研究《内经》、《难经》理论，应以实践为检验的标准。这方面前人有不少宝贵经验，在许多医论、医案、医话中常常生动的反映出来，这些对于我们学习、研究和运用《内经》、《难经》理论并指导实践，是有启发意义的。

（3）《内经》的内容极为丰富，从生理、病理到诊断、治疗、预防都有论述，但大都散见于各篇，要进行全面的、系统的整理研究，是一项巨大工程，其中值得讨论的问题很多。我们编写此书，是选择《内经》、《难经》部分原文，分为30个专题加以讨论，只是一种尝试，以期抛砖引玉。

（4）在编写体例上，首列原文，先《内经》，后《难经》。鉴于有关注释、校勘、语译的著作很多，故我们只对某些难字、难词和难句作必要的脚注，以节省篇幅。重点放在讨论项中，分析经文含义，突出主要理论，联系临床实际，既有前人发挥，也有我们的一些浅见。最后附参考资料（个别章节省略此项），包括文献摘录和现代研究，以备参阅。

第一论　论阴阳升降出入

原　文

　　《素问·六微旨大论》　岐伯曰：气之升降，天地之更用①也。帝曰：愿闻其用何如？岐伯曰：升已而降，降者谓天；降已而升，升者谓地。天气下降，气流于地；地气上升，气腾于天。故高下相召②，升降相因③，而变作矣……夫物之生从于化④，物之极由乎变④，变化之相薄⑤，成败之所由也……成败倚伏生乎动⑥，动而不已，则变作矣……出入废则神机⑦化灭，升降息则气立⑦孤危。故非出入，则无以生长壮老已；非升降，则无以生长化收藏。是以升降出入无器不有。故器者生化之宇⑧，器散则分之，生化息矣。故无不出入，无不升降。化有小大，期有近远，四者之有，而贵常守，反常则灾害至矣。

　　《素问·五常政大论》　帝曰：天不足西北，左寒而右凉；地不满东南，右热而左温，其故何也？岐伯曰：阴阳之

---

　　① 更用　更（gēng 庚），交替。用，作用。
　　② 相召　相互感应。召，感召、感应。
　　③ 相因　互为依据，互为因果。
　　④ 化、变　化，量变。变，质变。
　　⑤ 变化之相薄　阴阳变化互相侵迫而激荡。薄（bó 搏），侵迫。
　　⑥ 成败倚伏生乎动　成功中隐伏着失败的因素，失败中包含着成功的因素，事物在运动中成败是互相倚伏的。倚伏，包含、隐藏之意。
　　⑦ 神机、气立　张介宾注：动物之类"皆生气根于身之中"，以神的活动为生死的主宰，称为"神机"。植物之类"皆生气根于形之外"，借天地之气以成立，称为"气立"。
　　⑧ 器者生化之宇　器，器具，泛指一切有形物体。天地四方叫做"宇"。这里的"器、宇"，含有空间、时间的意思。

气，高下之理，太少①之异也。东南方阳也，阳者其精降于下，故右热而左温②；西北方阴也，阴者其精奉于上，故左寒而右凉③。是以地有高下，气有温凉，高者气寒，下者气热。故适④寒凉者胀，之温热者疮，下之则胀已，汗之则疮已，此腠理开闭之常，太少之异耳。帝曰：其于寿夭何如？岐伯曰：阴精所奉其人寿，阳精所降其人夭……帝曰：善。一州之气，生化寿夭不同，其故何也？岐伯曰：高下之理，地势使然也。崇高则阴气治之，污下则阳气治之。阳胜者先天，阴胜者后天⑤，此地理之常，生化之道也。帝曰：其有寿夭乎？岐伯曰：高者其气寿，下者其气夭，地之小大异也，小者小异，大者大异。故治病者，必明天道地理阴阳更胜，气之先后，人之寿夭，生化之期，乃可以知人之形气矣。

《素问·六节藏象论》　脾、胃、大肠、小肠、三焦、膀胱者，仓廪之本，营之居也，名曰器，能化糟粕、转味而入出者也。

《素问·阴阳应象大论》　阳为气，阴为味……阴味出下窍，阳气出上窍。味厚者为阴，薄为阴之阳；气厚者为阳，薄为阳之阴。味厚则泄，薄则通；气薄则发泄，厚则发热。

《素问·至真要大论》　帝曰：善。五味阴阳之用何如？岐伯曰：辛甘发散为阳，酸苦涌泄为阴，咸味涌泄为阴，淡味渗泄为阳。六者，或收、或散，或缓、或急，或燥、或润，或耎⑥、或坚，以所利而行之，调其气使其平也。

---

①　太少　太，太过。少，不及。
②　阳者其精降于下，故右热而左温　阳精之气的运动由上而降下，东南方之右为南方，属火，故气热，其左为东方，属木，故气温。
③　阴者其精奉于上，故左寒而右凉　阴精之气的运动由下而升上，西北方之左为北方，属水，故气寒，其右为西方，属金，故气凉。
④　适、之　都是前往、去到的意思。
⑤　阳胜者先天，阴胜者后天　万物的生化，阳气盛的地方常早于天时，阴气盛的地方常迟于天时。
⑥　耎　同"软"。

讨　论

阴阳的升降出入，是自然界运动的基本形式。阳性动，主升、主出；阴性静，主降、主入。但升降出入是相互作用的，升已必降，降已必升，没有升和出，就没有降和入，没有降和入，也就没有升和出，只有升降出入交相感应，才能保持事物的正常运动。

一、天地阴阳升降出入与人身寿夭、疾病的关系

阴阳的升降出入，是天地阴阳之气消长盛衰的表现。从地理形势来看，高处阴气盛，气候寒凉；低处阳气盛，气候温热。我国幅员辽阔，四方地势、天时不同，阴阳之气有多有少，因而形成春夏秋冬、温热凉寒各不相同的气候，而且在某一方的区域之内，地势也不完全一样，其气候又有不同程度的差异。人生活于大自然之中，天地阴阳变化，对于人体有着一定影响。《内经》认为东南方阳气偏盛，人体肌肤松弛，阳气容易消散；西北方阴气偏盛，人体腠理紧闭，阳气得以固密。因此相对而言，在生命方面，有寿夭之异，即所谓"阴精所奉其人寿，阳精所降其人夭"。据报道，长寿人以居住山区的为多，所以我国新疆成为世界四大长寿区域之一。在疾病方面，地势、天时不同，可产生不同的多发病。正由于西北方气候寒凉，人体腠理致密，受寒凉之邪，不易外泄，而内郁成为里实热之证，可用下法，以泄其热而消胀满。东南方气候温热，人体腠理疏松，受火热之邪，结于肌肤，易患疮疡之疾，可用汗法，以排除其疮疡之毒。故临床上，疮疡初起，有表证时，常用解表宣毒的方法治疗。

二、人体阴阳升降出入与生理、病理的关系

"人与天地相参"，人身是一小天地，人的生理活动，也是机体阴阳升降出入运动的反映。例如脏腑功能，肺司呼吸，

脾、胃、大肠、小肠、三焦、膀胱能"化糟粕转味而入出"，通过它们的活动，摄入自然清气和饮食营养，排出体内浊气和水谷糟粕，这就是阴阳的升降出入。一般地说，凡在上者，其气主要下降；在下者，其气主要上升。心肺在上，肝肾在下，心宜降，肾宜升，心肾相交，则水火既济。肺宜降，肝宜升，肺肝互用，则气机疏畅。脾胃居中，是升降的枢纽，脾属阴但宜升，胃属阳但宜降。即在每一脏腑本身，也具有阴阳升降两方面，如心火主升，而心阴则降；肾水主降，而肾阳则升。阴阳既互相依存，又互相制约，只有处于相对平衡，才能正常升降出入，否则他们之间的升降就会失常，或升降不及，或升降太过，都可导致疾病。如心火太过，则下灼肾阴；肾水有余，则上凌心阳。又如心火不足，则不能下温于肾，肾阴亏虚，则不能上制乎心，等等。

　　《内经》这一阴阳升降出入的理论，对后世影响颇深，如李东垣与叶天士在脾胃升降的生理、病理问题方面，有了很大的发挥。李氏认为：人体元气所以能够充足，是因为脾胃之气健旺，转输水谷精微以滋养之，如"脾胃之气既伤，而元气亦不能充，而诸病之所由生也"（《脾胃论·脾胃虚实传变论》）。凡饮食无节，寒温不适，劳倦过度，情志失调等，都能损伤脾胃阳气，发生怠惰嗜卧，四肢疲乏，大便溏泄，肌肉消瘦等症。在治疗上，"当升当浮，使生长之气旺"（《脾胃论·脾胃胜衰论》），从而恢复脾运，促进健康。他所拟制的补中益气汤、升阳益胃汤等方，都是这一思想的体现。叶天士在李氏的基础上，又有了进一步发展，指出：脾胃虽均属土，但一脏一腑，一阴一阳，脾升则健，胃降则和，必须相互协调，才能运纳如常。当脾气虚弱，不能升运时，自当应用东垣益气升阳之法，假如胃阴不足，而有燥火，不能通降者，又应采取甘凉濡润之法。这种从脾胃的生理特性出发，分析其病理机制，再根据辨证采用不同的治疗措施，就更为周到，恰合病情了。

三、药食气味阴阳升降的不同作用

"阳为气，阴为味"。食物与药物，乃禀天地阴阳之气而化生，均各具有气味。但由于所受阴阳之气有多有少，气味也有厚有薄，其作用亦不相同。《素问·至真要大论》云"辛甘发散为阳，酸苦涌泄为阴，咸味涌泄为阴，淡味渗泄为阳"，这就指明了他们总的性能。大概言之，阳性者多起亢奋、发散等上升、外越作用，阴性者多起抑制、滋润等下降、内收作用。临床上可以根据不同体质与病情，利用药食的阴阳升降特性，进行食养与药治，以补偏救弊，达到调整人体阴阳、纠正失常的升降出入之目的，而获得养生与治病的效果。金·张元素根据《内经》理论，著《珍珠囊》一书，对一百余种药物说明其气味阴阳厚薄、升降浮沉之理，以及归经、随证用药和配伍之法，对于临床有其参考价值。后来李时珍对药物升降浮沉之性，又作了简要的概括："酸咸无升，甘辛无降，寒无浮，热无沉。"并指出可以通过配伍和炮制，灵活加以运用，他说："升者引之咸寒，则沉而直达下焦；沉者引之以酒，则浮而上至巅顶"，"是升降在物亦在人也。"（《本草纲目·序例·升降浮沉》）这对我们辨证论治、处方用药是很有启发意义的。

参 考 资 料

· 文献摘录 ·

至于春气温和，夏气暑热，秋气清凉，冬气冷冽，此则正气之序也。故曰履端于始，序则不愆，升已而降，降已而升，如环无端，运化万物，其实一气也。设或阴阳错综胜复之变，自此而起。万物之中人一也，呼吸升降，效象天地，准绳阴阳，盖胃为水谷之海，饮食入胃，而精气先输脾归肺，上行春夏之令，以滋养周身，乃清气为天者也。升已而下输膀胱，行秋冬之令，为传化糟粕转味而出，乃浊阴为地者也。若夫顺四时之气，起居有时，以避寒暑，饮食有节，及不暴喜怒以颐神志，常欲四时均平而无偏胜则安。不然损伤脾（胃），真气下溜，或下泄而久不能升，是有秋冬而无春夏，乃生长之用陷于殒杀之气，而百病皆起，或久升而不降亦病焉。于此求之，则知履端之义矣。（金·李杲：《脾胃论·天地阴阳生杀之理在升降浮沉之间论》）

天地之道，阴阳而已矣；阴阳之理，升降而已矣……人身之道亦然。以一岁言之，自冬至一阳生，以至芒种，而此阳之升而极也。自夏至一阴生，以至大雪，此阴之降而极也。所谓一寒一暑，岁序行焉，一岁之升降也。一日之内，子半而阳生，寅卯而日出于天，阳之升也；午半而阴生，酉戌而日入于地，阴之降也。所谓日往月来，而晦明成焉，一日之升降也……人与天地为一，少而壮，壮而老，一大升降也，小而日兴夜寐，一日之升降也，气出而呼，气入而吸，一息之升降也……其与天地之阴阳升降，无少差谬，故阴阳不能犯，而寒暑莫能侵。至于庸庸者流，外为风寒所逼，内为色欲所伤，一身之内，非阳伤则阴损，阳伤者不升，阴损者不降，不降不升，而生生之机息矣。病之纷然杂出者，可胜道哉……故吾人业医，必先参天地之阴阳升降，了然于心目间，而后以药性之阴阳，治人身之阴阳，药性之升降，调人身之升降，则人身之阴阳升降，自合于天地之阴阳升降矣。（芬余氏：《医源·阴阳升降论》）

凡药之所用，皆以气味为主，补泻在味，随时换气。气薄者为阳中之阴，气厚者为阳中之阳，味薄者为阴中之阳，味厚者为阴中之阴。辛、甘、淡中，热者为阳中之阳；辛、甘、淡中，寒者为阳中之阴；酸、苦、咸之寒者，为阴中之阴；酸、苦、咸之热者，为阴中之阳。夫辛、甘、淡、酸、苦、咸，乃味之阴阳，又为地之阴阳也；温、凉、寒、热，乃气之阴阳，又为天之阴阳也。气味生成，而阴阳造化之机存焉。一物之内，气味兼有，一药之中，理性俱焉。主对治疗，由是而出。（《脾胃论·君臣佐使法》）

水不升为病者，调肾之阳，阳气足，水气随之而升；火不降为病者，滋心之阴，阴气足，火气随之而降。则知水本阳，火本阴，坎中阳能升，离中阴能降故也。（清·孙庆增：《石芝医话》，见《吴医汇讲》）

盖胃属戊土，脾属己土，戊阳己阴，阴阳之性有别也；脏宜藏，腑宜通，脏腑之体用各殊也。若脾阳不足，胃有寒湿，一脏一腑，皆宜于温燥升运者，自当恪遵东垣之法；若脾阳不亏，胃有燥火，则当遵叶氏养胃阴之法。观其立论云：纳食主胃，运化主脾，脾宜升则健，胃宜降则和。又云：太阴湿土，得阳始运；阳明阳土，得阴自安。以脾喜刚燥，胃喜柔润也。仲景急下存津，其治在胃；东垣大升阳气，其治在脾……总之脾胃之病，虚实寒热，宜燥宜润，固当详辨，其于升降二字，尤为紧要。盖脾气下陷固病，即使不陷，而但不健运，已病矣；胃气上逆固病，即不上逆，但不通降，亦病矣。（清·叶桂：《临证指南医案·脾胃》华岫云论）

·现代研究·

据《中国医药报》讯，我国的新疆，最近已被国际自然医学会列为世界四大长寿区之一，而全世界的寿星，绝大部分就居住在新疆和喜马拉雅山西侧喀喇昆仑山的罕萨、南美厄瓜多尔的比尔卡旺巴村、苏联的阿塞拜疆、格鲁吉亚这四个气候和环境适宜的地区。（《新疆成为世界四大长寿区之一》，选自《报刊文摘》1986 年 10 月 14 日）

在中医理论中，阴阳理论是贯穿于各个方面的指导性理论。例如，人体正常生理状态下"阴阳消长"在不断发生着"阴消阳长，阳消阴长"的过程，以保持阴阳相对平衡。一旦丧失相对平衡，则发生各种疾病，如引《内经》上说："阳胜则阴病，阴胜则阳病。阳胜则热，阴胜则寒。"现已了解阴阳理论与核酸代谢有关。核酸是遗传物质的基础。遗传信息是通过脱氧核糖核酸（DNA）转录到核糖核酸（RNA），再翻译成蛋白质（包括酶）。人的正常生长、发育、衰老的生理过程和各种病变及治疗过程无不与核酸密切相关。我们应用同位素方法观察到由皮质激素造成的阳虚型动物内脏的核酸代谢低下（DNA、RNA 均低）。DNA 下降到正常常动物的 15.8% ~ 72.8%，而用了补阳药（附子、锁阳、仙灵脾、菟丝子）则基本恢复。而阴虚型则有相反变化。（选自刘亚光《从分子生物学角度试论新医药学理论问题》，《医学文选》浙江省宁波地区医学科学研究所 1978 年 6 月）

第二论　论阴阳寒热

原　文

《灵枢·论疾诊尺》　四时之变，寒暑之胜，重①阴必阳，重①阳必阴。故阴主寒，阳主热，故寒甚则热，热甚则寒。故曰：寒生热，热生寒，此阴阳之变也。

《素问·阴阳应象大论》　阴胜则阳病，阳胜则阴病。阳胜则热，阴胜则寒。重①寒则热，重①热则寒。

阳胜则身热，腠理闭，喘粗为之俛仰②，汗不出而热，齿干以烦冤③，腹满，死。能④冬不能夏。阴胜则身寒，汗出，身常清⑤，数慄而寒，寒则厥，厥则腹满，死。能夏不能冬。此阴阳更胜之变，病之形能⑥也。

《素问·生气通天论》　阴不胜其阳，则脉流薄疾，并乃狂。阳不胜其阴，则五脏气争，九窍不通。

《素问·调经论》　帝曰：经言阳虚则外寒，阴虚则内热，阳盛则外热，阴盛则内寒，余已闻之矣，不知其所由然也。岐伯曰：阳受气于上焦，以温皮肤分肉之间，今寒气在外，则上焦不通，上焦不通，则寒气独留于外，故寒慄。帝曰：阴虚生内热奈何？岐伯曰：有所劳倦，形气衰少，谷气不盛，上焦不行，下脘不通，胃气热，热气熏胸中，故内热。帝曰：阳盛生外热奈何？岐伯曰：上焦不通利，则皮肤致密，腠

---

① 重（chóng　虫）　重叠。极盛的意思。
② 喘粗为之俛仰　喘息气粗，呼吸困难，身体前俯后仰。俛，同"俯"。
③ 烦冤　烦闷之极。冤，郁乱之意。
④ 能　音义同"耐"。
⑤ 清　同"凊"。寒冷。
⑥ 能　音义同"态"。

理闭塞，玄府①不通，卫气不得泄越，故外热。帝曰：阴盛生内寒奈何？岐伯曰：厥气上逆，寒气积于胸中而不泻，不泻则温气去，寒独留，则血凝泣②，凝则脉不通，其脉盛大以涩，故中寒。

《素问·逆调论》　黄帝问曰：人身非常③温也，非常③热也，为之热而烦满者，何也？岐伯对曰：阴气少而阳气胜，故热而烦满也。帝曰：人身非衣寒也，中非有寒气也，寒从中生者何？岐伯曰：是人多痹气也，阳气少，阴气多，故身寒如从水中出。帝曰：人有四支热，逢风寒如炙如火者，何也？岐伯曰：是人者，阴气虚，阳气盛，四支者，阳也，两阳相得，而阴气虚少，少水不能灭盛火，而阳独治④。独治者，不能生长也，独盛而止耳。逢风而如炙如火者，是人当肉烁⑤也。帝曰：人有身寒，汤火不能热，厚衣不能温，然不冻慄，是为何病？岐伯曰：是人者，素肾气胜，以水为事，太阳气衰，肾脂枯不长⑥，一水不能胜两火，肾者，水也，而生于骨，肾不生，则髓不能满，故寒甚至骨也。所以不冻慄者，肝一阳也，心二阳也。肾孤脏也，一水不能胜二火⑦，故不能冻慄，病名曰骨痹，是人当挛节⑧也。

《灵枢·脉度》　阴气太盛，则阳气不能荣也，故曰关。阳气太盛，则阴气弗能荣也，故曰格。阴阳俱盛，不得相荣，故曰关格。关格者，不得尽期而死也。

《难经·五十一难》　病有欲得温者，有欲得寒者，有欲得见人者，有不欲得见人者，而各不同，病在何脏腑也？然：

---

①　玄府　汗孔。

②　泣　音义同"涩"。

③　非常　异于正常。

④　治　旺盛的意思。

⑤　肉烁　烁，销铄。肌肉消瘦。

⑥　肾脂枯不长　阳生方阴长，肾与膀胱气衰，则孤阴不长，故肾脂枯。

⑦　一水不能胜二火　一水，肾；二火，心与肝。肾阴已虚，而心肝之火犹存，故不冻栗。上文一水不能胜两火，高世栻认为是重文。

⑧　挛节　骨节拘挛。

病欲得寒，而欲见人者，病在腑也；病欲得温，而不欲见人者，病在脏也。何以言之？腑者阳也，阳病欲得寒，又欲见人；脏者阴也，阴病欲得温，又欲闭户独处，恶闻人声。故以别知脏腑之病也。

《难经·三难》　　关之前者，阳之动也，脉当见九分而浮。过者，法曰太过①；减者，法曰不及①。遂上鱼为溢②，为外关内格，此阴乘之脉也。关之后者，阴之动也，脉当一寸而沉。过者，法曰太过；减者，法曰不及。遂入尺为覆③，为内关外格，此阳乘之脉也。故曰覆溢，是其真脏之脉，人不病而死也。

讨　论

上节已经讨论：自然界的阴阳升降出入，是天地阴阳之气消长盛衰的表现。《灵枢·论疾诊尺》所谓"四时之变，寒暑之胜，重阴必阳，重阳必阴"，就是说明一年四季春往秋来、寒往暑来的气候规律。如果自然界阴阳太过或不及，就会引起气候的异常变化。人身阴阳的升降出入，则是机体生理活动的反映，如有偏盛偏衰，也会引起异常的病理变化。

从辨证来说，阴阳是八纲的总纲，然其最本质的是寒证与热证，这是因为"阴主寒，阳主热"，故阴证表现为寒，阳证表现为热。但由于阴阳的病理变化，有偏盛偏衰之异，所以有虚实之别；阴阳的极盛，又可向其相反方面发生转化，即阴证转化为阳证，阳证转化为阴证，故云："重阴必阳，重阳必阴。"

一、阴阳的偏盛

人身阴阳，在正常情况下，是处于动态的相对平衡之中。

---

① 太过、不及　脉搏超过正常部位的为太过，反之为不及。
② 溢　自下向上满溢。脉搏上达鱼际部称为"溢脉"。
③ 覆　自上向下覆盖。脉搏下越尺部称为"覆脉"。

如果遭受各种致病因素的侵犯，由于邪气的性质不同，可以导致阴或阳的偏盛（有的也与体质因素有关），如六淫中的风、热之邪，七情中的暴喜、大怒，多发生阳气偏盛的病变；六淫中的寒、湿之邪，七情中的甚悲、过忧，多发生阴气偏盛的病变。

　　外感之邪，初期在表，形成表热证，"阳盛生外热"，即指此而言。肌肤是人体第一道防线，当邪犯于表时，为了抗御外邪，故"皮肤致密，腠理闭塞，玄府不通，卫气不得泄越"，而成为表热无汗之候。但须指出：风热之邪其性发越，能开腠理，故汗闭时间一般较短，待汗出之后，有的可热随汗解，而有的则虽汗而热不退。至于寒邪袭表，由于寒性收引，同样使腠理闭塞，发热无汗，但恶寒必甚，虽发热仍属表寒证，应与表热证相区别。在治法上，前者宜辛凉宣透，后者应辛温发汗。如表热入里，则成为里热证，或表热未解，热又入里，则成为表里俱热证，出现壮热、无汗、喘促、腹满等。《难经》所谓腑病"欲得寒，而欲见人"，是以"腑"代表"阳"，来说明阳盛的热证。

　　五志过极化火，亦可形成阳盛内热病证。如心火上炎，见心烦、舌疮、口糜、尿赤；肝火旺盛，见头痛、胁痛、目赤、口苦；肾中相火偏亢，见阳强、早泄、遗精、滑精等。

　　阴盛之证，在表者形成表寒证。或发热恶寒，如上文所述。或不发热，而见恶寒无汗，头身疼痛等症，如《伤寒论》（第3条）所云"或未发热，必恶寒，体痛、呕逆"。假使寒邪中里，则为里寒证，如《伤寒论》中太阴病、少阴病，出现腹满、腹痛、呕吐、下利以及四肢厥逆、但欲寐等。或表里俱寒，而身寒、汗出、战栗、厥逆、腹满等。《难经》所谓脏病"欲得温，又欲闭户独处，恶闻人声"，也是以"脏"代表"阴"，来说明阴盛的寒证。

　　阴阳既已偏盛，必使阴阳失其平衡，有盛的一面，即有衰的一面，所以说："阴胜则阳病，阳胜则阴病。""阴胜则阳病"，即阴寒之邪易伤人体阳气，故见身寒、恶寒，五脏阳气受损，则脏气失调，表现在官窍方面，可见鼻塞流涕，食不知味，大便溏泄，小溲不利等"五脏气争，九窍不通"之症。"阳胜则阴病"，即阳热之邪易伤人体阴精，故见口渴、齿干、脉流薄疾等。但是，这里的阳伤、阴伤，是由于阴盛、阳盛所致，其主要矛盾在于阴阳之邪的有余，属于实证。治疗当以祛寒或清热为主，邪去则阴、阳可以自复，如在必要时，亦可酌情辅以温阳或养阴之品。

阴阳偏盛发展到一定阶段或严重程度时，可以向相反方面转化。阴证可以转化为阳证，如外感寒邪，先表现为恶寒，甚至战栗，以后寒罢而出现高热、烦躁、渴喜冷饮；阳证可以转化为阴证，如里热证，壮热、面红、目赤、身发斑疹，但病情严重时，可以突然大汗出、手足厥冷，面色苍白。

阴阳偏盛之极，还可出现另一种情况，即为关、为格。关格，是阴阳气血严重失衡的表现。阴气太盛叫做关，阳气太盛叫做格，阴阳俱盛叫做关格。正如张介宾所云："夫所谓关格者，阴阳否绝，不相荣运，乖赢离败之候也。"（《类经·脉色类·二十二》）。在《内经》中主要指脉象而言，如《素问·六节藏象论》说："人迎……四盛以上为格阳，寸口……四盛以上为关阴，人迎与寸口俱盛四倍以上为关格。"《难经》则称为"覆脉"、"溢脉"。张仲景又云："寸脉浮而大，浮为虚，大为实，在尺为关，在寸为格，关则不得小便，格则吐逆。"（《注解伤寒论·平脉法第二》）以上说明了阴阳关格在脉证上的反映。总之，关格是由于阴阳盛极，互相格拒所造成，是一种危险的病候。

二、阴阳的偏衰

阴阳偏衰，是人体阴阳之气的不足，有由体质因素所致，有由疾病损伤形成。"阳气少，阴气多"，则"寒从中生"。阳气有温煦人体的功能，阳衰故表现为寒证。如心阳不足，则胸痹而痛；脾阳不足，则腹痛便泄；肾阳不足，则腰膝冷痛等。《素问·逆调论》所谓"人有身寒，汤火不能热，厚衣不能温"的骨痹挛急病证，其特点是"寒甚至骨"，但并不寒冷战栗。这种寒证，既非因衣服单薄而外感寒邪，亦非因饮食生冷而中有寒气，乃因肾阳虚衰，不能温养骨髓之故。然心、肝之阳尚未过损，所以不致冻慄。

"阴气虚，阳气盛"，则表现为内热之证。阴有滋润涵阳的作用，阴气不足，不能涵阳，则阳气相对有余，因而身热。这种热的特点，多为潮热骨蒸，手足心热，心烦肌瘦。《素问·逆调论》云"四支热，逢风寒如炙如火"，也是阴虚发热的临床表现之一，因为风为阳邪，阴虚不能胜阳之故。

至于《素问·调经论》中"阴虚生内热"的"阴虚"，是指水谷精微之气的不足，由于劳倦所伤，脾胃虚弱，运化不健，中焦升降失常，以致"上焦不行，下脘不通"，郁而为热，和现在临床所称阴虚内热性质不同，实质上是李东垣所说的气虚发热之证，不宜混同。

阴与阳相互生化，相互依存，阳以阴为基，阴以阳为偶。阴阳偏衰的进一步发展，还可导致阴损及阳或阳损及阴，形成阴阳俱虚之证。

阴阳寒热的病机、病证是很复杂的，除病理变化的内在情况外，自然界阴阳的消长盛衰，也对其产生一定影响，《素问·阴阳应象大论》指出，阳胜病证"能冬不能夏"，阴胜病证"能夏不能冬"，就是这个道理。因此在临床上对寒热病证的辨证论治，不仅要分清阴阳的虚实，还应参照天时综合分析，根据因时制宜的原则，全面加以考虑。

参考资料

·文献摘录·

论曰：一阴一阳之谓道，偏阴偏阳之谓疾。夫人一身，不外乎阴阳气血，相与流通焉耳！如阴阳得其平，则疾不生；阴阳偏胜，则为痼冷、积热之患矣。所谓痼冷者，阴毒沉痼而不解也；积热者，阳毒蕴积而不散也。故阴偏胜则偏而为痼冷，阳偏胜则偏而为积热。

古贤云：偏胜则有偏害，偏害则为偏绝，不可不察也。大抵真阳既弱，胃气不温，复啖生冷、冰雪以益其寒，阴冱①于内，阳不能胜，逐致呕吐涎沫，畏冷憎寒，手足厥逆，饮食不化，大腑洞泄，小便频数，此皆阴偏胜而为痼冷之证也。其或阴血既衰，三焦已燥，复饵酒炙丹石，以助其热，阳炽于内，阴不能制，逐致口苦、咽干，涎稠、目涩，膈热、口疮，心烦、喜冷，大便闭结，小便赤淋，此皆阳偏胜而为积热之证也。

施治之法：冷者热之，热者冷之，痼者解之，积者散之，使阴阳各得其平，则二者无偏胜之患矣。（宋·严用和《济生方·制方》）

病有以阳虚而致阴盛者，贵扶阳以抑阴；病有以阴盛而致阳虚者，贵壮阳以配阴，是皆宜于贵阳贱阴之法。然阳虚则阳可贵，阴虚则阴即未可贱也；阴盛则阴可贱，阳盛则阳即不为贵也。贵阳则阳不虚是为宜，贵阳则阴不盛亦为宜。若贵阳而阴益虚，且贵阳而阳愈盛，则大不宜。阴盛之病，既不可以治阴虚者统治之，则阳盛之病，亦岂可以治阳虚者混言之哉？（清·陆九芝：《世补斋医书·论黄氏贵阳贱阴》）

凡人阴脏、阳脏、平脏，本性使然。如素系阴脏者，一切饮食必喜热物，偶食生冷，腹中即觉凝滞不爽，大便一日一度，决不坚燥，甚则稀溏，食不消化。若系阳脏者，一切饮食必喜寒冷，偶食辛热之物，口中便觉干燥，甚则口疮咽痛，大便数日一次，必然坚硬，甚则燥结。临证先当询问，再辨其病之阴阳。

阳脏所感之病，阳者居多；阴脏所感之病，阴者居多。不独杂病，伤寒亦然。如《医宗金鉴》治伤寒法，以寒化、热化分理，以阳脏者多热化，阴脏者多寒化也。故阳脏患伤寒，温表之剂不可过用，凉攻之剂不妨重用也；阴脏患伤寒，温表

---

① 冱，同互。冻结。

之药不妨重投，凉攻之方不宜过剂也。《难经》曰：阳虚者，
汗之则愈，下之则死；阴虚者，下之则愈，汗之则死。盖表不
远热，下不远寒。阳脏者，阴必虚，阴虚者多火；阴脏者，阳
必虚，阳虚者多寒故也。

　　……

　　至于平脏之人，或寒饮，或热食，俱不妨事，即大便，一
日一度，不坚不溏。若患病，若系热者，不宜过凉；系寒者，
不宜过热。至用补剂，亦当阴阳平补，若过热则伤阴，过寒则
伤阳，最宜细心斟酌。（清·程芝田：《医法心传·诊病须察
阴脏阳脏平脏论》）

　　夫阳生阴长，盖谓孤阳不生，孤阴不长，阴阳不可偏废
也。如人既阴虚火燥矣，再去补阳，则阳益旺而阴益竭，盖阳
附于阴，阴虚则阳无所附，又乌能生阴耶……夫补气补阳，原
有分别。《内经》曰"劳者温之"，系温存之温，非温热之温
也。一字误解，天悬地隔矣。余谓阴阳不可偏补，阴不离阳，
阳不离阴，阴阳相配，天地以位，万物以育，如古方中六味
丸、复脉汤，补阴药也，内配茱萸、桂枝之阳味是矣。建中
汤、附子汤，补阳药也，内皆佐芍药之阴品是矣。诸如此类，
不可枚举。至四逆、吴萸等汤，乃治有阴无阳之证，系救阳非
又补阳也。又如白虎、黄连等汤，乃治阳盛阴消之病，系救阴
非补阴也。所谓阳为阴逼，不走即飞；阴被阳消，非枯则槁。
专于补阴，固非尽美；专于补阳，亦非尽善也。（清·程芝田
《医法心传·阴阳不可偏补论》）

　　芦墟迮耕石暑热坏证，脉微欲绝，遗尿谵语，寻衣摸床，
此阳越之证，将大汗出而脱，急以参附加童便饮之，少苏而未
识人也……越三日……医者谓前药已效，仍用前方，煎成未
饮，余至，曰：阳已回，火复炽，阴欲绝矣，附子入咽即危，
命以西瓜啖之，病者大喜，连日啖数枚，更饮以清暑养胃
而愈。

　　毛履和之子介尝，暑病热极，大汗不止，脉微肢冷，面赤
气短，医者仍作热证治。余曰：此即刻亡阳矣。急进参附以回

其阳……饮之，一剂而汗止身温得寐，更易以方，不十日而起。同时，东山许心一之孙伦五，病形无异，余亦以参附进……亦一剂而复。但此证乃热病所变，因热甚汗出而阳亡，苟非脉微足冷，汗出舌润，则仍是热证，误用即死。（王士雄按："舌润二字，最宜切记。"）（清·徐大椿：《洄溪医案·暑》）

·现代研究·

据研究，约77%的心肌梗死患者和54%的冠心病患者对气象变化的感受性升高。在高气压控制下，急性心肌梗死发病最多，特别是大风，降温的寒潮天气。由于寒冷的刺激，使人体血管收缩，周围阻力增加，动脉平均压升高，心肌需氧指数也相应增高，引起心肌缺氧现象加重，所以，一步入冬季，心肌梗死发病和死亡率明显增多。（王金宝：冬天的气象变化与人体健康．健康报1986年12月7日）

第三论 论 脏 腑

原 文

《素问·五脏别论》 所谓五脏者，藏精气而不泻也，故满而不能实。六腑者，传化物而不藏，故实而不能满也。所以然者，水谷入口，则胃实而肠虚，食下，则肠实而胃虚。故曰：实而不满，满而不实也。

《灵枢·天年》 人生十岁，五脏始定，血气已通，其气在下[①]，故好走[②]。二十岁，血气始盛，肌肉方长，故好趋[②]，三十岁，五脏大定，肌肉坚固，血脉盛满，故好步[②]。四十岁，五脏六腑、十二经脉，皆大盛以平定，腠理始疏，荣华颓落，发颇[③]斑白，平盛不摇，故好坐。五十岁，肝气始衰，肝叶始薄，胆汁始灭[④]，目始不明。六十岁，心气始衰，苦忧悲，血气懈惰，故好卧。七十岁，脾气虚，皮肤枯。八十岁，肺气衰，魄离，故言善误。九十岁，肾气焦，四脏经脉空虚。百岁，五脏皆虚，神气皆去，形骸独居而终矣。

《难经·三十八难》 脏惟有五，腑独有六者，何也？然：所以腑有六者，谓三焦也。有原气之别焉，主持诸气，有名而无形，其经属手少阳，此外腑[⑤]也，故言腑有六焉。

《难经·三十九难》 经言腑有五，脏有六者，何也？然：六腑者，正有五腑也。五脏亦有六脏者，谓肾有两脏也。其左为肾，右为命门。命门者，精神之所舍也，男子以藏精，

---

① 其气在下 肾居下焦，为先天之本，赖以生长发育，故云"其气在下"。

② 走、趋、步 徐行曰步，疾行曰趋，疾趋曰走。

③ 颇 《太素·寿限》作"鬓"。

④ 灭 《太素·寿限》作"减"。

⑤ 外腑 三焦无脏相合，是五腑之外的另一个腑，即下文所云："然不属于五脏，故言腑有五焉。"

女子以系胞，其气与肾通，故言脏有六也。腑有五者，何也？然：五脏各一腑，三焦亦是一腑，然不属于五脏，故言腑有五焉。

讨　论

脏腑的具体生理功能，《内经》教材已有论述。对于三焦命门历来不同观点的争论很多，可阅读有关文献，这里均不拟赘述。本文主要从脏腑总的生理和三焦、命门功能问题，联系病理，结合临床实际，作一些讨论。

一、五脏藏精气、六腑传化物的生理病理

《素问·五脏别论》云"五脏者，藏精气而不泻也"，"六腑者，传化物而不藏"，这是对脏腑总的机能活动的概括。根据《内经》理论，五脏所藏除精气外，还有藏神的作用。如《素问·宣明五气》云："五脏所藏：心藏神，肺藏魄，肝藏魂，脾藏意，肾藏志。"《素问·六节藏象论》总称之曰"神脏五"。五脏所藏的精气，是五脏各种功能的物质基础，也是五脏情志活动的物质基础。五脏精气充足，则其功能与情志的活动正常，否则就会发生种种病变。故《灵枢·本神》说："肝藏血，血舍魂，肝气虚则恐；实则怒。脾藏营，营舍意，脾气虚则四肢不用，五脏不安；实则腹胀，经溲不利。心藏脉，脉舍神，心气虚则悲；实则笑不休。肺藏气，气舍魄，肺气虚则鼻塞不（按：塞不，王冰注《内经》的《调经论》引《针经》作"息"字）利，少气；实则喘喝，胸盈仰息。肾藏精，精舍志，肾气虚则厥；实则胀，五脏不安。"可见五脏精气不足，或邪气盛实，均可引起功能与情志疾病，因为两者是可以相互影响的。功能正常，情志活动亦正常；情志活动异常，也将引起功能的异常。如心气足，则血脉和畅，心神安定，反之，心气不足，或心火有余，都可影响神的活动，所以《灵枢·本神》说"心气虚则悲，实则笑不休"。临床所见：

心气虚者，神不能藏，则心悸、失眠、多梦；心火旺者，神被扰乱，则心烦不安，甚者心火夹痰，神明蒙蔽，发生癫狂，而胡言乱语，哭笑无常等。其他四脏的虚实也是这样，可以发生相应的病理变化。

五脏外主五体、五官、九窍，这些组织都有赖于五脏精气的滋荣，才能发挥其正常功能，如五脏精气不足，肢体官窍失养，必将导致功能减退。故心气虚则血行滞涩，舌不知味；肝气虚则筋膜弛缓，目视不明；脾气虚则肢体倦怠，食欲不振；肺气虚则皮毛憔悴，鼻利少气；肾气虚则腰膝软弱，耳鸣耳聋等。《素问·脉要精微论》云："夫五脏者，身之强也。头者精明之府，头倾视深，精神将夺矣。背者胸中之府，背曲肩随，府将坏矣。腰者肾之府，转摇不能，肾将惫矣。膝者筋之府，屈伸不能，行则偻附，筋将惫矣。骨者髓之府，不能久立，行则振掉，骨将惫矣。"这些，正是由于五脏精气内乏，而反映于外部的现象。

六腑相当于消化系统和部分泌尿系统。饮食物自口腔摄入以后，从消化、吸收到排泄，是依靠六腑的协调活动来完成的，所以称为传化之腑。"传化"者，传导变化也。通过六腑的作用，将饮食物进行加工，分为两大部分，其精微物质被人体吸收利用，其糟粕则从二便排出。所谓"水谷入口，则胃实而肠虚，食下，则肠实而胃虚"，就是这种不间断地传化活动的扼要描述。《太素·脏腑气液》注云："饱食未消，肠中未有糟粕，即胃实肠虚也；食消以下于肠，胃中未有食入，即肠实胃虚也。以其胃虚，故气得上也；以其肠虚，故气得下也。气得上下，神气宣通，长生久视。"六腑的虚实交替，正是其传化水谷的活动过程，这一过程，也正是气机升降出入运动的体现，升降出入正常，就可"长生久视"。如果由于各种因素阻碍其升降出入，或使其功能减退，都可造成传化功能失职，而导致疾病的发生。

五脏藏精气，六腑化水谷，它们是相互依存、相互作用的。五脏精气有赖于六腑传化的水谷精微不断予以补充，六腑传化水谷的生理功能也依靠五脏精气供给其能量资源。所以五脏精气不足，六腑亦因之而衰弱；六腑传化失常，五脏精气亦因之而匮乏。临床上脏腑疾病相传的病机，很多是由于它们生理上的关系失调所致。治疗上的脏病治腑，腑病治脏，也就是建立在这种生理、病理的基点上。如脾与胃，胃主纳，脾主运。胃不能纳，必影响脾运；脾不能运，亦必影响胃纳。脾胃往往同病，胃纳失常而致脾运不健者，以治胃为主；胃不能纳由于脾运失职者，则以治脾为要。至于五脏藏而不泻，六腑泻而不藏，不过就其主要功能方面相对而言，其实脏亦有泻，脏亦有藏。五脏输精气于周身，就是它的泻，所谓"五脏盛乃能泻"（《素问·上古天真论》）；六腑得精气以营养，也就是它的藏，所谓"六腑皆禀气于胃"（《灵枢·五味》），"脾主为胃行其津液"（《素问·厥论》）。藏与泻，亦即脏腑气机的升降出入，有入必须有出，有升必须有降，如此升降相因，出入互用，才形成脏腑整体的有机的平衡协调的生理活动。

关于脏腑补泻问题，有虚则归脏，实则归腑，脏宜补，腑宜泻之说，大概就是以脏藏腑泻为理论依据的。这种说法，有其一定的道理，盖不足之证，由于精气之虚，腑虚有时可用补脏以达补腑之目的；有余之证，乃因邪气之滞，脏实有时可借泻腑为泻脏之途径。如肾与膀胱相合，膀胱气虚而为遗尿，可用补益肾气之法；肾蕴湿热而为淋闭，常用清利膀胱为治。但并不是绝对的，因为脏腑各有虚证、实证，腑既可以补，脏亦未尝不可泻，如胃虚可直接补胃，肝实亦可直接泻肝。脏腑病证究竟应该怎样补泻，要根据具体情况决定，不能一概而论。

二、人之寿夭与脏腑的关系

人的生、长、壮、老、已，是一种自然规律。《灵枢·天年》认为，人类的自然寿命"百岁……形骸独居而终矣"。《素问·上古天真论》也说："尽终其天年，度百岁乃去。"王冰注云："度百岁，谓至一百二十岁也。"根据现代研究，一般哺乳动物的最高寿命约相当于他们性成熟期的八到十倍，那么人类性成熟期按十四五岁计算，则最高寿命至少应当是110～150岁。《内经》所言百岁，是一个约值，与自然寿命的年限是基本一致的。

《灵枢·天年》以十岁作为一个阶段，从十岁到四十岁，气血渐旺，形体渐壮，脏腑经脉逐步发育成长到鼎盛时期。在不同年龄阶段，肢体活动由走而趋、而步、而坐，表现了幼年生机蓬勃，青年血气方刚，壮年发展达到完全成熟，而趋于平盛稳健。从四十岁到五十岁，是由盛壮开始趋向衰退的过渡时期，五十岁以后，衰老状态逐渐明显，故《素问·阴阳应象大论》说："年四十，而阴气自半也，起居衰矣。"表现在：腠理肌肉松弛，毛发斑白脱落，皮肤不泽，精力衰退，肢体懒于活动而好卧，视力开始减退，精神情绪消极，脑力不足而言语善误等生理、心理上的变化。正如孙思邈所说："人年五十以上，阳气日衰，损与日至，心力渐退，忘前失后，兴居怠惰，计授皆不称心，视听不稳。"（《千金翼方·养老大例》）

《灵枢·经脉》说："人始生，先成精，精成而脑髓生，骨为干，脉为营，筋为刚，肉为墙，皮肤坚而毛发长。"男女构精，形成胚胎，逐渐发育，成为胎儿。《千金要方》引徐之才逐月养胎方有较详的论述：妊娠一月称谓"始胚"，二至三月形成胞胎，以后逐步生长肌肉、筋骨、毛发、脏腑等，到第十月"五脏俱备，六腑齐通"，"俟时而生"了。胎儿成长，依靠母血滋养，养胎方还论述了从1～9月分别由十二经脉供给，其次第是由足厥阴经（木）到足少阴经（水），按木、火、土、金、水的相生顺序。（《妇人方上·养胎第三》）观《灵枢·天年》"五十岁肝气始衰"，以后心、脾、肺、肾气虚，也是以五行相生次序逐步衰退，先生者亦先衰。这些和现代关于胎儿的发育过程：精卵结合成为受精卵，逐步分化形成各组织器官，通过胎盘和脐带与母体进行物质交换并供给营养，以及机体衰老时，各脏器的衰退也有先有后等认识不尽相同，这一方面是由于时代科技条件所限，一方面也因为中医学理论有其特点之故。

《灵枢·天年》还指出："五脏坚固，血脉和调，肌肉解利，皮肤致密，营卫之行，不失其常，呼吸微徐，气以度行，六腑化谷，津液布扬，各如其常，故能长久。"《灵枢·本藏》也强调人的生命活动，要依靠气血的奉养，五脏是"藏精神血气魂魄"的，六腑是"化水谷而行津液"的，所以只有脏腑功能正常，气血充盛营运，才能达到自然寿命。中医学还认为，五脏之中，尤以脾肾为重要，因为肾为先天之本，决定着体质禀赋的基本状态，而脾为后天之本，影响着出生以后的发育、成长和机体的强弱。气血是供养脏腑生理活动的基本物质，而脏腑又是生成气血的泉源，因此要想享有长寿，必须很好地保养脏腑气血；要使脏腑坚固，气血和调，必须讲求养生之道，扼要地说，就是饮食起居要有规律，并能与自然环境变化相适应，工作休息要劳逸结合，精神情绪要保持愉快，使精、气、神旺盛协调。《素问·上古天真论》说："食饮有节，起居有常，不妄作劳……恬惔虚无，真气从之，精神内守。"《灵枢·本神》说："必顺四时而适寒暑，和喜怒而安居处，节阴阳而调刚柔。"这些就是养生的基本原则和要求。

三、三焦与命门的生理、病理

自《难经》提出三焦"有名而无形"，肾有两，"左为肾，右为命门"之说后，历代医家争论颇多，直至目前，尚难作出结论。但是，有关三焦与命门的主要生理功能和病理变化的认识，则并无根本的分歧。而这些对于指导临床，具有重要的理论意义。兹分别论述于下。

（一）三焦的主要生理与病理

《灵枢》称"上焦如雾，中焦如沤，下焦如渎"。《难经》谓三焦是"水谷之道路，气之所终始"，"有原气之别焉，主持诸气"。《难经》既继承于《内经》，又有所发展。"水谷之道路"，基本可以概括"如雾"、"如沤"、"如渎"的功能，而"原气之别"，"主持诸气"，则是《难经》的创论。

从三焦的整体性生理功能来看，不外乎"水谷之道路"

和"主持诸气"两方面。而水谷的传化，有赖三焦气化的作用，故两者又是密切相关的。所谓三焦，分言之：一般上焦指心、肺，中焦指脾、胃，下焦指肾与膀胱。它既有脏，又有腑，虽含有这些脏腑的功能，但并不包括其全部。实际上，是把脏腑中某些相互关系较为密切的方面联系起来，从整体上说明其生理功能。所以三焦是一个特殊的腑，是五腑之外的另一种腑。

《素问·灵兰秘典论》云："三焦者，决渎之官，水道出焉。"这就是从整体上说明水液在人体的运行，有赖于上、中、下三焦有关脏腑的共同协作才能完成。正如《素问·经脉别论》所说："饮入于胃，游溢精气，上输于脾，脾气散精，上归于肺，通调水道，下输膀胱，水精四布，五经并行。"如果"三焦不泻，津液不化"（《灵枢·五癃津液别》），水液运行失常，就会停聚而致病，在内可为痰饮、水湿、癃淋诸疾，泛溢于肌肤则为浮肿，总的来说，是由于三焦气化不行的缘故。尽管这些病变的重点在三焦中可以有所偏倚，如痰饮病，其重点或在于肺气宣降失职，或在于脾气转输失常，或在于肾气虚衰不化。又如浮肿，《素问·水热穴论》说"其本在肾，其末在肺"，张介宾又补充云"其制在脾"，可见它关系到肺、脾、肾三脏的气化失司。对于这些疾患，往往要从三焦角度来分析其病机，虽然主治可以有所侧重，但有时却需顾及全面，相辅而行，这就是三焦理论在辨证论治上的意义。

至于临床上习称心、肺病为上焦病，脾、胃病为中焦病，肝、肾病为下焦病，其所指病证很为广泛；温病学家的三焦辨证，是从温病发展的三个阶段而言，均与本节所论不完全相同，这里不作详述。

（二）命门的主要生理与病理

有关命门的实体和部位问题，尽管众说纷纭，但对其功能的认识，则基本是一致的，除张介宾说命门包括肾阴、肾阳两方面外，诸家多认为是指肾中真阳而言，又称命门之火，为人体生命活动的根本所在，《难经》曾明确指出它是"诸神精之所舍，原气之所系也"，"其气与肾通"。明·赵献可甚至说："人身别有一主，非心也……名曰命门，是为真君真主，乃人身之太极。"同时认为人体真阴、津液，"亦随相火而潜行于周身"。如果命门火衰，可以导致整个机体功能减退，而其他脏腑功能减退，最终也能导致命门火衰。老年人生理功能自然衰弱，也往往与命火不足有关。在临证上，由于命门火衰，可见周身畏寒，腰膝酸软冷痛，遗精、阳痿。如影响及肺，气不能纳，则为喘逆；影响及脾，中土阳微，则为溏泄；阳不能化，或阴虚，或水停，则为消渴、痰饮等等。

命门之火，亦有称为相火者。但"相火"一词，有双重含义：一指生理之火，即肾中真阳；一指病理之火，即相火偏旺。《素问·阴阳应象大论》所称"少火"，相当于前者，所称"壮火"，相当于后者。所以说："少火生气"，"壮火食气"。朱震亨在《格致余论·相火论》中作了新的阐述："惟火有二：曰君火，人火也；曰相火，天火也。火内阴而外阳，主乎动者也，故凡动皆属火。"但"相火易起，五性厥阳之火相煽，则妄动矣。火起于妄，变化莫测，无时不有，煎熬真阴，阴虚则病，阴绝则死"。相火偏旺的病证，或由于情志不节，五志化火，相火随之而动，即朱氏所谓"五性厥阳之火相煽"。或由于欲念妄生，房事不节，相火内动。或由于肾阴不足，阴不制阳，相火亢盛。前两者宜以苦寒降火，如黄柏、知母之类；后者则应清滋结合，一方面泻火，一方面滋阴，如大补阴丸。

命门，《难经》认为是"生气之源"，或"肾间动气"，它与三焦有着密切的内在联系，三焦的气化功能，其本源即在命门，而命门对周身的作用，即借三焦的途径而通达。所以《难经》说："三焦者，原气之别使也，主通行三气，经历于五脏六腑。"（《难经·六十六难》）十二经脉的原穴，就是原气所留止之处，因此五脏六腑的病变，都可取原穴进行治疗。这在针灸临床上是很重要的。

参考资料

· 文献摘录 ·

五脏藏精不泻，满而不能实，故以守为补焉。六腑传化不藏，实而不能满，故以通为补焉……知五脏之苦欲，而补泻殊；审六腑之入出，而清浊别，由脏阴腑阳之不一其性也。

验于内则诸气皆属于肺，诸血皆统于脾，诸脉皆应于心，诸筋皆隶于肝，诸髓皆司于肾，诸脏皆禀气于胃。验乎外则肺主皮毛，脾主肌肉，肝主爪甲，胃主四肢，肾主五液，心主舌色。一身所宝，惟精、气、神，神生于气，气生于精，精化气，气化神，故精者身之本，气者神之主，形者神之宅也。（清·林珮琴《类证治裁·内景综要》）

夫人身之用，止此血气。虽五脏皆有气血，而其纲领，则肺出气也，肾纳气也，故肺为气之主，肾为气之本也。血者，水谷之精也，源源而来，而实生化于脾，总统于心，藏受于肝，宣布于肺，施泄于肾，而灌溉一身。所谓"气主嘘之，血主濡之"（《难经·二十二难》）。而血气为人之橐籥，是皆人之所同也。若其同中之不同者，则脏气各有强弱，禀赋各有阴阳……其有以一人之禀，而先后之不同者。如以素禀阳刚，而恃强无畏，纵嗜寒凉，及其久也，而阳气受伤，则阳变为阴矣。或以阴柔，而素耽辛热，久之则阴日以涸，而阴变为阳矣。不惟饮食，情欲皆然。病有出入，朝暮变迁，满而更满，无不覆矣，损而又损，无不破矣。故曰："久而增气，物化之常也；气增而久，夭之由也。"（《素问·至真要大论》）此在经文固已明言之矣。（明·张介宾《景岳全书·传忠录中·藏象别论》）

命门者，人身之真阳，肾中之元阳是已，非另是一物也……人之每脏每腑，各具阴阳，肾为一身之根本，元阳为人身所尤重，故特揭之也。自古命门治法，亦惟温补肾阳而已，别无他法也。（清·周省吾：《命门说》，见《吴医汇讲》）

余所以谆谆必欲明此论者，欲世之养身者、治病者，以命门为君主，而加意于火之一字。夫既曰立命之门，火乃人身之至宝，何世之养身者，不知保养节欲，而日夜戕贼此火。既病矣，治病者不知温养此火，而日用寒凉，以直灭此火，焉望其有生气耶……命门君主之火，乃水中之火，相依而永不相离也。火之有余，缘真水之不足也，毫不敢去火，只补水以至己火，"壮水之主，以镇阳光"（王冰《素问·至真要大论》注）；火之不足，因见水之有余也，亦不必泻水，就于水中补火，"益火之源，以消阴翳"。（明·赵献可：《医贯·内经十二官论》）

·现代研究·

一、衰老的机理在于"精血衰耗"

根据中医学理论，我们对 20 岁以上的 235 例人群进行了调查，经统计学处理，结论如下：①235 人中有肾虚症状的人数与无肾虚症状者有非常显著的差异 $P<0.01$。②各年龄组肾虚百分率随年龄的增加呈递增现象。发现女性 40～59 岁，肾虚百分率无明显上升，呈静止态势。③两性在 30 岁起已有一定的肾虚百分率，40 岁以上组可达70% 以上，符合《素问·阴阳应象大论》中"年四十，阴气自半也"的说法。我们认为，中医学关于肾虚的辨证可以作为推断衰老的临床指标之一，防老宜从 30 岁开始，抗老宜从 40 岁开始，延龄宜从 60 岁起，当否，有待进一步探索和验证。

二、中药"抗老延龄"的重点在益肾填精，健脾益气

用药物以抗老延龄，在中医学中有极其丰富的内容。我们初步分析了李时珍《本草纲目》所载的 1892 种药物，发现明确载有"耐老"、"不老"、"延年"、"增年"作用的药物共 177 种左右，当前比较常用的药 109 种左右。按其作用分类……在 177 种中药中，补益药占 50 种左右，占 28% 以上，其中补肾药 28 种，健脾药 13 种，养心药 6 种，说明益肾健脾

药占较大的比重。

在药物的复方组成方面，我们初步分析历代 13 部有代表性的方书，发现记载为长生、耐老、不老、延寿的方剂 126 首，其中温补肾阳为主约 87 首占 70.2%，其方法多采用温柔而不刚燥的温补药与滋益肾阴、填补精血的药物同用，组成温肾阳、益肾阴、填精补血之剂；以滋肾阴为主约 28 首；以健脾益气为主约 11 首。以上益肾为主或健脾为主的方剂虽作用上各有侧重，但配伍上属脾肾双补、气血并益的占 36 首。在 126 首方剂中，属心肾两顾的有 13 首，兼用祛风活血药物的有 21 首。可见中药抗老延龄方面的作用重点在于温肾阳、填精血为主，健脾益气、养心宁神为辅，佐以祛风活血，以冀精血充盈、元气强盛、营卫调达而却老延年。（姚培发. 祖国医学抗老延龄问题初探. 上海中医药杂志，1981，6：7.）

第四论　论经穴刺法

原　文

《灵枢·经脉》　人始生，先成精①，精成而脑髓生，骨为干②，脉为营③，筋为刚④，肉为墙⑤，皮肤坚而毛发长，谷入于胃，脉道以通，血气乃行……经脉者，所以能决死生，处百病，调虚实，不可不通。

《灵枢·卫气》　请言气街：胸气有街⑥，腹气有街，头气有街，胫气有街。故气在头者，止之于脑⑦；气在胸者，止之膺⑧与背腧；气在腹者，止之于背腧与冲脉于脐左右之动脉者⑨；气在胫者，止之于气街与承山、踝上以下⑩。

《素问·五脏生成》　人有大谷十二分⑪，小溪三百五十

---

① 精　指男女生殖之精。

② 骨为干　骨为人身之支柱。

③ 脉为营　脉能营运血气以灌溉全身。

④ 筋为刚　筋坚劲刚强，能约束骨骼。

⑤ 肉为墙　肉在外，如墙垣一样保护内在脏腑组织。

⑥ 街　即路径、通道。

⑦ 故气在头者，止之于脑　《类经》卷七第十二注："诸髓者皆属于脑，乃至高之气所聚，此头之气街也。"止，有居、留、聚之意。

⑧ 膺　相当于胸大肌部位。《类经》卷七第十二注："胸之两旁为膺。气在胸之前者止之膺，谓阳明、少阴分也。胸之后者，在背腧，谓自十一椎膈膜之上，足太阳诸脏之腧，皆为胸之气街也。"

⑨ 止之于背腧与冲脉于脐左右之动脉者　《类经》卷七第十二注："腹之背腧，谓自十一椎膈膜以下，太阳经诸脏之腧皆是也。其行于前者，则冲脉并少阴之经行于腹与脐之左右动脉，即盲腧、天枢等穴，皆为腹之气街也。"

⑩ 气在胫者，止之于气街与承山、踝下　《类经》卷七第十二："此云气街，谓足阳明胃经穴，即气冲也。承山，足太阳经穴，以及踝之上下，亦皆足之气街也。"

⑪ 人有大谷十二分　张介宾注："大谷者，言关节之最大者也，节之大者，无如四肢，在手者肩肘腕，在足者踝膝髀，四肢各有三节，是为十二分。分，处地。"

四名①，少十二俞②，此皆卫气之所留止，邪气之所客也。针石缘而去之③。

《灵枢·九针十二原》　小针之要④，易陈而难入⑤，粗守形⑥，上守神⑦，神乎⑧！神客在门⑨，未睹其疾，恶知其原？刺之微⑩，在速迟。粗守关，上守机⑪，机之动，不离其空⑫，空中之机，清静而微。其来不可逢，其往不可追。知机之道者，不可挂以发⑬，不知机道，叩之不发⑭，知其往来，要与之期⑮。粗之暗乎，妙哉！工独有之。

往者为逆，来者为顺⑯，明知顺逆，正行无问。逆而夺

---

①　小溪三百五十四名　小溪，是络脉气血出入渗灌之俞穴。吴昆注："古穴总之三百六十五名，以应周天三百六十五度。后世益之。遂多其数。"三百五十四名，除十二俞（肺俞、心俞、肝俞、脾俞、肾俞、厥阴俞、胆俞、胃俞、三焦俞、大肠俞、小肠俞、膀胱俞）外，应为三百五十三名，可能系传抄致误为三百五十四名。

②　十二俞：见注①。

③　针石缘而去之　缘，因而。邪从腧穴而入，针石因而取之，祛其邪气。

④　小针之要　小针亦即微针，相当于今之毫针。要，指关键。

⑤　易陈而难入　针刺道理容易谈论，而要达到运用纯熟是比较困难的。

⑥　粗守形　粗，指技术差的医生。守形，只能机械地运用针法。

⑦　上守神　上，指技术高明的医生。守神，能根据病人气机盛衰虚实而施以针法。

⑧　神乎　感叹针道是何其精深微妙。

⑨　神客在门　神即正气，客为邪气。在门，指邪循正气而出入于腧穴。

⑩　刺之微　针刺的微妙道理。

⑪　粗守关，上守机　技术差的医生仅仅守着四肢关节附近的穴位进行治疗，高明的医生却能在掌握气机的前提下施行针术。关，四肢关节附近的腧穴。机，即气机，指病人气血在经脉中的运行情况。

⑫　不离其空　针刺时不能离开穴位。空，上声，义同孔，即孔穴。

⑬　知机之道者，不可挂以发　掌握了气血虚实的病机后，就必须果断针刺，不可碍滞，影响治疗。挂，阻碍之义；以，连词；发，发射。

⑭　不知机道，叩之不发　如果没有掌握病机，就不能进行针刺。叩之不发，叩，有引止之义。

⑮　知其往来，要与之期　针刺时必须明确气的往来，判断其顺逆盛衰的变化，严格掌握补泻手法的时间性。

⑯　往者为逆，来者为顺　《类经》十九卷第一注："往，气之去也，故为之逆；来，气之至也，放为之顺。"往，指气去；来，气至。

之，恶得无虚，追而济之，恶得无实，迎之随之，以意和之，针道毕矣。凡用针者，虚则实之，满则泄之，宛陈则除之，邪胜则虚之。

刺之要，气至而有效，效之信，若风之吹云，明乎若见苍天，刺之道毕矣。

五脏五腧，五五二十五腧。六腑六腧，六六三十六腧。经脉十二，络脉十五，凡二十七气，以上下所出为井，所溜为荥，所注为输，所行为经，所入为合，二十七气所行，皆在五输也。

五脏有六腑，六腑有十二原①，十二原出于四关②，四关主治五脏。五脏有疾，当取之十二原。十二原者，五脏之所以禀三百六十五节气味也。五脏有疾也，应出十二原，而原各有所出，明知其原，睹其应，而知五脏之害矣。

《素问·八正神明论》　泻必用方，方者，以气方盛也，以月方满也，以日方温也，以身方定也，以息方吸而内针，乃复候其方呼而徐引针，故曰泻必用方，其气乃行焉。补必用圆③，圆者，行也，行者，移也，刺必中其荥④，复以吸排针也⑤。故圆与方，非针也，故养神者，必知形之肥瘦，荣卫血气之盛衰。血气者，人之神，不可不谨养。

《难经·二十七难》　脉有奇⑥经八脉者，不拘于十二经，何也？然：有阳维，有阴维，有阳跻，有阴跻，有冲，有督，

---

① 十二原　本节所指的十二原穴，包括五脏各二穴及膏、肓各一穴，共十二穴，并无六腑所属的原穴。在《本输》中，分别指出了六腑的原穴。后世所称的十二原，就是将六阳经的各一原穴和本节所指的五脏各一原穴，再加心经神门穴。这样十二经各有一原穴。

② 四关　即两肘两膝关节。《类经》八卷第十五注："凡井荥输原经合穴，皆手不过肘，脚不过膝，而此十二原者，故可以治五脏之疾。"

③ 补必用圆　用补法时必须达到使经络之气圆活周行于体内。

④ 中其荥　刺中血脉。荥，血脉。

⑤ 复以吸排针也　张志聪注："候其吸而推运其针也。盖泻者，候其呼出而徐引针以泻之，补者，候其吸入而推内以补之也。"排，推按。

⑥ 奇　异也，有与众不同之义。

有任，有带之脉。凡此八脉者，皆不拘于经，故曰奇经八脉也。经有十二，络有十五，凡二十七气，相随上下，何独不拘于经也？然：圣人图设沟渠，通利水道，以备不虞。天雨降下，沟渠溢满，当此之时，霶霈①妄行，圣人不能复图也。此络脉满溢，诸经不能复拘也。

《难经·六十二难》　脏井荥②有五，腑独有六者，何谓也？然：腑者阳也，三焦行于诸阳，故置一腧，名曰原③，所以腑有六者，亦与三焦共一气也。

《难经·六十六难》　十二经皆以俞为原④者，何也？然：五脏俞者，三焦⑤之所行，气之所留止也。三焦所行之俞为原者，何也？然：齐⑥下肾间动气⑦者，人之生命也，十二经之根本也，故名曰原。三焦者，原气之别使也。主通行三气⑧，经历于五脏六腑。原者，三焦之尊号也，故所止辄为原，五脏六腑之有病者，皆取其原也。

《难经·六十九难》　经言虚者补之，实者泻之，不实不虚，以经取之，何谓也？然：虚者补其母，实者泻其子，当先补之，然后泻之。不实不虚，以经取之者，是正经自生病⑨，不中他邪也，当自取其经，故言以经取之。

---

①　霶霈　形容水势浩大。

②　井荥　在此是井、荥、输、经、合的总称。

③　原　本原，在此指原穴。

④　十二经皆以俞为原　这是笼统而言的，实际上十二经之中只有五脏阴经是以俞为原的，六腑阳经，则俞和原分别为两穴。

⑤　三焦　在此指三焦之气。

⑥　齐　通脐。

⑦　肾间动气　杨玄操注："脐下肾间动气者，丹田也，丹田者，人之根本也。"又说："丹田者，性命之本也。"均指命门的真阳之气，为人身真气的根本。

⑧　三气　指上、中、下三焦之气。

⑨　正经自生病　徐灵胎注："正经自病，如四十九难所云之类是也。自取其经，即于本经所当刺之穴，不必补母泻子也。"

讨　论

《内经》的经穴刺法理论十分丰富，本论仅对其中一部分作概要讨论，以利大家进一步研究。

一、经络的生理功能

经络有极其重要的生理功能。首先，经络能联系脏腑和肢体。如《灵枢·海论》说："夫十二经脉者，内属于脏腑，外络于肢节。"人体各组织器官具有不同的生理功能，它们互相联系，维持了机体的整个生命活动，而其联系和配合主要是依靠经络的联络沟通来实现的。由于经脉络属脏腑，纵贯上下，通达内外，络脉联缀肢体，网络全身，奇经八脉沟通于十二经脉之间，从而把脏腑和肢体各部组织紧密地连接起来，使人体成为一个协调统一的有机整体。第二，经络有运行气血，濡养全身的作用。《内经》明确指出，经脉是运行气血的。《素问·离合真邪论》还认为："经气者，真气也。"气血靠经络传注于全身，才能发挥温煦和濡养作用。诸如营气的行于脉中，和调洒陈于五脏六腑，卫气之行于脉外，抗御邪气，乃至机体阴阳的调节，均离不开经络"行血气而营阴阳"的作用。

《内经》已对奇经八脉的功能有所阐发，如《灵枢·逆顺肥瘦》中提出冲脉为"五脏六腑之海"，《灵枢·脉度》指出阴阳跻脉的出入交会，具有内溉脏腑、外濡腠理的功能。但具体来说，奇经八脉和十二经脉的生理功能是有所区别的。《难经》用取类比象的方法，进一步说明了它们之间的主要区别。十二经脉是运行气血以及对机体的外部和内部进行有机联系的主干。故《十四经发挥》说："盖人之气血，常行于十一经脉。"而奇经八脉则相对储藏十二经多余的气血，如《十四经发挥》所说"其诸经满溢，则流入奇经矣"，"譬犹圣人图设沟渠，以备水潦，斯无滥溢之患，人有奇经，亦若是也"。据此可以体会到十二经脉和奇经八脉之间在功能上既有联系，又有所不同。

二、论气街、五输穴及原穴

气街的涵义在本论所列《灵枢·卫气》经文中是指气的路径。《灵枢集注》说："街，路也，气街者，气之径路，络绝则径通，乃络脉之尽绝处，血气从此通出于皮腠者也。"《灵枢·卫气》所论气街主要与六腑及六阳经有关，故该篇称"六腑之气街"。如果能够掌握六腑气街的部位和主治范围，就能解除邪气的结聚。考《甲乙经》六腑气街作"六经气街"，丹波元简亦认为六经为是。我们认为六经指手足三阴三阳经，气血运行于十二经脉，内灌五脏六腑，外连肢体百骸，而气街应是十二经经气之路径。在邪气因经络内传于脏腑，脏腑病变借经络反映于体表之时，可以通过气街表现出来，因此，气街可以作为反映脏腑经络功能情况的部位。经文介绍了四街的部位，指出诊察这些部位气血运行的方法为"必先按而在久，应于手"，即要用手较长时间地在气街部位进行按诊，体察经气的反应，这也是属于经络诊察法之。经文还指出在气街用毫针针刺，可以治疗"头痛眩仆，腹痛中满暴胀，及有新积痛可移者"，这些病证均为经气阻滞，蓄积逆乱所导致，故可以在气街针刺而愈。

从气街的部位来看，胸、腹、头、胫涉及人身躯干主要部位，如胸腹内藏脏腑，头为精明之府，手足三阴三阳经均经过胫部。经气的运行，在这里必定有较大的通道，故将这些部位称之为气街。又因脏腑的病变也能在这些部位表现出来，故有诊断价值，尤其是经文中介绍的按压诊断法对后世经络诊察的发展有一定影响。

五输穴是指每条经脉在肘、膝关节以下的井、荥、输、经、合五个穴位。阳经除有五输穴外，还另有一原穴，故经文称为"六腑六输"。古人用水流由浅而深，由小变大的情况来类比五输穴中经气的运行，这就是五腧穴的涵义。五输穴在人体有重要的作用，因为它们是经脉、络脉气血游行出入之所在，所以在临床上常取五输穴治疗疾病，可取得较好效果。

十二原穴分别属于十二经脉。此十二穴是"五脏之所以禀三百六十五节气味也"，与五脏六腑在生理上有特殊的关系，因此经文认为可以主治五脏六腑的疾病。《难经》对十二原穴的主治功能作了进一步阐发，认为原穴是三焦之气运行和留止的所在，而三焦为元气的别使，元气又即脐下肾间动气，是人体维持生命活动的根本，也是十二经的根本。三焦通行元气以达周身，能促进脏腑的功能，因此，针刺原穴可以调整脏腑的功能，达到治疗疾病的目的。可见《难经》继承并发展了《内经》的理论，对后世针灸学说有深远的影响。现代一般都把原穴作为"特定穴"的一部分，在治疗内脏疾病方面确有一定作用。另外，针刺原穴还有健身防病作用，其机理是调整经气，使脏腑功能协调平和。可参阅《素问·刺法论》。

原穴能治疗五脏六腑的疾病，经有关实验得到了一些证明。如有人经测定发现，当人体阳气旺盛时，原穴的导电量升高，反之则下降；原穴在反映机体病变方面比郄穴、募穴、俞穴更为敏感。当原穴导电多数为零时，则病危。这说明原穴能反映整个机体的生理病理状态。另有学者发现，经络导电量的变化范围在原穴处较小，原穴较易诱发循经感传。各原穴与相关脏腑的特异性联系也有一些被证实，如针刺心之原神门、肝之原太冲，引起的脉象图的变化分别以左寸部（心）、左关部（肝）变化较大，具有统计学意义。肝实热证患者的太冲穴温度较健康人组增高 1.55℃，且有显著性差异。

三、论针刺得气及具体方法

（一）诊断是前提，得气是关键

针刺治疗和药物治疗一样，必须先经过辨证、诊断，才能根据病情有的放矢地治疗。《灵枢·九针十二原》和《素问·阴阳应象大论》都强调这一点。针刺之前，特别要注意辨别病在何经，证候之属性，然后再决定针刺何经、何穴、采取什么手法，这样才能取得预期效果。

针刺时体察经气运行的情况，关系到能否了解经脉之气的虚实，进而影响到能否正确使用补泻手法。气机的情况可以在医生指下感觉到，但它是"清静而微"的，故必须细心体察，这是针刺治疗重要的一环，要求医生有较高的素质。

经文还谈到"气至"的问题，所谓气至即医生在针刺时指下有"得气"的感觉，只有"气至"才说明经气已经发挥作用，针刺已产生效果。经文认为这是"效之信"，是针刺能否取得效果的关键所在。

（二）针刺明虚实，补泻识子母

针刺治疗是在诊察病情和辨证的基础上，采用适当的补泻手法实施的。《内经》和《难经》提出了一系列针刺原则，这里择要加以讨论。

《灵枢·九针十二原》提出针刺的补泻原则"虚则实之，满则泄之，宛陈则除之，邪胜则虚"，虚则实之，张志聪《灵枢集注》释为"气口虚当补之也"，气口脉虚表示病人正气不足，故当针刺以补之。用补法可使脏腑经络逐渐恢复功能，正气恢复充实。"邪胜则虚之"，指脏腑经络有邪气盛于中，故应用泻法祛其邪，"虚之"也即祛邪之意。"满则泄之，宛陈则除之"指体内有水湿痰浊或血脉瘀阻时，应当用通泄或刺出血的手法治疗。总的来说，这些都反映了针刺的虚实治则，即扶正祛邪的治则。

在《灵枢·经脉》中，每条经脉的病变证候下列有针灸治则，即"盛则泻之，虚则补之，热则疾之，寒则留之，陷下则灸之，不盛不虚，以经取之"。所谓"热者疾之"指证候属热的用疾刺法以疏泄热邪；"寒则留之"指病人阳虚有寒或风寒侵于肌表经络等证，要用留针方法候气，以激发经气，使阳气来复而寒邪自去，如《灵枢集注》所说："寒则留之，以俟针下热也。"经文所谓"不盛不虚，以经取之"一般认为经文指如果不是因经脉之气的虚实而发病的，而是由于经气不和引起的，就取治于所在之经而调之。不盛不虚可以单独取治本经，而前面"盛则泻之，虚则补之"等则取治不限于本经。

《难经》从五行生克规律对此作了解释，提出了"虚者补其母，实者泻其子"的看法。现就补母泻子和以经取之的方法讨论如下。

1. 子母补泻法

经脉之间有子母关系，各经脉的五输穴之间也存在子母关系，所以"虚者补其母，实者泻其子"的治法，可分作本经五输穴的取治和十二经整体性联系上的取治两个方面。

①本经五输穴补泻法：例如肺经气虚，可取本经的输穴太渊，因太渊穴属土，土能生金，这就是虚者补其母；如果是肺经气实，应用实则泻其子的方法，取本经的合穴尺泽（属水）穴治疗。

②十二经输穴补泻法：由于经脉之间有母子关系，故某一经病变，可取其"子经"或"母经"治疗。如肺经气虚，按虚者补其母的法则，肺属金，土为金之母，当取足太阴脾经的输穴，同时亦可取该经的腧穴太白（属土）。反之，若肺经气实，可泻其子，取肾经的腧穴，同时亦可取该经的合穴阴谷（属水）来治疗。

2. 独取本经法

《内经》所谓"不盛不虚，以经取之"实是相对于上述实则泻其子，虚则补其母而言的。可以理解为本经的病变虚实不明显，又并非从他经传变而来，治疗可取本经为主，调和经气。后世又发展出"平补平泻"的治疗方法，用治本经病变。

《难经》补母泻子法从一个方面发挥了《内经》的虚实补泻理论，对后世的针灸、药物治法有一定影响，至今仍作为针灸的常用方法之一。在药物治疗上的肺虚之用培土生金法、肝实之用泻火平木法等，皆渊源于此。当然，《难经》所论仅仅是掌握相生规律结合母子虚实的一种治疗方法，此外还有许多取经、取穴方法，临床治疗时不可受其局限。

第五论 论营卫气血

原 文

《灵枢·五味》 谷始入于胃，其精微者，先出于胃之两焦①，以溉五脏，别出两行营卫之道。其大气之抟而不行者，积于胸中，命曰气海，出于肺，循喉咽，故呼则出，吸则入。天地之精气②，其大数常出三入一③，故谷不入，半日则气衰，一日则气少矣。

《灵枢·营卫生会》 人受气于谷，谷入于胃，以传与肺，五脏六腑，皆以受气，其清者为营，浊者为卫，营在脉中，卫在脉外，营周不休，五十而复大会。阴阳相贯，如环无端。卫气行于阴二十五度，行于阳二十五度，分为昼夜，故气至阳而起，至阴而止④。

黄帝曰：愿闻营卫之所行，皆何道从来？岐伯答曰：营出于中焦，卫出于下焦。黄帝曰：愿闻三焦之所出。岐伯答曰：上焦出于胃上口⑤，并咽以上，贯膈而布胸中，走腋，循太阴之分而行，还至阳明，上至舌，下足阳明，常与营俱行于阳二十五度，行于阴亦二十五度，一周也，故五十度而复大会于手太阴矣。黄帝曰：人有热，饮食下胃，其气未定，汗则出，或出于面，或出于背，或出于身半，其不循卫气之道而出，何

---

① 出于胃之两焦 指上焦卫气出于胃之上口，中焦营气出于胃上口之下。

② 天地之精气 《太素·调食》无"地"字。天之精气，指吸入的自然清气。

③ 其大数常出三入一 呼出之气大约三分，吸入之气大约一分。出多入少，故须谷气补充，如下文所云。

④ 气至阳而起，至阴而止 卫气昼行于阳分，则人卧起而目张。夜行于阴分，则人休止而目瞑。

⑤ 胃上口 指上脘。

也？岐伯曰：此外伤于风，内开腠理，毛蒸理泄①，卫气走之，固不得循其道，此气慓悍滑疾，见开而出，故不得从其道，故命曰漏泄。

黄帝曰：愿闻中焦之所出。岐伯答曰：中焦亦并胃中，出上焦之后②，此所受气者，泌糟粕，蒸津液，化其精微，上注于肺脉，乃化而为血，以奉生身，莫贵于此，故独得行于经隧，命曰营气。

《灵枢·邪客》　五谷入于胃也，其糟粕、津液、宗气分为三隧。故宗气积于胸中，出于喉咙，以贯心脉而行呼吸焉。营气者，泌其津液，注之于脉，化以为血，以荣四末，内注五脏六腑，以应刻数③焉。卫气者，出其悍气之慓疾，而先行于四末分肉皮肤之间而不休者也。昼日行于阳，夜行于阴，常从足少阴之分间④，行于五脏六腑。

《素问·调经论》　五脏之道，皆出于经隧，以行血气，血气不和，百病乃变化而生，是故守经隧焉。

《灵枢·海论》　余闻刺法于夫子，夫子之所言，不离于营卫气血。

《难经·三十二难》　五脏俱等，而心肺独在鬲上者，何也？然：心者血，肺者气。血为荣，气为卫，相随上下，谓之荣卫，通行经络，营周于外，故令心肺在鬲上也。

讨　论

《内经》中有关营卫气血的资料极为丰富，从其生成、运行、生理功能到病机、病证、治法等，均有详细论述。《难经》与历代医家也有很多阐发，现代著作和教材对生成、运

---

① 毛蒸理泄　皮毛被热所蒸，腠理发泄。
② 出上焦之后　营气出于上焦卫气之后。
③ 以应刻数　古代用铜壶滴水计时，昼夜一百刻。营气一昼夜运行五十周次，与百刻相应。
④ 足少阴之分间　指足少阴肾经与足太阳膀胱经的交接处。卫气从足太阳经开始昼行于阳，从足少阴经开始夜行于阴。

行、生理等作了更系统、全面的讨论。本节仅录《内经》、《难经》的少数原文，以见一斑。也不拟面面俱到，多所赘言，只就"卫出下焦"、"大气"及"营卫气血证治"三个问题，谈一些粗浅认识。

一、关于卫出下焦

《灵枢·营卫生会》云："卫出于下焦。"历代注家对此有不同认识，或主张遵从《灵枢》原文，如张介宾；有说"下"当为"上"，如张志聪。现代学者也存在这两种不同意见。我们认为，无论从《内经》本义和文献考证，或从临床实际来看，后一种说法是比较合理的。

首先，从《内经》本义看，《灵枢·决气》云："上焦开发，宣五谷味，熏肤、充身、泽毛，若雾露之溉，是谓气。"《灵枢·痈疽》也说："肠胃受谷，上焦出气，以温分肉，而养骨节，通腠理。"卫气具有"温分肉，充皮肤，肥腠理，司开阖"（《灵枢·本藏》）的功能，不难看出，这里上焦所出的"气"，很明显是指卫气。《灵枢·平人绝谷》云"上焦泄气，出其精微，慓悍滑疾"，又从气的特性——慓悍滑疾，说明上焦所泄之气是卫气。又《灵枢·五味》说："辛入于胃，其气走于上焦，上焦者，受气而荣诸阳者也。"五味虽各有所入，但水谷精微，均由脾转输于肺，然后散布周身。辛味属肺，善走气分，卫气滑疾先行，所以出于上焦，再读本篇下文，上焦出于胃上口之后所循行的道路，均为手太阴肺经分布的区域。且"常与营俱行"的，非卫气而何？"复大会于手太阴"的，非上焦肺而何？接着并用"漏泄"作为卫出上焦的病理例证。在《素问·调经论》中也谈到"阳受气于上焦，以温皮肤分肉之间"，如"上焦不通利"，则"卫气不得泄越"。综观《灵枢》、《素问》之文，卫出上焦似无疑义。其次，文献方面，《太素》（卷十二首篇）作"卫出于上焦"。《千金要方·三焦脉论》及《外台秘要·三焦脉病论》　"下"亦均作"上"。《外台秘要》并说"主心肺之病"。足见直至隋唐都认为卫气是出于上焦的。而后来所传宋·史崧《灵枢》之本的"卫出于下焦"，显系抄写之误。至于张介宾所说：平旦阴尽，卫气始于足太阳膀胱经而行于阳分，日西阳尽，则始于足少阴肾经而行于阴分，因而认为，"其气自膀胱与肾由下而出，故卫气出于下焦"（《类经·经络类·二十三》）。未免牵强。因为行阳、行阴是指卫气在人体的运行，并非言其所出。又说："卫气属阳，乃出于下焦，下者必升，故其气自下而上，亦犹地气上为云也。"（同上）这不过是统论人身阴阳之气的上下升降，非专指卫气而言。肾中元阳，乃周身阳气之本，卫气虽亦与之有关，但不能作为卫气所出来解释。再从临床来看，如外感寒邪，束于肌表，卫气被郁，则肺气不宣，而恶寒、发热、无汗，治以辛温解表，即是宣散肺卫，使邪从汗解。又如"温邪上受，首先犯肺"，邪从呼吸道而入，病在卫分。温为阳邪，腠理发泄，故有汗，投辛凉之剂，以轻宣清肃，邪去则卫气和而肺气清，热可退而汗可敛。因为肺合皮毛，开窍于鼻，而卫气之升阖是受肺气调节的。这些病理机制，说明了卫气与肺的密切关系，正是"卫出于上焦"理论的实践基础。

二、关于大气

"大气"之说，首见《内经》，《金匮要略》亦曾言及，迨至清·喻昌和近代张锡纯均作了专文讨论。大气系指何气，喻、张二氏之见不同。喻氏说是"胸中大气"，犹如《素问·五运行大论》所称包举大地的"大气"，否认即是宗气。而张氏则认为"《内经》之所谓宗气，亦即胸中之大气"。根据《灵枢·五味》"其大气之抟而不行者，积于胸中，命曰气海，出于肺，循喉咽，故呼则出，吸则入"，及《灵枢·邪客》"故宗气积于胸中，出于喉咙，以贯心脉而行呼吸焉"。是大气、宗气都"积于胸中"，其功能都是主司呼吸，名虽有二，实则为一。《灵枢·五味》虽未言"贯心脉"，但血以气行，已包含此意。喻氏之说似觉模糊不清，当以张氏为是。不过，二氏在大气是否即宗气上虽有分歧，而对大气功能的认识，还是一致的。喻氏说："五脏六腑，大经小络，昼夜循环不息，必赖胸中大气斡旋其间。大气一衰，则出入废，升降息，神机化灭，气立孤危矣。"（《医门法律·大气论》）张氏说："是大气者，原以元气为根本，以水谷之气为养料，以胸中之地为宅窟者也。夫均是气也，至胸中之气，独名为大气者，试以其能撑持全身，为诸气之纲领，包举肺外，司呼吸之枢机，故郑而重之曰大气。"（《医学衷中参西录·升陷汤》）认为大气对于肺的呼吸和心的行血起着极其重要的作用。人不能一刻停止呼吸，血不能一刻停止运行，肺主一身之气，心主身之血脉，心肺共同作用，才能使气血运行不息，以维持生命活动。《难经》说"心者血，肺者气"，营卫气血相随而行，循环周身，"心肺独在膈上"，高屋建瓴，无非也是强调心肺的这种作用。喻、张二氏不仅在理论上有了发展，而且结合临床，用之于实践。喻氏指出，张仲景说："阴阳相得，其气乃行，大气一转，其气（邪气）乃散。"其治胸痹、心痛诸方，均以薤白、白酒为君；治水饮搏于气分用桂枝去芍药加麻黄细辛附子汤，都是通胸中阳气，阳通则邪可去。（《金匮要略·胸痹心痛短气病》及《金匮要略·水气病》二篇）这些治法，仍为现在临床所常用，具有良好疗效。张氏更从临证中细心体验到："大气者，内气也；呼吸之气，外气也。"肺的呼吸，有赖于大气的推动，"且能撑持全身，振作精神，以及心思脑力，官骸动作"。此气一虚，呼吸即觉不利，甚至因虚而下陷。临床表现可见气短不足以息，或努力呼吸，有似乎喘，或满闷怔忡，或神昏健忘，或气息将停，危在顷刻。其脉沉迟微弱，或六脉不全，或参伍不调，等等。自制升陷汤（黄芪、知母、柴胡、桔梗、升麻），以黄芪为主，因其"既善补气，又善升气"，虚甚者酌加人参，或加山萸肉以收敛气分之耗散。其用知母，意在凉润以济黄芪之温；升、柴、桔梗以升下陷之气。根据病情，可灵活变通加减。并附有许多验案，对于大气下陷之证，作了充分的发挥，实为张氏的创见，大有裨于临床。

三、关于营卫气血证治

《内经》中关于营卫气血的病证，论述很多，且较复杂，有外感，有内伤，有内科病，有外科病，如伤寒、温病、痹、偏枯、肤胀、不得卧或多卧、喜梦、善忘、痈疽、疠风，等等。本节只略列数条，不繁录原文，也不作全面讨论，仅就临床常见的"营卫不和"及温病"卫气营血辨证"问题，谈谈它们与《内经》营卫气血理论的关系。

人体"五脏坚固，血脉和调……营卫之行，不失其常，呼吸微徐，气以度行"（《灵枢·天年》），即可健康长寿。假如"阴阳相逆，卫气稽留，经脉虚空，气血不次，乃失其常"（《灵枢·口问》），就会发生疾病。"血为营，气为卫"，营随血运于脉中，以营养脏腑；卫随气行于脉外，以护卫肌腠，二者"相随上下"，营中有卫，卫中有营，营卫相和，则内外自调，营卫不和，则病生于外，或病生于内。《伤寒论》太阳中风证，头痛、发热、汗出、恶风，其脉阳浮而阴弱。张仲景指出，这是由于营弱卫强，卫气不共营气谐和之故，与《灵枢·营卫生会》对"漏泄"病因、病机的分析，基本相同。用桂枝汤治疗，是取桂枝温通卫阳，芍药收敛营阴，刚柔相济，营卫和则愈。气血是营卫之本，气血虚者，营卫亦弱。素体亏虚之人，卫阳不足，易于感冒，桂枝汤合玉屏风散有预防之功。如外感风寒，非荆、防之属所宜，用桂枝汤或加黄芪、当归，方可取效。还有一些慢性病人，自觉有时形寒，有时烘热，有时自汗，肢体倦怠，精神不振，并非外感，而是气血虚弱，以致营卫不和，用桂枝汤加补益气血之品，亦有良好效果。此外，张仲景治体弱疲劳汗出，加被微风而致的血痹证，用黄芪桂枝五物汤，吴谦等说本方是以"调养荣卫为本，祛风散邪为末也"（《医宗金鉴·订正金匮要略注》）。仲景还用小建中汤治虚劳腹痛，黄芪建中汤治"虚劳里急，诸不足"（《金匮要略·血痹虚劳病脉证治》）；孙思邈于小建中汤加当归名当归建中汤，治"产后虚羸不足，腹中㽱痛不止，吸吸少气"（《千金翼方·妇人二·腹痛第六》）；现代也常用小建中等方治疗气血不足，中焦虚寒的胃脘疼痛。这些患者，病虽不同，但有的也可见时觉形寒、身热、动则汗出或自汗等营卫不和的现象，亦因气血虚，内则失于温养，外则营卫不调的缘故。上述诸方，均为桂枝汤的变方，具有益气血、调营卫的功用。徐彬曾说："此汤（指桂枝汤）表证得之，为解肌和营卫；内证得之，为化气调阴阳。"（《金匮要略论注·妇人妊娠病脉证治》）这些都可以说是《内经》营卫气血理论的运用和发展。

温病学家以卫气营血为温病辨证纲领，与《内经》营卫气血理论的影响相关。可从以下三点来看：

1. 生理是病理的基础

一切病理变化，都是生理失常的反应。营卫气血是人体生命活动不可缺少的物质，它们循经脉、血脉流行周身，起着营养组织器官和护卫、调节生理活动的作用，与脏腑有着密切的关系。温邪侵犯人体以后，使得卫气营血的生理功能发生异常，从而引起各种病理变化。故《素问·调经论》说："血气不和，百病乃变化而生。"《灵枢·海论》所谓刺法"不离于营卫气血"，亦即病"不离于营卫气血"。温病是"百病"之一，自然也不例外。如《素问·热论》指出："三阴三阳，五脏六腑皆受病，荣卫不行，五脏不通，则死矣。"这是《内经》直接用营卫说明温热病的病机，对于温病卫气营血辨证方法的建立，不无启发意义。

2. 卫气营血的层次

《内经》对卫气营血的浅深层次问题，虽未明确提出，但据有关论述，实际包含了这种意思。其一，从阴阳来看内外，《素问·阴阳应象大论》说"阳化气，阴成形"，"阴在内，阳在外"。气无形为阳，血有质为阴，故气在外而血在内。其二，从经脉来看内外，《灵枢·营卫生会》说"营在脉中，卫在脉外"，外位于浅，中位于深，故卫浅而营深。再从卫与气、营与血来看，卫是气的"浮气之不循经"（《灵枢·卫气》)"而先行于四末分肉皮肤之间"的部分,所以卫又在气之前,是卫浅而气深;《灵枢·邪客》说"营气者,泌其津液,注之于脉,化以为血",是血乃由营气所化,营为血的前身,可见营又在血之先,是营浅而血深。因此,按内外、先后加以排列,其次序就是卫→气→营→血。叶天士说:"大凡看法,卫之后,方言气;营之后,方言血。"(《温热经纬·叶香岩外感温热》)把温病的传变由表入里、由浅及深分为四个层次,作为辨别病位之所在,可见它与《内经》有着理论上的渊源。

　　3. 卫气营血的辨证

　　《内经》对卫气营血病变的论述,如前所言,比较复杂。有关温热病证候的记载也很多。《素问·热论》可说是热病的专篇,《素问》中的《刺热》载有五脏热的症状,《至真要大论》的病机十九条,火、热病证即居其九。此外,散见于《素问》各篇者亦不为少,其中如《调经论》"玄府不通,卫气不得泄越"的"阳盛生外热";《举痛论》"炅则腠理开,荣卫通,汗大泄",及"热气留于小肠",腹痛而便"闭不通",《生气通天论》暑病的"汗,烦则喘喝,静则多言";《至真要大论》"岁少阳在泉,火淫所胜"的"血便","少阳司天,客胜则丹胗(同"疹")"及"丹㵄(丹毒之类)疮疡",以及《评热病论》的"阴阳交"证,等等。这些都与卫气营血的病变相关。温病学家根据丰富的临床经验,在《内经》的理论基础上,结合温病的特点,进行整理总结,加以补充发展,形成卫气营血的辨证纲领,使之系统化,层次更为清楚,有效的指导着温病的辨证论治。

　　至于温病的治法,也是在《内经》的原则指导下,加以发展而具体化了。吴瑭就曾明确地宣称:"本论于各方条下,必注明系用《内经》何法。"(《温病条辨·凡例》)如银翘散,即《内经》风淫于内,治以辛凉,佐以苦甘之法;化斑汤,即热淫于内,治以咸寒,佐以苦甘之法,他于每一方下都分别注明系用何法,如"辛凉法"、"甘寒法"、"甘缓法"、

"苦辛淡渗法"、"酸甘咸法"、"辛凉合甘寒法"、"苦辛温复咸寒法"、"咸寒兼涩法"等等。这些都是根据《内经》五味阴阳的不同作用，即"或收、或散，或缓、或急，或燥、或润、或软、或坚"（《素问·至真要大论》）的理论而来。其余为"热者寒之，温者清之"（同上）；"其未满三日者，可汗而已，其满三日者，可泄而已"（《素问·热论》）；"诸寒之而热者取之阴"（《素问·至真要大论》）；"精不足者，补之以味"（《素问·阴阳应象大论》）等，也都是指导温病治疗的大法。

参考资料

·文献摘录·

荣卫二者，皆胃中后天之谷气所生。其气之清者为荣，浊者为卫。卫即气中之慓悍者也，荣即血中之精粹者也。以其定位之体而言，则曰气血；以其流行之用而言，则曰营卫。营行脉中，故属于阴也；卫行脉外，故属于阳也。（清·吴谦：《医宗金鉴·订正仲景全书伤寒论注辨太阳病脉证并治上篇》）

营卫之气，出入脏腑，流布经络，本生于谷，复消磨其谷。营卫非谷不能充，谷非营卫不能化。是营卫者，生身之大关键，不特营卫自病当注意，即脏腑有病，亦当顾及营卫也。《内经》谓：五脏之道，皆出于经隧，以行血气，血气不和，百病乃生，是故守经隧焉。夫所谓经隧者，非营卫所行之道路乎？出于经隧，以行血气者，是由内而外，行于营卫。血气不和，百病乃生者，是由内而外，行之血气。或行之太过，或偏于营，或偏于卫，皆为不和也。行之不及，则内不化而外不充；行之太过，则枝强而干弱。偏于营则阴胜，偏于卫则阳胜，百病乃生，自然之理也。是则营卫岂不为生身之大关键哉！医者治病，遵《内经》守经隧之训，加意于营卫可也。读《金匮要略》营卫不利，则腹满胁鸣，相逐气转，营卫俱微，三焦无所御，四属断绝，身体羸瘦，益见荣卫之足重矣。

（清·赵晴初：《存存斋医话稿·卷一》第十六）

气无形而血有质，气为阳，主护卫于外，故名之曰卫；血为阴，主营运于中，故名之曰营。血阴有质，故其行也，必次第循经而入于脉道之中，充于内而后达于外。气阳无形，故其行也慓疾，不循经而出于脉道之外，实于表而后返于里。此二者之行，所以有不同也。《内经》言卫气昼行阳二十五度，夜行阴二十五度，大概如此。盖昼则阳动而气行于表者多，夜则阴静而气敛于内者多，非昼全不行于内，夜全不行于外也。至谓一昼夜必行五十周，则凿矣。（清·何梦瑶：《医碥·气》）

第六论　论邪正虚实

原　文

《素问·通评虚实论》　邪气盛则实，精气夺则虚。

《素问·脉要精微论》　五脏者，中之守也。中盛脏满①，气胜伤恐者②，声如从室中言，是中气之湿也。言而微，终日乃复言者，此夺气也。衣被不敛，言语善恶不避亲疏者，此神明之乱也。仓廪不藏者，是门户不要也③。水泉不止④者，是膀胱不藏也。得守者生，失守者死。夫五脏者，身之强也。头者，精明之府，头倾视深⑤，精神将夺矣。背者，胸中之府，背曲肩随⑥，府将坏矣。腰者，肾之府，转摇不能，肾将惫矣。膝者，筋之府，屈伸不能，行则偻附⑦，筋将惫矣。骨者，髓之府，不能久立，行则振掉⑧，骨将惫矣。得强则生，失强则死。

《素问·五脏生成》　是以头痛巅疾，下虚上实，过在足少阴、巨阳，甚则入肾。徇蒙招尤⑨，目冥⑩耳聋，下实上虚，

---

①　中盛脏满　腹中气盛而脏腑胀满。

②　气胜伤恐者　张琦认为是衍文。

③　仓廪不藏者，是门户不要也　脾胃为仓廪之官，脾气虚弱，不能约束，而大便溏泄。门户，指幽门、阑门、肛门。要（yāo　腰），约束。

④　水泉不止　小便失禁。

⑤　头倾视深　头倾，头低垂不能举。视深，目深陷无光泽。

⑥　背曲肩随　背弯曲而肩下垂。

⑦　行则偻附　腰不能直，须依附于物而行走。偻，佝偻。

⑧　振掉　动摇。

⑨　徇蒙招尤　徇，通"眩"。蒙，通"矇"，目不明。招（shāo　烧）尤（同"摇"），头动摇不定。

⑩　冥　同"瞑"。视物不清。

过在足少阳、厥阴，甚则入肝。腹满䐜胀，支鬲胠①胁，下厥上冒②，过在足太阴、阳明。

《灵枢·口问》　故邪之所在，皆为不足。故上气不足，脑为之不满，耳为之苦鸣，头为之苦倾，目为之眩；中气不足，溲便为之变，肠为之苦鸣；下气不足，则乃为痿厥心悗③。

《素问·玉机真脏论》　帝曰：愿闻五实五虚。岐伯曰：脉盛，皮热，腹胀，前后④不通，闷瞀⑤，此谓五实。脉细，皮寒，气少，泄利前后④，饮食不入，此谓五虚。帝曰：其时有生者，何也？岐伯曰：浆粥入胃，泄注止，则虚者活；身汗，得后利，则实者活，此其候也。

《难经·四十八难》　人有三虚三实，何谓也？然：有脉之虚实，有病之虚实，有诊之虚实也。脉之虚实者，濡者为虚，牢者为实。病之虚实者，出者为虚，入者为实⑥；言者为虚，不言者为实⑦；缓者为虚，急者为实⑧。诊之虚实者，痒者为虚，痛者为实；外痛内快，为外实内虚，内痛外快，为内实外虚。故曰虚实也。

讨　　论

虚、实，为八纲辨证中的两纲，是临床辨证的重要内容。在《内经》全文中，几乎随处可见有关虚实的论述。《素问·通评虚实论》则是讨论虚实问题的专篇，它开宗明义地提出

---

① 支鬲胠　支，支撑。鬲，同"膈"。胠（qū　区），腋下胁上部分。

② 上冒　浊气上逆而胸腹胀满。

③ 心悗（mán　瞒）　心中烦闷。

④ 前后　大、小便。

⑤ 闷瞀（mào　冒）　昏闷烦乱而视物不明。

⑥ 出者为虚，入者为实　出，指精气外耗，如汗、吐、下之类。入，指邪气内结，如感受风寒之类。

⑦ 言者为虚，不言者为实　正虽虚而神志清，故能言；邪气盛而神志昏，故不能言。

⑧ 缓者为虚，急者为实　慢性病正气受损故虚，急性病邪气亢盛故实。

"邪气盛则实，精气夺则虚"这句名言，对虚实作了高度的概括。张介宾说："其词似显，其义甚微，最当译辨。"（《类经·疾病类·十六》）的确是这样，因为虚实二字，并不难理解，可是表现于每个具体病人的身上，情况极其复杂，必须谨慎、细致地加以考察分辨。兹据《内经》、《难经》及后世论述，对虚实的形成机制，错综变化和治疗方法作一概要讨论。着重在第二个问题。

一、虚实的形成机制

"邪气盛则实"。邪气，指一切致病因素，陈言所归纳的"内因、外因、不内外因"固然都属于邪气，而先天遗传因素和药源性因素，也应该看作是邪气。正如绮石所说"有先天之因，有后天之因"，"有医药之因"（《理虚元鉴·虚证有六因》）。这虽指虚证而言，实证也不例外。"精气夺则虚"。这里的"精气"，不是仅指精与气，应该包括所有阴、阳、气、血、精、津、液等在内，总体来说，就是正气。其中任何一种损耗不足，都可形成正气的虚弱。疾病的发生，就是正气与邪气相互作用的结果，凡邪气强盛的属于实证，正气虚弱的属于虚证。但是，对于"邪气盛"和"精气夺"两语应该怎样理解呢？我们感觉，不能把邪与正割裂开来，因为虚与实往往同时存在，是疾病的两个方面，没有邪便无所谓正，没有正也无所谓邪。就临床而言，有虚证，有实证。然从发病学角度来说，《内经》云："邪之所凑，其气必虚。"（《素问·评热病论》）"勇者气行则已，怯者则着而为病也。"（《素问·经脉别论》）邪之所以能够侵入人体，多因有正虚之隙可乘，纵使某些特殊原因，如非血肉之躯所能抗御的暴力（刀、枪、水、火伤等）突然袭击造成的疾病，并非正气之虚，但既伤之后，正气亦必受损。病后的恢复阶段，可能邪气已不存在，仅是身体虚弱，然从其致虚之源来说，总是由邪气而来。因此，从这种意义上来看，纯虚、纯实证均较少见，而正与邪、虚与实常交织在一起，不过对比起来，邪气有微甚，正气有强弱，虚实情况有轻重缓急而已。临床习称的虚证、实证，大都前者以正虚为主，后者以邪实为主，虚中可能存在着一定的实，实中可能存在着一定的虚。大体可以这样说：邪气甚、正气尚强形成的实证，较重而急；邪气微、正气较强形成的实证，较轻而缓；邪气甚、正气很弱形成的虚证，较重而急；邪气微、正气亦虚形成的虚证，较轻而缓。《素问识》云："邪气之客于人身，其始必乘精气之虚而入，已入而精气旺，与邪气俱盛则为实，如伤寒胃家实是也。若夫及邪入而客，精气不能与之相抗，为邪气所夺则为虚，如伤寒直中证是也。"（《素问识·通评虚实论》注）这是从邪正斗争过程来说明虚实变化状况，是有一定道理的。

二、虚实的错综变化

虚实证候在临床上的表现，有表虚、表实，有里虚、里实，表里之中又有或寒、或热，以及阴、阳、气、血的虚实等等。这些在此不作讨论，主要谈谈以下几点。

（一）虚实与体质的关系

虚证与实证的形成，固然与邪气的微甚、有无相关，而人体素质的强弱，亦是一个很重要的因素。《灵枢·五变》曾用木材作比喻说，质地坚韧的难于削砍，脆弱的则易断折，以说明不同体质易患不同疾病，如肌腠不坚的"善病风"，五脏柔弱的"善病消瘅"，小骨弱肉的"善病寒热"，肠胃功能差的"善病肠中积聚"等。一般说来，素体强壮的人，不易感邪，即使受邪而发病，正气能迅速奋起与之抗拒，正邪相争往往较为剧烈，证多属实；素体虚弱的人，不仅易于感邪，且受邪之后，正欲抗拒而无力，其邪微者，则缠绵相持，邪甚者，则可长驱直入。前者如伤寒太阳病，恶寒、发热、头痛、无汗、周身疼痛，属于表实证，患者辗转呻吟，病情似乎很重，实则为正气较强，欲驱邪外出之象，投以麻黄汤发汗，助正一臂之力，即可汗出而解；后者如伤寒少阴病，藩篱不固，寒邪直中少阴，恶寒、厥冷、或吐利、脉沉，属于里虚证，患者反欲寐嗜睡，病势似乎平静，实则为阳气衰微，无抗邪之力，故必用四逆汤以振肾阳，庶以获效。在临床上，常见外感风寒之证，体强者，很快可以治愈，而体弱者往往一时难愈。又如温病，初起邪在卫分，体强者，用辛凉解表可愈，即使内传，多入气分，而表现高热、面赤，汗出、口渴，脉洪大的实证，可用白虎汤以清其热；而体虚者，每易邪入营分，甚则陷于心包，而致心烦不寐、神昏谵语等，此乃实中有虚，宜投清营汤及至宝、紫雪之类，除清热开窍外，必须顾护其阴。

（二）虚实与脏腑的关系

五脏藏而不泻，不藏则虚；六腑泻而不藏，不泻则实。故五脏之病多虚，六腑之病多实。但这只是相对而言，并非绝对的（第三论已作了扼要论述，下文第九论还将涉及）。实际上，脏腑的疾病，可以俱虚、俱实，也可以彼虚此实，或彼实此虚。五脏在生理上有相生相克，在病理上有相乘相侮。生之不足，则形成虚证；克之太过，则导致实证。母脏不足，常令子脏不足；而子脏虚弱，亦可令母脏虚弱。如肝肾之间，肾阴亏无以滋肝，或肝阴虚损及于肾，则两脏之阴俱虚。亦可一虚一实，如肾水不足，不能涵木，以致肝阳偏亢；肝阴不足，使肾阴被耗，而使相火有余。五脏相克，本为相互制约，使脏气得以协调，但克之过甚，则为相乘。如肝气过盛，则乘脾土，使脾运受困；木本受制于金，但肝盛气逆，且可反侮肺金，而使肺失清肃。

《灵枢·本藏》云："六腑者，所以化水谷而行津液者也。"说明了六腑是一个消化系统，自饮食物入口以后，直到大、小便排出，是消化、吸收与排泄的整个过程，任何一个环节发生病变，都有可能影响其他部分而使功能障碍。如胃受寒侵，不能腐熟水谷，则大、小肠的受盛、传导亦失其常；或肠中有寒，腹痛便泄，也往往影响胃之纳谷，而食欲不振。

脏腑相合，脾与胃，肝与胆，肾与膀胱，它们相与为邻，功能上相互配合，以共同完成运化、疏泄与水液代谢的任务，因此某脏有病常影响与之相合的腑，反之亦然。如脾不能运，使胃不能纳，或胃不能纳，亦使脾不能运。心与小肠、肺与大肠，主要是从病理上反映出来，如心火炎于上，其热可下移小肠而尿赤；肺热失于清肃，可使大肠传导失常而便秘。

脏腑在胸腹腔内各有一定位置，分别处于上、中、下三焦。在上的心肺，其气宜降，在下的肝肾，其气宜升，居中的脾胃，是升降的枢纽（第一论已作讨论）。上、中、下是有机整体，全部脏腑构成一个大系统。因此，不仅如上所说脏腑之间的病变可以互相影响，而且还表现在上、中、下的关系上。如《素问·五脏生成》所论"下虚上实"，因足少阴肾经与足太阳膀胱经为表里，足太阳之脉从巅络脑，由于肾阴不足于下，可见腰酸、遗精等症，阴不制阳，有余之阳循经而亢于上，以致"头痛巅疾"。或"下实上虚"，因足少阳胆经与足厥阴肝经为表里，足少阳之脉循目与耳，由于肝胆火郁，可见胁痛、口苦等症，肝之阴血耗伤，虚风旋于上（上下是一个相对概念），故"徇蒙招尤，目冥耳聋"。或"下厥上冒"，其病在足太阴脾与足阳明胃，脾胃在中，既可"上冒"，使胸胁之气不畅而"支膈胠胁"，亦可气不下达，而"下厥"肢冷。又如《灵枢·口问》的"上气不足"，耳鸣、目眩、头倾，病表现于上，实由于肾精不足，脑髓空虚之故。"中气不足"，大便或溏、或秘，小便或癃、或遗，病表现于下，实由于脾气虚弱，启闭失常之过。"下气不足"，既可表现于下而痿厥，是肾气之弱，阳不能温；也可表现于上而心悗，是肾阴之虚，水不济火。

综上所述，可见脏腑之间的关系是多方面的：脏藏腑泻，是以两者主要生理功能不同而有别，它们存在相互资生与制约的关系；脏腑相合，是其功能协同与病理相关的反映；上、中、下三焦，是气机升降的道路。而这些尚不能包括它们的全部关系，如五脏之间，并不限于彼此生克，实则每一脏与他脏都有一定的联系，其他脏腑之间、上中下之间，莫不如此。它们的病变，互相影响，错综交叉，情况复杂，然都离不开虚实两途，或俱虚、俱实，或一虚、一实，即使一脏之中，也可既有虚，又有实，必须细加辨别。虚实证候，各有具体症状、体征，是辨别的依据。《素问·玉机真脏论》的"五实五虚"，《素问·脉要精微论》的五脏为"中之守"、"身之强"，和《难经》的"三虚三实"，对虚证、实证作了扼要表述，后世讨论更详，这里不加罗列了。

（三）虚实与病程的关系

病程的长短，对于分析病证的虚实，是一个重要的因素。所谓"新病多实，久病多虚"，就是虚实与病程关系的一般性概括。虽然邪气乘人之虚而入，但新生之病，邪气初犯，正气犹强，邪正相争，表现为实。如外感六淫，初中期多为实证，在表时为表实，前述伤寒太阳病、温病卫分证是其例；入里者为里实，前述伤寒阳明病、温病气分证是其例。内伤之病，如暴喜、暴怒，情志失常，暴饮、暴食，积滞内停，形成里实之证，假使未能及时治疗，延久心、肝、脾、胃受损，形气必伤。从病证特点来说，寒病易伤阳，热病易伤阴，劳倦悲忧多伤气，吐衄崩漏多伤血，阴阳气血既伤，非一时可以恢复。所以病程一久，多见虚证。然而病证的虚实并非一成不变，在新感病中，如素体不足，每见实中兼虚；内伤病中，邪气未除，则可虚中夹实。特别是一些慢性疾病，证情反复，往往虚实交替出现。当其缓解时，多表现精神倦怠、肢体疲乏等一派虚象，或因饮食起居不慎，或因情志精神失调，或感新邪触发宿疾，又表现出各种实象。如慢性肝炎病人，经过治疗，病情已稳定，体虚待复，可是由于各种原因，常引起急性发作，如此反复，虚实迭更，迁延不愈。因此，在临床辨证时，要细审实证是否兼虚，虚证是否夹实，尤其要随着病程的发展，从动态中观察其虚实变化，不能存有固定之见，限制了自己的思维辨析。

（四）虚实的转化与疑似

虚与实是邪正消长的标志。邪正的斗争，始终处于变化之中，今日的虚证，明日可成为实，今日的实证，明日可成为虚。这种虚实的转化，为临床所常见。转化是有条件的，也就是必有其一定的原因。一般地说，其由虚转实者，大致是疾病经过治疗，邪气已去，正亦被伤，正在恢复阶段，忽又感新邪；或经过治疗，邪气渐去，但犹未尽，由于起居不慎及情志不调等原因，降低了正气恢复能力，邪气又复嚣张。其由实转虚者，如属初病实证，待邪气渐退，正气亦损，实证渐转虚证，这是一种正常的发展趋势，可望逐渐康复。如果体质较虚，感受外邪，开始可表现实证，由于邪气过盛，正气不支，逐步衰弱；或高热突然下降，四肢厥冷，汗出而脱；或病中不慎，劳倦过度，损伤正气；或医疗失当，过汗、过吐、过下，导致正气大损。不过，虚实的转化，其表现有隐有显，可以渐进，也可以突变。渐进者病情犹缓，突变者病情多急，明显的较易发现，隐匿的常被忽略。因此，在整个疾病过程中，都应该密切注意这种变化，预为之计。

　　前人云"大实有赢状，至虚有盛候"，这种虚实疑似之证，更要注意辨别，慎重处理。张介宾说："虚者宜补，实者宜泻，此易知也。而不知实中复有虚，虚中复有实，故每以至虚之病，反见盛势，大实之病，反有赢状，此不可不辨也。"接着举例说："如病起七情，或饥饱劳倦，或酒色所伤，或先天不足，及其既病，则每多身热、便闭、戴阳、胀满、虚狂、假斑等证，似为有余之病，而其因实由不足。医不察因，从而泻之，必致枉死。又如外感之邪未除，而留伏于经络，食饮之滞不消，而积聚于脏腑，或郁结逆气有不可散，或顽疾瘀血有所留藏，病久致赢，似乎不足，不知病本未除，还当治本。"（《景岳全书·传忠录·虚实》）根据这一段论述，病起于七情、饥饱劳倦、酒食，是正气已伤，及其既病，而见身热、便闭等症，是复有所感，虚中有实；外邪留伏经络，食滞积于脏腑，以及逆气、痰瘀等久病，以致身体赢弱，既有邪实，又有正虚，是实中有虚，所以张氏指出"实中复有虚，虚中复有实"，不能只看到虚或实的一面。这种虚实并存的病证是比较严重的，如果妄攻其邪，更伤其正；或徒补其虚，忘其病本，都可能造成不良后果。必须根据脉症，细致辨别其虚实的缓急多少，慎重考虑以决定攻补的措施。

三、虚实的治疗

　　虚证、实证，错综复杂，其治疗百法千方，难以尽言，这里只能简述其原则与大法。"实则泻之，虚则补之"（《素问·三部九候论》）这就是虚、实证的治疗原则。至于如何泻，如何补，必须细察邪正斗争的状况。泻者，泻其邪，一切祛邪之法都是泻。有邪必须泻，所感之邪不同，祛邪之法亦不同，如疏风、散寒、清热、燥湿以及理气、化痰、祛瘀、消积等。补者，补其虚，一切扶正之法都是补。正虚必须补，所虚之处有不同，补正之法亦不同，如补阴、补阳、补气、补血和补脏、补腑等。总之，不出补泻两途。但邪正交争，往往虚实互见，这就必须细加斟酌。张介宾提出"缓急有无"四字。"所谓缓急者，察虚实之缓急也"，正虚不显者，急在邪气，必须速去其邪，邪去则正自安，不致邪留而迁延不解，如外感初中期多适用此法。正虚为甚者，急在正气，必须培补其正，正存方能御邪，不致变生而措手不及，如亡阴、亡阳之证，理应急救。"微虚微实者，亦治其实"，即以治实为主。"甚虚甚实者，所畏在虚"，即以治虚为要。还有"二虚一实"，或"二实一虚"，就是说邪正相比，虚多实少，或实多虚少，要衡量其多少的程度，在扶正祛邪时，分别轻重，斟酌主次，恰当地给予治疗。"所谓有无者，察邪气之有无也"，无论外感、杂病，邪之犯人，必有其处，或在表、在里，或在脏、在腑，"此所谓有，有则邪之实也"，就要根据邪之所在而"直取之"，才能有的放矢，以免攻伐太过。假如由于情欲、劳倦等原因，正气已伤，表现"似邪非邪，似实非实，此所谓无，无则病在元气"，内伤病而元气虚弱之证，以补正为要。　（这里的"无"，不是绝对的，但以正虚为主）（《类经·疾病类·十六》）

　　前人对于祛邪与扶正问题，各有见解。如张从正主张攻邪，他说："夫病之一物，非人身素有之也，或自外而入，或由内而生，皆邪气也。邪气加诸身，速攻之可也，速去之可也。"（《儒门事亲·汗吐下三法该尽治病诠十三》）认为汗、吐、下三法可以言尽治病之论。张志聪也说："凡病未有不为邪气所伤，而即为正气虚脱者也。"认为"故凡病当先却其邪"，"若止知补虚，而不清理其病，邪病一日不去，正气一日不复，渐积至久而成不救之虚脱矣"（《侣山堂类辨·邪正虚实辨》）。张介宾则重视补虚的必要性，他说："夫疾病之实，固为可虑，而元气之虚，应尤甚焉。故凡诊病者，必当先察元气为主，而后求疾病。若实而误补，随可解救，虚而误攻，不可生矣。"（《景岳全书》）冯兆张也认为："虚为百病之由，治虚为去病之要。"（《锦囊秘录·杂证大小合参·尊生救本论》）两种意见似乎相左，其实都是针对误补、误攻而言。对于明显的虚证、实证，一般是不会攻补误施的，唯有虚实夹杂之证，究竟是攻是补，就须慎重考虑，如果只攻其邪，而不顾其能否耐受，或只补其虚，而不虑其闭门留寇，只会得到相反的结果。所以必须详细辨证，根据邪之多少、虚之微甚，而酌情施治。邪多虚微者，以祛邪为主，辅以扶正；邪少虚甚者，以补虚为主，助以祛邪。或先祛邪、后补正，或先补正、后祛邪，当视具体病情而定。另一方面，无论攻补，必须考虑到脾胃状况，不管药与食都要经过脾胃的运化，才能发挥作用。假如脾胃虚弱，妄攻固然更伤脾胃，妄补亦能有碍脾胃。故朱震亨说："夫胃气者，清纯冲和之气也，惟与谷、肉、菜、果取宜。盖药石皆是偏胜之气，虽参、芪辈为性亦偏，况攻击之药乎？"（《格致余论·病邪虽实胃气伤者勿使攻击论》）缪希雍说："谷气者，譬国家之饷道也。饷道一绝，则万众立散，胃气一败，则百药难施。"阴虚、阳虚、中风、中暑、胎前、产后等疾病，"靡不以保护胃气、补养脾气为先，务本所当急也。故益阴宜远苦寒，益阳宜防增气，祛风勿过燥散，消暑毋轻下通，泻利勿加消导……内外诸病，应投药物之中，凡与胃气相违者，概勿施用"（《神农本草经疏·论治阴阳俱虚病皆当以保护胃气为急》）。周学海指出，在"邪盛正虚,攻补两难之际,只有力保胃气,加以攻邪,战守俱备,敌乃可克"(《读医随笔·虚实补泻论》)。尽管现代剂型改革,有的可以不经脾胃直接发挥药效,然内服给药,仍为最普遍而多采取的方法,在运用攻法、补法或攻补兼施时,是应该加以注意的问题。

总之,实证以祛邪为务,祛邪要开去路;虚证以扶正为先,胃气乃是其本。《素问·玉机真脏论》说"浆粥入胃,泄注止,则虚者活",指出了胃气的重要性。"身汗,得后利,则实者活",指明了邪得从汗、利而泻。这就是补泻大法的主要精神所在,从这里可以得到启发,根据不同虚实的证候,而能触类旁通、灵活运用之。

参 考 资 料

·文献摘录·

凡表邪之伤于外者,只以邪气所伤之部位论之,不必内动脏气也;即令病久,脏气亦为扰累,要总以邪气所伤之部为主,病在何部,即证见何部,无难察识也。惟脏气内伤,病隐于内,证见于外,各有定象,察之不真,每易混淆。何者?五脏外应之候,每多相似,难于拘泥,况又有兼脏之互相出入,故辨之不可不预也。兹撮其要,约有数端:一在经络所行之部,如太阳、少阴行身之后,阳明、太阴行身之前,少阳、厥阴行身之侧是也。一在气化所充之部,如脾主四肢与唇,肺主鼻与肩背,肝主宗筋、乳头与目,肾主二阴;腰脊与耳,心主面与舌是也。一见于脏气之功用,如肝主疏泄,心主神明,肺主出气,肾主纳气,脾主中焦,升降诸气是也。一见于脏气所主之体,如肝主筋,心主脉,脾主肉,肺主皮毛,肾主骨是也。一见于色与色之部,色即肝青、心赤、脾黄、肺白、肾黑之五色;部即心额、肾颐、脾鼻准、肺右颊、肝左颊,及《灵枢》所叙面之色部是也。以此数者,互合考之,病之所在,当无遁矣。但其中尤以脏气之功用为主,经所谓"省察病机，无失气宜"也。察其前后数日征象之递变者，其机属于何脏，即可了然病之所属矣。凡五脏真气自病，未有不相乘克者，如肝病克脾，或脾虚为肝所乘，莫不先病之脏其证先见，后病之脏其证后见。《内经》曰："肾乘心，心先病，肾为应，色皆如是。"此之谓也。故察外感者，必明五行之性情，与其功用之常变也；察内伤者，必明五脏之性情，与其功用之常变也。（清·周学海：《读医随笔·五脏内伤外应见证》）

有正补、正泻法，如四君补气，四物补血是也。有隔补、隔泻法，如虚则补母，实则泻子是也。有兼补、兼泻法，如调胃承气、人参白虎是也。有以泻为补、以补为泻法，如攻其食而脾自健，助其土而水自消是也。有递用攻补法，是补泻两方，早晚分服，或分日轮服也。此即复方，谓既用补方，复用泻方也。有并用补泻法，与兼补、兼泻不同，是一方之中，补泻之力轻重相等。此法最难，须知避邪，乃无隐患。钱仲阳曰：肺有邪而虚不可攻者，补其脾而攻其肺也。尤有要者，病在气分而虚不任攻者，补其血而攻其气；病在血分而虚不任攻者，补其气而攻其血。如是则补药之力不与邪相值，不致连邪补著矣。又叶天士谓久病必治络。其说谓病久气血推行不利，血络之中必有瘀凝，故致病气缠延不去，必疏其络而病气可尽也。（清·周学海：《读医随笔·虚实补泻论》）

虚者，正虚也，谓其人气血虚衰也。实者，邪实也，非谓其人气血壮实也。故曰：虚中有实，实中有虚。虚而不实者止用补，虚而实者必攻补兼施，若实而不虚，则直攻之而已。而虚人伤食，轻则于补剂中加消导之品，重则加下利之药，顷刻收功矣。庸医乃谓须与纯补，俟其气旺则食自运行，迁延时日，坐失事机，往往变生他证。即幸而奏效，病者受苦久矣，未有久苦于病而元气不伤者也。名曰补之，实以伤之，亦何为哉？（清·何梦瑶：《医碥·虚》）

虚证宜补，实证宜泻，尽人而知之者。然或人虚而证实，如弱体之人，冒风、伤食之类；或人实而证虚，如强壮之人，劳倦、亡阳之类；或有人本不虚，而邪深难出；又有人已极虚，而外邪尚伏，种种不同。若纯用补，则邪气益固；纯用攻，则正气随脱。此病未愈，彼病益深。古方所以有攻补同用之法。(清·徐大椿：《医学源流论·攻补寒热同用论》)

第七论　论五脏六气病机

原　文

《素问·至真要大论》　　帝曰：善。夫百病之生也，皆生于风寒暑湿燥火，以之化之变①也。经言盛者泻之，虚者补之，余锡②以方士，而方士用之，尚未能十全，余欲令要道必行，桴鼓相应，犹拔刺雪汙③，工巧神圣④，可得闻乎？岐伯曰：审察病机，无失气宜⑤，此之谓也。

帝曰：愿闻病机何如？岐伯曰：诸⑥风掉眩⑦，皆⑥属于肝；诸寒收引，皆属于肾；诸气膹郁⑧，皆属于肺；诸湿肿满，皆属于脾；诸热瞀瘛⑨，皆属于火；诸痛痒疮，皆属于心；诸厥固⑩泄，皆属于下；诸痿喘呕，皆属于上；诸禁鼓栗⑪，如丧神守，皆属于火；诸痉项强，皆属于湿；诸逆冲上，皆属于火；诸胀腹大，皆属于热；诸躁狂越⑫，皆属于

---

①　以之化之变　疾病是风寒暑湿燥火的由常到变而发生的。化，六气的正常变化。变，六气的异常变化。

②　锡（xī　西）　赐给。

③　雪汙　洗涤污垢。雪，洗。汙，同"污"。

④　工巧神圣　指技术高明的医生。《难经·六十一难》说："望而知之谓之神，闻而知之谓之圣，问而知之谓之工，切而知之谓之巧。"

⑤　无失气宜　治疗时不要违背六气主时的规律。气宜，六气主时之所宜。

⑥　诸、皆　指不定的多数。

⑦　掉眩　掉，肢体动摇。眩，头目眩晕，视物旋转。

⑧　膹郁　胸部满闷，呼吸不利，气机郁闭而急迫上逆。膹（fèn　愤），胀满。郁，痞闷。

⑨　瞀瘛　瞀，目视不明。心中烦乱，神识昏糊。瘛，手足抽掣。

⑩　固　大便秘结。

⑪　禁鼓栗　禁，同"噤"，口噤不开。鼓，鼓颔。即上下牙互相撞击而下颌振动。栗，战栗。

⑫　躁狂越　躁，躁动不安。狂，神志狂乱。越，动作越常。

火；诸暴强直，皆属于风；诸病有声，鼓之如鼓①，皆属于热；诸病胕肿②，疼酸惊骇，皆属于火；诸转反戾③，水液混浊，皆属于热；诸病水液，澄澈清冷④，皆属于寒；诸呕吐酸，暴注下迫，皆属于热。故《大要》⑤曰：谨守病机，各司其属⑥，有者求之，无者求之；盛者责之，虚者责之。必先五胜，疏其血气，令其调达，而致和平，此之谓也。

讨　　论

病机，即疾病机理，张介宾说："机者，要也，变也，病变所由出也。"（《类经·疾病类·一》）质言之，病机是研究疾病发生的原理，确定疾病发生的部位、性质及其发展演变机制的一个综合概念。

《内经》对病机的论述颇多，其中较为突出并示人以规矩的当推《素问·至真要大论》的病机十九条。

病机十九条以简洁的语言，精辟的义理，将人体在各种致病因素的作用下所产生的病理变化，提纲挈领地作了高度的概括，其内涵极为丰富，对于指导临床有着深远的影响。以下仅对病机十九条的内容、分析方法，并联系实际，略加讨论。

一、病机十九条的内容

病机十九条的内容，包括两大部分，即五脏病机与六气病机。两者是紧密相联的，为了叙述方便，兹分述之。

---

①　鼓之如鼓　腹胀如鼓，叩之如击鼓声。前"鼓"名词活用为动词作"敲"。后"鼓"为名词。

②　胕肿　痈肿。胕，通"腐"。

③　转反戾　指筋脉挛急以致身扭转、背反张、体屈曲的症状。

④　澄澈清冷　水液清稀透明而寒冷。清，同"清"（qìng 庆），《正韵》"寒也"。

⑤　《大要》　古医书名，今已佚。

⑥　各司其属　分别掌握各种病证的属性。

（一）五脏病机

是对六气病因作用于人体引起脏腑病变进行分析，作出的病机定位。

《素问·至真要大论》以"天人相应"的观点从风气通于肝，寒气通于肾，湿气通于脾，火气通于心（缺燥气说，见后文）出发，将六气与五脏相联系，以确定疾病发生的部位。故本篇的"诸风"，"诸寒"，"诸热（火）"，"诸湿"原系指"外风"，"外寒"，"外热（火）"，"外湿"。后世引而申之，将内生五邪纳入其中，增加了"内风"，"内寒"，"内热（火）"，"内湿"等内容，从而扩大了病机十九条的应用范围，其指导意义更为广泛。

1. 诸风掉眩，皆属于肝

是指大凡风证出现震颤动摇，眩晕旋转者多与肝有关。肝藏血，其充在筋，其性刚劲主动，位居东方，旺于春季，故称肝为风木之脏。而风为阳邪，善行数变，易犯人之上部，其特性善犯于肝，所以常将风病与肝相联系。伤于外风者，如《素问·风论》中的"首风"，虽主要为头痛，然亦可兼见眩晕。不过外风以眩晕为主症者较少，故后世多从内风解释。如肝血、肝阴不足，或肾水素亏，水不涵木，常使风阳上扰而头目眩晕，筋脉失养而肢节动摇。至于外风引起的动摇，多与"诸暴强直，皆属于风"相关联，解见下文。

2. 诸痛痒疮，皆属于心

是指大凡风证、痒证、疮疡的发生，多与心有关。心为火脏，主血脉，藏神。火邪郁于血脉，则局部肿胀，其痛、其痒，则与火热程度轻重有关，故张介宾说"热甚则疮痛，热微则疮痒"（《类经·疾病类·一》），刘完素更作了明白易晓的解释："人近火气者，微热则痒，热甚则痛，附近则灼而为疮，皆火之用也。或痒痛如轻刺者，犹飞进火星灼之然也。"（《素问玄机原病式·五运主病》）由于心主血脉，心火灼伤络脉，初起微痒，继则疼痛，甚则腐肉为脓性疮疡，故临床治疗某些痛证、痒证、疮疡往往从清心解毒入手。如对某些顽固性瘙痒证，选投清热祛风罔效，若在前法的基础上加清心、镇心之灵磁石、朱砂、黄连、莲子心、连翘心之类，可望收到满意效果。若系血虚生风，可在补血养血的前提下，佐以柏子仁、枣仁、远志之类，可提高止痒效果。

然痛、痒、疮疡的发生，并非皆由心火而作，如肺主皮毛，若肺有热毒，表现于皮肤而生之疮疡、瘙痒诸症，临床常以清肺解毒治之，其获效者亦屡见不鲜。

痒，《说文解字》：疡也。故亦古人将"痒疡"作一个词解释，但与上述并无矛盾。

3. 诸湿肿满，皆属于脾

是指大凡湿证，出现浮肿胀满者，多与脾有关。脾司运化，输津液，恶湿，主肌肉、四肢，位于大腹。外感湿邪由皮肤而入，郁遏或损伤肌表之阳，水湿不得输散，滞留肌腠而成浮肿。若外湿进一步内侵，损及脾阳，阻碍气机，使脾失健运之职，使腹部胀满。肌肤浮肿者，治当疏利水湿；脾不运化者，又宜健脾化湿。如脾运不健，不能运化水谷，亦可使水湿停潴，而产生"内湿"，内阻气机，外溢肌肤，同样也可发生肿满之证，应以健脾为主，参以化湿利水。

人体的水液代谢主要与肺、脾、肾三脏相关。任何一脏发生病变，都可使水液潴留而致肿满，且三脏往往互相影响，临床应予辨别，分清主次。其属于脾者，主要见症有大腹胀满，纳减便溏，面色萎黄，肢倦神疲等。

4. 诸气膹郁，皆属于肺

是指大凡气病出现胸闷、呼吸急促者，多与肺有关。肺主气，司呼吸。肺的功能失常，宣肃失司，气当升不升，当降不降，郁闭胸中，而见胸宇痞闷，呼吸喘促之症。肺又为五脏之华盖，朝会百脉，故呼吸喘促有肺的自身为病，也有因他脏气逆，使肺气不得肃降者，临床最为多见的是肾不纳气之喘。《类证治裁·喘证》说"肺主出气，肾主纳气，阴阳相交，呼吸乃和"，如果肾的藏纳功能不足，也可表现呼吸急促，其特点是呼吸表浅，呼多吸少，动辄气喘，同时还可见到其他肾虚症状，为腰酸膝软，形瘦神疲等。虽然膹郁之证，有源于他脏者，但肺如橐籥，呼吸之气由肺出入，必影响及肺才会发生。所以凡见胸闷气喘的症状，都与肺气不降有一定的联系。

5. 诸寒收引，皆属于肾

是指大凡寒证出现身体踡缩，筋脉拘急，关节屈伸不利者，多与肾有关。肾为寒水之脏，中藏元阳，主骨生髓，有温养人体的功能。足太阳膀胱经与足少阴肾经相表里，寒邪外袭，太阳失卫，或肾阳素虚者，寒邪可直中少阴。如《伤寒论》少阴病的恶寒、踡卧、腹痛等，即属收引的表现。又如寒痹，骨节疼痛挛急，《素问·痹论》指出："骨痹不已，复感于邪，内舍于肾"，"阴气多，阳气少，与病相益，故寒也。"外寒如此，若肾阳不足，寒从内生而引起收引者，也是临床所常见的。如《素问·逆调论》所说："人有身寒，汤火不能热，厚衣不能温……寒甚至骨……病名曰骨痹，是人当挛节也。"总之，肾中真阳为一身阳气之木，气血得之方能周流运行；筋骨得之，方能柔和自如。寒为阴邪，其特性是收引凝滞，无论外寒与内寒，都可以使气血运行迟涩，筋骨拘急挛缩，而引起"收引"。外寒可予祛寒之法，参以温肾之品；内寒则当以温补肾阳为主。

但是，脾主肌肉，肝主筋膜，临床上由于外寒或内寒，形成脾寒、肝寒证者，亦不为少见。如脾寒的腹痛及肌肉挛痛，肠鸣便泄；肝寒的胁肋疼痛，筋膜抽掣等，应加以区别。

6. 诸痿喘呕，皆属于上

是指大凡痿弱、气喘、呕吐的发生，多与位于人体中上焦的肺及脾胃有关。肺主气，外合皮毛，行营卫而布津液，内则充养脏腑，外则濡润肌肤筋脉。一旦肺有郁热，不能行"治节"之权，则脏腑因肺被热灼津亏，筋骨肌肉因之失养而成痿躄。故《素问·痿论》曰："五脏因肺热叶焦发为痿躄。"胃居中焦，为五脏六腑之海，主肌肉而实四肢。如果胃虚纳少，则气血生化乏源，筋骨肌肉，无以充养，故痿弱不用。所以《素问·痿论》强调"治痿独取阳明"的重要。脾主运化而恶湿，若脾运不健，湿停热蒸，则筋脉缓纵不收。正如《素问·生气通天论》所云："湿热不攘，大筋缩短，小筋弛长，缩短为拘，弛长为痿。"故痿证有清肺润燥取效者，有清热利湿取效者，有健脾益气取效者，可见其与肺、脾、胃有着密切关系。然痿证亦有缘肝肾亏虚而致者，因肝主筋，肾主骨，故筋痿、骨痿又常从养肝补肾入手，是不仅限于治上也。

喘属于肺，在"诸气膹郁，皆属于肺"中已经论述。呕发于胃，多由胃气上逆所致，如《素问·宣明五气》曰："胃为气逆，为哕。"《素问·举痛论》曰："寒气客于肠胃，厥逆上出，故痛而呕也。"如果胃中有热或食积停胃等也可引起呕吐。但是，喘有因肾不纳气所致，呕亦有由肝气犯胃而成者，这又当责之于下了。

7. 诸厥固泄，皆属于下

是指大凡昏厥、手足厥冷、大便秘结或泻利，小便癃闭或不禁者，多与位于人体中身以下的肝肾有关。肝为将军之官，主谋虑，在志为怒，体阴而用阳。肝之精血充足，肝阳有所附，则气血和调，疏泄有权。如肝阴亏虚，不能敛阳，则肝阳有余，易于上亢，尤其在大怒情况下，情绪剧烈变动，使肝气暴升，通身气血亦随之而上，便成昏厥之证。故《素问·生气通天论》曰："阳气者，大怒则形气绝，而血菀于上，使人薄厥。"肾为水脏，藏精气而内寓真阴真阳。盖阳喜升浮，每藉阴以涵之，若肾精内夺，阳不潜藏，升腾于上，亦可成厥。故《素问·脉解》说："内夺而厥……此肾虚也。"

手足厥逆之证，《内经》亦多责之于下，如《素问·厥论》曰："阳气衰于下则为寒厥，阴气衰于下则为热厥。"这里的"下"，虽指起于足五指（趾）之端的三阴、三阳经脉，但由于肾主元阴元阳，三阴经的经气源于肾阴，三阳经的经气本乎肾阳，所以肾之阴阳充足与否，密切关系着三阴、三阳经的经气盛衰，因而无论热厥或寒厥的产生，都与位于下部的肾有关。

至于肾与固泄的关系，张介宾指出："肾主下焦，开窍于二阴，水谷入胃，清者由前阴而出，浊者由后阴而出，肾气化则二阴通，肾气不化则二阴闭，肾气壮则二阴调，肾气虚则二阴不禁。"(《类经·针刺类·三十八》)所以固泄诸症均可见于肾虚之患。肝主疏泄，有协助脾胃运化和水液代谢的作用，肝气和畅，疏泄不失其职，则二便正常，如肝气郁结，疏泄不及或太过，亦可能导致二便的或固或泄。所以大小便的病变与肝亦有一定的关联。

不过，固泄之证，又常见于脾肺之病，如脾不健运，水湿走于肠间则泄泻，脾气虚弱或脾阴不足，又可发生便秘。肺主通调水道，与大肠相表里，故二便是否正常，与肺有一定关系，如肺气郁闭，宣降失司，亦可出现小便不通或大便固秘。所以固泄的产生或缘于肝肾，或关乎脾肺，临床应作辨别。

上述"诸痿喘呕，皆属于上"和"诸厥固泄，皆属于下"两条，其病机涉及多个脏腑，故以"上"、"下"概言之，一般多列于脏腑病机中讨论。也有人把它与五脏病机直接联系起来，认为大凡痿证出现喘呕者，与上焦肺胃有关；厥证出现固泄者，与下焦肝肾有关。这种解释可作参考。

（二）六气病机

是对六气为病所表现的症状及其与脏腑的关系进行分析，作出的病机定因、定性。

1. 属火的病机

（1）诸热瞀瘛，皆属于火 是指大凡热证出现目视不明、心中烦乱、神识昏糊、瘛疭抽搐者，多与火邪有关。吴昆说："火有内暗之象故令瞀。火有焰摇之象，故令瘛。"(《内经素问吴注》)盖火为热之极，在热病过程中，高热不退，极而化火。心为火脏而恶热，火邪犯心，轻则烦闷不安，甚则昏糊不省，热极又可生风，以致肝风内动，筋脉抽掣而瘛疭，此风火相煽，心肝同病之证。

（2）诸禁鼓栗，如丧神守，皆属于火 是指口噤不开，鼓颔、战栗，而又合并神志症状者，是火邪为病。这与上条病机基本相似，所不同者在于：鼓颔、战栗一般见于寒证，但无口噤和神志不清。这里是火邪内盛，阳盛格阴，内真热而外假寒的病证。火犯心，故"如丧神守"；火生风，故"禁鼓栗"。这种"鼓栗"往往时间较短，迅即壮热，陷入昏迷状态。此证多发生于温热病的恶化传变期，"瞀"与"瘛"同时并见。

（3）诸躁狂越，皆属于火　是指大凡躁动不安，狂妄不羁，举止超越常度者，多与火有关。火为阳邪，极易亢奋。心主神明，如火邪犯心，神明为之迷乱，无以主宰，则狂躁诸症作矣。《素问·阳明脉解》对阳明热病曾作过这样的论述"足阳之脉病，恶人与火，闻木音则惕然而惊"，"喘而惋"，"甚则弃衣而走，登高而歌"，"妄言骂詈，不避亲疏"。其病机是：阳明本为多气多血之经，感邪易于生热化火，火热上炎，郁结胸中，心神被扰，气失清降，于是烦闷气喘，进一步发展，心神迷乱，不能自主，所以弃衣、登高、妄言骂詈随之而作。《伤寒论》也载有阳明实热证，发热、怵惕、烦躁、谵语、腹满而喘、独语如见鬼状、奄然（忽然）发狂等症，用白虎或承气以治之。故张介宾说："凡癫狂伤寒家多有此证。"（《类经·疾病类·十二》）不过，狂证因于内火者更较常见。如《素问·病能论》的"怒狂"证，就是因为情志受到挫折而又难以作出决断，产生愤怒，肝气郁而化火，扰乱神明所致。临床上一些精神病的狂躁表现，与《内经》所述一致，即中医学所称狂证。其病多由情志抑郁久而化火，或火灼津液为痰，痰火蒙蔽心窍，而使精神失常。这种病证，当以心理治疗为主，结合平肝、泻火、化痰、镇心之法，如《素问·病能论》的生铁洛饮及后世的当归龙荟丸、礞石滚痰丸之类。

（4）诸逆冲上，皆属于火　是指大凡因气逆上冲而致呕吐、喘促者，多与火有关。火为热之极，其性炎上，最易上逆为患。火邪犯人，使气血沸腾，常致高热、头痛、呕逆、出血、身发斑疹等，当以清热解毒治之。在内伤杂病中，因气机怫郁，或痰湿久蕴，或阴虚阳亢，可化而为火，此属内火。临床较常见者，如肝胆郁火，头痛、呕吐酸水、苦水；肺中郁火，咳喘、咯血；肾水亏虚，相火亢盛，头痛眩晕，或气不能纳而喘逆等。这些需要加以辨证，分别论治，尤其是外寒、内寒之证，由于寒凝气滞，导致气逆而见呕吐、喘咳等症者，更要严格区别。正如张介宾所说："然诸脏、诸经皆有逆气，则其阴阳虚实有不同矣。"（《类经·疾病类·十二》）

火逆冲上除表现上述诸证外，前面所言之"狂越"、"瞀"、"如丧神守"的发生，也都与火逆上冲的病理机制有关。

（5）诸病胕肿，疼酸惊骇，皆属于火　是指大凡局部出现肿痛酸楚，合并惊恐不安者，多与火毒有关。火邪入于经络，瘀阻血脉，局部红肿热痛，进而腐肉化脓，形成脓肿。如火毒炽盛，侵扰及心，则心神不宁而见惊骇，甚则邪毒内陷，可致神志昏糊。如急性外科感染性疾病的败血症、脓毒血症，中医学称为"疔疮走黄"。痈肿之患有阴证、阳证之别。阴证局部漫肿、肤色不变，虽有酸痛，但一般不会产生神志症状。所以胕肿疼酸而又惊骇，甚至神识不清者，是属火毒为病的阳证。

2. 属热的病机

（1）诸胀腹大，皆属于热　是指大凡胀满而又腹大者，多与热有关。热邪入里，与有形之邪互结，形成实热之证，则腹胀而大，且常兼腹痛。这在《伤寒论》中论述颇多，如结胸"从心下至少腹硬满而痛，不可近者"（第137条）用大陷胸汤；"正在心下，按之则痛"（第138条）用小陷胸汤。此是邪热与痰饮互结于胃，因证有轻重，故治有差异。阳明腑实证，潮热、便秘、腹满痛，此为热与燥屎、宿食结于肠中，治以承气之剂。如邪热入于下焦，少腹急结或硬满，其人如狂或发狂，小便自利，这是热与瘀之搏结，宜以桃核承气汤、抵当汤、丸之类。又劳复兼夹宿食者，则用枳实栀子豉汤加大黄治疗，此《素问·热论》所说"病热少愈，食肉则复，多食则遗"，乃余热与食互结之证。此条仲景虽未明言病候，但从临床上看，往往见腹满胀痛的症状。现代急腹症的疾病，其主要病因、病理是湿蕴、热蒸，食积、虫积等，使气滞血瘀，腑气通降失常，故致脘腹胀满、急痛，恶心呕吐，大便秘结，或溏而不爽等症。常用清热解毒、理气利湿、活血化瘀、消积导滞等法治疗。当然，"诸胀腹大"并非都是热证，其因寒凝气滞而致者，也是临床所常见，根据舌、脉和其他症状，还是不难辨别的。

（2）诸病有声，鼓之如鼓，皆属于热　是指大凡胸腹部发出鸣响，而又叩之如鼓音者，多与热有关。热为阳邪，阳能化气，气主动，气郁于内，则胀满流窜；其郁于肺，肺失清肃，发生咳喘，呼吸气粗，如夹痰饮，随气流行，则可闻痰鸣音；其郁于肠间，则腹部膨胀，气行攻窜不已，因而肠如鼓。

本条与前条均可见腹胀大的症状，本条特别指出"鼓之如鼓"，指示我们可与前条相鉴别。盖前条为有形之邪停积，叩之为实音；本条为无形之气结聚，叩之呈空音。虽然临床也有气滞与实积同时存在者，但有主有次，前者以实积为主，后者以气滞为主。治法一则重在去积，一则重在理气，还是有差异的。

此外，胀而有声的病证，并非都是邪热所致，如《灵枢·师传》曰："胃中寒，则腹胀；肠中寒，则肠鸣飧泄。"且不仅实证有之，虚证亦有之，如《灵枢·口问》所言："中气不足，溲便为之变，肠为之苦鸣。"本证亦多伴有腹胀的症状。

（3）诸呕吐酸，暴注下迫，皆属于热　是指大凡呕吐酸臭，急剧的腹泻及里急后重下痢者，多属于热。阳热之邪，其性急迫，上逆则呕，下逼则泻。正如刘完素说："胃膈热甚则呕，火气炎上之象也"；"酸者，肝木之味也，由火盛制金不能平木，则肝木自甚，故为酸也。"（《素问玄机原病式·六气为病》）此证常见于肝胆疾患，由于邪热郁于肝胆，厥阴、少阳之气上逆，犯胃作呕，吐出酸水。其暴注下迫者，刘完素认为："暴注，卒暴注泄也。胃肠热甚而传化失常，火性急速，故如是也。下迫，后重里急，窘迫急痛也，火性急速而能燥物故也。"（同上）盖热在肠胃迫使津液下流，故暴泻如水之注；

热灼肠脂，传导不畅，故里急后重。

吐酸和泻利两者可以独见或并见。亦有因寒而致者，但其泻少有"下迫"之感。如果"呕吐酸"与"暴注下迫"同时出现，则其属热可无疑了。

（4）诸转反戾，水液浑浊，皆属于热　是指大凡筋脉挛急扭转，角弓反张，排出之水液浑浊者，多属于热。肝主筋，赖精血以滋营。热邪熏灼，伤津耗液，筋脉失养则挛急抽搐，故出现身扭转，背反张，体屈曲等症。热邪煎熬，消耗水液，使水液减少，故质浑而浊。前文云"诸寒收引"，是寒入筋脉，阳失温煦，以致筋脉拘挛，但绝无水液浑浊，和这里的"转反戾"是大相径庭的。正如刘完素所说："天气热则水浑浊，寒则清洁，水体清而火体浊故也。"（同上）

3. 属风的病机

诸暴强直，皆属于风：是指突然发生肢体强直，筋脉拘急者，多与风有关。风，有外风，有内风。风性动而急骤，"诸暴强直"是一种"动"的现象，故属于风。其由于外风者，如皮肉破损，或外疡溃而未合之际，风邪侵袭经络，毒入于里，以致筋膜、肌肉痉挛而抽搐强直。可见于妇人产后、小儿脐风及外疮、外伤等，即所谓"破伤风"之病。其由于内风者，可因高热不退，化火动风而然，如前文的"诸热瞀瘈"与"诸转反戾"即是。或因阴亏阳亢，风阳上旋而"暴强直"，如中风病。中风之证，在唐以前，对于突然肢体挛急劲强、口眼歪斜、半身不遂、神志昏糊的发生，认为是因真气不足，外中风邪所致。宋元以后，逐步认识到并非外风所中，而是由于多种因素的病理变化形成的"内风"所引起。如刘完素认为是心火暴盛；李杲认为是正气自虚；朱震亨认为是湿痰生热；叶桂又进一步认为是精血衰耗，水不涵木，肝阳偏亢等等，这些理论对于中风的发病机理，作了透彻的阐明。

4. 属湿的病机

诸痉项强，皆属于湿：是指大凡颈项强直者，多与湿有关。项为太阳经脉循行之处，外湿袭于太阳，阻遏太阳经气，使之不能流畅温煦，导致筋脉挛急收引，而使颈项强直不舒。故《金匮要略》亦有"湿家，其人但头汗出者，背强，欲得被覆向火"的记载（《金匮要略·痉湿暍病脉证》）。盖湿为阴邪，其性重着，阴滞经脉，使之不能舒展，而拘急挛缩，并多体见疼痛，这不仅限于颈项，如湿痹证往往四肢挛急而痛。《素问·生气通天论》所说"因于湿，首如裹，大筋缩短"，《素问·脏气法时论》所说"脾病者，身重……行善瘈，脚下痛"，均属于此类病证。

对于此条，诸家争议颇多，除王冰按照经文之意释为"太阳伤湿"外，余皆认为单湿不致痉，必兼风、或寒、或热方可为患。更有直言"湿"字是"风"字之误者，如吴瑭说："诸痉项强皆属于湿，此湿字大有可疑，盖风字误传为湿字也。"（《温病条辩·痉因质疑》）按：痉字，《说文解字》云"强急也"。"痉项强"是指颈项强急、不便转侧的一种症状。细释经文，十九条的每一首句，多指症状而言，诸家则以痉作为一个病来解释，故意见纷纭，甚至疑湿字为误传了。

5. 属寒的病机

诸病水液，澄澈清冷，皆属于寒：是指大凡排出的水液清稀、淡薄、透明而有寒冷之感者，多属于寒。水液包括涕、泪、汗、尿以及咳嗽、呕吐、大便等排泄的液体。寒为阴邪，最易伤阳，所谓"阴胜则阳病"（《素问·阴阳应象大论》）。无论外感寒邪、内伤脏寒，阳气虚弱，不能温化水液，因此排出的水液必"澄澈清冷"。例如阳虚自汗，汗液清冷；肺寒，则鼻流清涕，或咳唾寒饮；肝寒，则泪液清稀；胃寒，则呕吐清水；脾寒，则大便稀溏；肾寒，则小便清长等等。正如张介宾所比拟的"秋冬寒冷，水必澄清也"（《类经·疾病类·十二》）。本条与前文"水液浑浊，皆属于热"正是相对而言，这对临床辨别寒证、热证是有普遍指导意义的。

六气病机中属火的5条，属热的4条，风、寒、湿各1条，唯独缺燥的条文，故刘完素在《素问玄机原病式》中增加"诸涩枯涸，干劲皱揭，皆属于燥"，以补其不足。此条是指大凡口、鼻、咽、喉干燥，咳嗽少痰或无痰，皮肤不滋润、不柔和甚则干裂以及大便燥结者，多与燥有关。燥有外燥和内燥，外燥主要见于秋季，由于天气不断收敛肃杀，空气中缺乏水分而出现劲急干燥的气候。但有温燥、凉燥之别，初秋余夏未消，多见温燥；深秋寒冬已近，多见凉燥。燥邪犯人则见干燥失津等症状。"涩枯涸"即反映了燥邪的涩滞性质，"干劲皱揭"则体现了燥邪干燥的特点。内燥则多因吐利伤津，或火热灼液，或久病阴虚，以致脏腑津液精血亏虚，机体失于调养，而发生诸种燥证。《奇效良方·燥门》说："燥之为病……在外则皮肤皱揭，在上则咽鼻焦干，在中则水液衰少而烦渴，在下则肠胃枯涸，津不润而便难。"正是对于燥证的扼要概括。

二、病机十九条的分析方法

病机十九条是《内经》根据五脏的生理功能和致病因素的特性，把疾病所表现的错综复杂的症状加以综合考察进行病机分析的典范。怎样研究分析病机十九条，我们主要有以下一些体会，供读者参考。

(一) 提纲挈领　明病因、病位与病性

1. 审症求因

六气的性质和临床特点各殊，其发病的症状亦不相同，因此可以根据不同症状来了解致病因素，所谓审症求因。例如"风胜则动"(《素问·阴阳应象大论》)，风性速，善行、数变。故凡眩晕、动摇、强直，肢体抽掣者，多由风邪所致。

2. 以症明位

五脏的生理异常，功能发生障碍，则表现为一定的症状。根据这些症状，可以了解病在何脏，而确定病变部位。例如心为君主之官，神明所出。故凡烦燥、昏瞀、狂越，如丧神守者，其病多在于心。

3. 从症定性

症状是病理变化的输出信息，通过对各种症状的综合分析，从而得出疾病的属性证候。例如，水液浑浊属热，澄澈清冷属寒；又如厥证有属寒，有属热，有为虚，有为实，还必须联系其他症状，才能作出疾病属性的判断。

（二）相类组合　辨异同与主次

1. 辨异同

（1）症同因异　临床上有些病证的症状相似而病因却各有别。例如肢体瘛疭、强直，有因风引起的，也有因火所致的。必须辨其同中之异。

（2）症异因同　临床上还有一些病证的症状各异而其病因却是相同的。例如十九条中属火的病因有五，但所出现的症状或为瞀瘛，或为口噤鼓慄，或为冲上、狂燥等。必须辨其异中之同。

2. 辨主次

疾病的发生发展是极其复杂的。可以是单一病因引起，也可以由数种病因杂合引起；可以是一脏独病，也可以为数脏同病。单一病因，或一脏为病，比较易于诊断，如果在数种病因、数脏病变交叉存在的复杂情况下，例如，泄泻的病因或为寒，或为热，或寒与湿合，或湿与热合；病位或在脾，或在肾，或脾肾同病等等，必须辨明何者为主，何者为次，根据标本缓急的不同情况进行处理。

（三）举一反三　求有无与盛虚

病机十九条是审证求因，辨证论治的范例，但它不过是举例而言，并非包罗万象。临证必须举一反三，领悟其精神实质而灵活运用。正如文中所说："有者求之，无者求之；盛者责之，虚者责之。"对于"有者"、"无者"的解释，历代医家有所不同：王冰以虚实定有无，认为十九条中有属寒的病机，亦有属热的病机，而寒证中有实寒与无火之寒（虚寒），热证中又有实热与无水之热（虚热）的区别。"有者"属实当泻之，"无者"属虚当补之。张介宾以六气盛衰定有无，他说："凡淫胜在我者，我之实也，实者真邪也。反胜在彼者，我之虚也，虚者假邪也。此六气之虚实，即所谓有无也"，又云"泻其盛气，责其有也。培其衰气，责其无也"。(《内经讲义》上海科学技术出版社1984年12月第1版)归纳了各家见解，并说："有者，指上文已记载的病证，无者指上文没有述及的病证。"诸说虽异，但可互相补充，启发思路，有助于临床应用。

三、病机十九条的几点析疑

病机十九条有很强的实践性，故深受历代医家的重视。但由于流传久远，难免有衍误错漏之处，前人在研究中发现问题，或作补缺，或加正误。其补缺者，如刘完素增"燥"一条；其正误者，如吴瑭认为"诸痉项强，皆属于湿"的"湿"字，为"风"之误。这些对于我们学习和研究十九条均有启发意义。刘、吴之说，已见前文，不再复述。兹就现代学者有关认识略作介绍。

关于"诸痛痒疮，皆属于心"、"诸热瞀瘛，皆属于火"的"心"与"火"字互讹问题，早在清代高世栻《黄帝素问直解》中就已提出来了。他直接将"诸热瞀瘛，皆属于火"的"火"，改为"心"，注云："心，旧本讹火，今改"，又将"诸痛痒疮，皆属于心"的"心"改为"火"，注云："火，旧本讹心，今改"。但论而弗详，当代汪朋梅在此基础上作了进一步的阐明，文章指出："热伤心，邪热毒热最易伤心；心主神明，瞀是邪热入心的神志病，邪热虽盛，不入心则不至于瞀。因此本条的瞀，应归属于心；心主血脉，瘛是血不养筋的筋脉病，邪热虽盛，不伤血脉则不至于瘛。因此本条的瘛，应归属于心。"至于"诸痛痒疮"为什么属火，他说"疮是泛指痈、疽、疔、疖等外科疮疡而言，为急性感染……主要由火热之毒引起，热甚则疮疼，热微则疮痒……有别于无痛无痒的阴证，如瘰疬、流痰之类慢性感染，此时毒热在筋骨之间，尚未内陷脏腑，更非毒入于心，只能归属于火"，"只有在疽毒内陷，疔疮走黄，毒热内攻，发生瞀与瘛的情况下，才能归属于心"。并且从文章的体例、结构排比及上下文关系上，详论改正之理，颇有见解。

　　关于"诸气膹郁，皆属于肺"一条，王自强在《诸气膹郁，皆属于肺的"气"字质疑》一文中提出了"气"乃"燥"之误的观点。文章列引了王冰以后的一些注家之说，尤其是喻昌在《医门法律·秋燥论》中的论述"详此病机之诸气膹郁皆属于肺……明指燥病言矣"，更较明确地说明本条肺病是燥邪所致。不过，"诸家都囿于'气'字，未曾直截了当道破其误。我以为诸气属肺，是从生理上对肺司呼吸，主一身之气而言，和这里因燥而致'膹郁'的病因病机是不同的两回事"。文章并根据《内经》理论体系指出"外界之五气，是与体内五脏相通应的，病机十九条的基本精神，是外感五气，内病五脏"，如"风属于肝而为掉眩，寒属于肾而为收引……何独属于肺者不足'燥'而是'气'？这无论从文字上和病因、病机理论上都不合病机十九条本身的逻辑性的"。笔者还根据运气诸篇所论"燥气变化主要有两种情况，一是'燥淫所胜'，一是'热反胜之'。其发病'燥淫所胜'则金淫木病；'热反胜之'，则火淫金病。其临床表现尽管繁多复杂，但总不离乎肺与肝，而肺是主要方面，如见咳、衄、鼽、嚏、嗌塞、气逆以及胸痛引背、肩背病、血溢、喘喝胸凭仰息等等。可见病机十九条的肺病'膹郁'，其致病之因不在'气'，而在'燥'。"

　　病机十九条通过历代医家的研究，深化了它的理论涵义，扩大了它的应用范围。当然也有一些不同见解。我们认为，学习和研究病机十九条，重要的是既要从《内经》的理论原则为依据，又要紧密联系临床，在实践中检验和发展其理论。上面两种有关意见，意图是介绍给读者作为参考，希望能从各个方面进行探讨，各抒己见，使理论更好地用于指导实践。

参考资料

· 文献摘录 ·

病机，就是研究疾病的原因，辨别疾病的部位，分析疾病的变化，归纳疾病类型的机要。因此，它属于辨证的主要内容之一。正如明代张景岳说："机者，要也，变也，病变所由出也。"临床中，只有掌握病机，做到有的放矢，才能收到满意的效果。

由于病生于内，症现于外，因而《素问·至真要大论》提出的病机十九条，就是根据内脏生理功能的常异，结合多种不同病因，把许多错综复杂而又类似的症状，归纳在病机之内。这种归类方法，虽不能概括所有病证，至少能在临床应用时起到执简驭繁的作用。（卢玉起病机浅说．第1版．沈阳：辽宁人民出版社，1980.）

病机十九条，文字简洁，对仗排比极为工整。但"诸热瞀瘛，皆属于火"，"诸痛痒疮，皆属于心"二条，极不相称。

1. 从体例看

病机十九条中按五脏分的五条，如"诸风掉眩，皆属于肝"都是先提出病邪即病因或病理反映（风），再列病症（掉眩），后定病位即所属之脏（肝），唯独"诸痛痒疮，皆属于心"一条，只列病症（痛痒疮），没有提及病邪，体例不一……唯独"诸热瞀瘛，皆属于火"却先提出病邪（热），再列病症（瞀瘛），后定病邪（火），这种又是热，又是火，涉及两种病邪，纠缠不清……妙还妙在"诸热瞀瘛"正好与五脏各条体例一致，"诸痛痒疮"正好与病邪各条体例一致。如果正之为"诸热瞀瘛，皆属于心"，"诸痛痒疮，皆属于火"，则天衣无缝。

2. 从排列顺序看

病机十九条从"诸风掉眩，皆属于肝"起一连四条是属肝、属肾、属肺、属脾，下面是"诸热瞀瘛，皆属于火"，再是"诸痛痒疮，皆属于心"，在按五脏分的五条中间，夹一条按病邪分的属火，不符合《内经》各篇章按五脏顺序排列的惯例。如果在"诸湿肿满，皆属于脾"之后，紧接着是"诸热瞀瘛，皆属于心"，则正好肝、肾、肺、脾、心五脏五条相连排列。

3. 从上下文看

在病机十九条前面，有"夫百病之生也，皆生于风、寒、暑、湿、燥、火，以之化之变也"一句，意即疾病的发生，不外乎风、寒、暑、湿、燥、火，其中包括从外感受的六淫，也包括自内而生的六气，即内风，内寒等等，由于脏腑功能失调所形成的病理反映。所以病机十九条把风与肝、寒与肾……联系起来……以五脏为核心的病理观是一脉相承的，怎能只有风属肝、寒属肾、气（燥）属肺、湿属脾，而没有热属心一条呢？

综上所述，病机十九条"诸热瞀瘛，皆属于火"应正为"诸热瞀瘛，皆属于心"；"诸痛痒疮，皆属于心"，应正为"诸痛痒疮，皆属于火"，殆无疑义。（汪明梅．病机十九条有关条文之疑义．江苏中医药，1980，（4）:58-59.）

第八论　论九气病机

原　文

《素问·举痛论》　　帝曰：善。余知百病生于气也。怒则气上，喜则气缓，悲则气消，恐则气下，寒则气收，炅①则气泄，惊则气乱，劳则气耗，思则气结。九气不同，何病之生？岐伯曰：怒则气逆，甚则呕血及飧泄，故气上矣。喜则气和志达，荣卫通利，故气缓矣。悲则心系②急，肺布叶举③，而上焦不通，荣卫不散，热气在中，故气消矣。恐则精却，却则上焦闭，闭则气还，还则下焦胀，故气不行矣。寒则腠理闭，气不行，故气收矣。炅则腠理开，荣卫通，汗大泄，故气泄。惊则心无所倚，神无所归，虑无所定，故气乱矣。劳则喘息汗出，外内皆越④，故气耗矣。思则心有所存，神有所归，正气留而不行，故气结矣。

讨　论

九气，指怒、喜、悲、恐、寒、炅、惊、劳、思九者。气，有正气和邪气。从九气来看，邪气方面，包括外因的寒、炅；内因的怒、喜、悲、恐、惊、思；不内外因的劳。而气消、气泄、气耗之气，则为正气。在生理情况下，人体之气，行于上下左右，进行升降出入运动，周流不休，无时或止，从而使内外和调，气机通畅，保持健康。一旦由于各种致病因素的侵扰，使气机活动异常，发生紊乱，即可导致许多病证，这

---

①　炅（jiǒng　炯）热也。
②　心系　心与其他脏器相连系的组织。
③　肺布叶举　肺脏张布而叶上举。
④　外内皆越　喘息则内气越，汗出则外气越。越，耗散。

就是本节经文所论述的九气病机。张介宾说:"气之在人,和则为正气,不和则为邪气。凡表里虚实,逆顺缓急,无不因气而至,故百病生于气也。"(《类经·疾病类·二十六》)这是对经文的很好概括。当然,我们不能把一切疾病都归之于"气",有些疾病,虽然在某种程度上引起了气的变化,但并非该病病机的实质所在,一般是不能概称为气病的。再则,不同气病的病位、气机也各不相同,本节九气病机,虽不能包括所有气病,然举一反三,对于临床是有启发和指导意义的。

关于"寒则气收"、"炅则气泄"的病机,在前文"论阴阳寒热"、"论五脏六气病机"等篇中,已经论及,不再赘述。这里主要讨论其余气病的病机问题。

一、怒则气上

《素问·阴阳应象大论》说:肝"在志为怒,怒伤肝"。又说,"暴怒伤阴",肝居膈下为阴,"阴"即指肝脏。肝为将军之官,性喜条达,又为刚脏,体阴而用阳。凡遇不平之事,未遂之愿,郁怒内生,如《素问·病能论》所说"阳气者,因暴折而难决,故善怒也"。怒则肝气乖戾,逆而上行。经文云"怒则气逆,甚则呕血及飧泄",即是由于肝气厥逆,犯及脾胃而致的病变。盖肝属木,脾胃属土,木气有余,常犯中土,这是临床多见的病证。兹分述之。

一是肝逆犯胃,血随气涌。肝气拂逆,气动而升,胃气不得下降,反逆而上。气为血帅,肝主藏血,气逆血必随之而腾,以致胃络受损,阳络伤则血外溢;且气有余便是火,气盛火亢,灼伤血络,故致呕血。症见胸满、胁痛、目赤、头痛等。治当平肝降逆、清肝泻火。

一是肝逆乘脾,脾失健运。怒而不解,气机郁结,木失条达,疏泄不畅,脾土受邪,清气不升,运化无权,水谷并下,以致飧泄。多见胸闷脘痞,胁肋胀满,腹痛肠鸣等症,每遇情志不舒时则作。宜以抑木扶土之法治之。

二、喜则气缓

《素问·阴阳应象大论》说：心"在志为喜"。喜的情志有两重性。喜本为心情怡悦，精神愉快的表现，喜则气血调匀和畅，所以说"气和志达"，《素问·平人气象论》云："脏真高于肺，以行荣卫阴阳也。"心主营，肺主卫。营血之行，必赖于气，故肺为相傅之官而主治节，所以又说"荣卫通利"。这是喜对机体有利的一面。但是，《素问·阴阳应象大论》又指出"喜伤心"，"暴喜伤阳"，心居膈上为阳，"阳"即指心脏。还说：心"在声为笑"，故喜与笑往往是相联系的。《灵枢·本神》认为"喜乐者，神惮散而不藏"，"心藏脉，脉舍神"，"实则笑不休"。因此，喜乐过度，如大喜、狂喜之下，兴奋之极，可使心神不藏，精神失控，狂笑不止。这种病证，当以心理治疗为主，也可配合用镇心安神之法。在陆以湉《冷庐医话·七情》中曾引《簪云楼杂记》一则病案：鹿邑李大谏，世为农家，中乡试，其父喜而大笑，后又举进士，擢高官，遂笑不休。太医院某令其家人谎告大谏病死，父悲恸几绝，十日后，又告其父大谏获救复苏。笑症从此痊愈。就是一个例证。又如在日常生活中，大笑之后，往往感觉周身松弛无力，精神一时不能集中，这也是心神不得归藏，心气涣散不收的表现，不过一般不致为病而已。

三、悲则气消

《素问·阴阳应象大论》说：肺"在志为忧"，"忧伤肺"。王冰注"悲胜怒"云："悲则肺金并于肝木，故胜怒也。"《素问·宣明五脏（应为"气"字）》曰："精气并于肺则悲。"是悲、忧均为肺志。心系与肺相连，肺主气，心主血，心又主神明，故悲则肺气郁滞，脉络不利，使心系紧急。肺气不能肃降，故肺布叶举。上焦之气不畅，荣卫之行受阻，气郁于胸中，久而化热，热伤气，故气消。

从临床来看，悲恸太过，肺气郁结，初期常见胸闷噫气，呼吸不畅，情绪消沉，精神委靡，渐至身体消瘦，语言低微乏力，此即气消之象，不一定必经化热过程。当然也有气郁日久不解，可化而为热，益伤其气，或兼灼其阴，而见心烦、舌红、手足心热等症。气郁之初，可开肺解郁；如热伤气阴，宜以清热、益气、养阴。

四、恐则气下

本节经文，由于文字上的原因，诸家注解存在着差异。"故气不行矣"的"不"字，杨上善、王冰、马莳、张介宾、张志聪等均依原文解释。而新校正根据前文"恐则气下"认为应作"下"字。与帝问相符，较为合理。吴昆、姚止庵俱同此说。又"还"字，诸家均作"还归"解，唯王冰注："下焦阴气亦还迴不散，而聚为胀也。"按：还（xuán）通"旋"，旋转之意，即王冰所谓"还迴"，此解为是。不过对本节经文病机的具体分析，诸家互有得失。兹取其所长，论述如下。

《素问·阴阳应象大论》说：肾"在志为恐，恐伤肾"。"恐则气下"的病机是，肾在下，其气应升，因受恐之后，肾之精气退却而不能上，旋转于下焦，故气留于下而作胀。同时上焦心肺之气亦因恐而闭阻，上下之气不相交通，使气血运行迟滞。例如在突然遭到恐惧的情况下，面色苍白，汗出，甚至遗尿、遗精，就是"气下"、"精却"的表现。人体有自我调控的功能，一般在惊定之后，可以恢复，假如刺激严重，余悸不消，即可致病。如《岳美中医案集》载有这样一个病例：魏姓男孩，9 岁时受大恐，长期忧惧，以致便溏，手颤动不休，腿痿软，目远视模糊，头晕。中医按风治，西医给镇静剂，3 年来无效。岳老据"恐伤肾"、"气下"、"精却"之理，治以滋养肝肾之法而愈。

五、惊则气乱

惊是突遇险情，或目见异物，耳闻异声时所产生的一种情绪反应。心藏神，为一身之主宰，惊则心气不定，心动震荡，有似物悬之状，自感心脏无所依靠凭借；忐忑不宁，怵惕不安，心神不得归藏；心烦意乱，思想难以集中，考虑问题不能作出定夺。这些都是"气乱"的表现。此为一时性病态，安定后即可缓解、平静，或给予镇心安神之法治疗。但如由于心气、心血亏虚而心悸怔忡者，与此有别，当以养心为治。

六、思则气结

"思则气结"的病机，在"论脏腑疾病"中将有涉及，这里再作一些补充。

《灵枢·本神》云"所以任物者谓之心"，即心是对外界一切事物的认知、思维并作出反应的器官。人们在平时生活、工作和学习中，会经常遇到需要解决的问题，必须认真进行考虑，这就是"心有所存"。此时精神高度集中，排除一切干扰，使"神有所归"。如此反复思考，久而不已，则神聚气凝，使气机运动受到抑制，而致心气郁结。临床常见胸痞不舒，噫气太息，甚至心痛等症。当予以宽胸理气之法治疗。

《素问·阴阳应象大论》又说：脾"在志为思，思伤脾"。故思虑过度，也可使脾气不舒，而脘痞腹胀，不思饮食，则应治以运脾理气之法。在临床上，两者又常同时并见，可两调之。

七、劳则气耗

劳，指过劳，传统属于不内外因的范围。人体劳动，可以促进气血津液的运行，增强体质，保持健康。但劳动过度，又能损伤气血津液，而成为致病的因素。所以《素问·上古天真论》要求人们"形劳而不倦"。

肺主一身之气，气为阳，主动，动则气行增速。过度劳动，必增加肺的负担，而使呼吸加快，以致喘息。脾主肌肉四肢，肢体乃运动的器官，强力劳动，必使肢体疲乏。卫气行于肌肤，津液随气而行，动甚则阳气发泄，卫不固摄，故使汗出。所以说"劳则喘息汗出"。一般在劳动之后，适当休息，自能恢复，不致为病，唯在过劳、久劳，或体质素来不健，勉强劳动，则气伤津泄，津气两虚，但首先是伤气，"故气耗矣"。因此，由于劳倦过度所致的病证，多见脾肺俱虚的症状，如动则气喘，少气，自汗，肢体倦怠，知饥食少，甚则可见脱肛、肌肉消瘦、身热等。除休养调护外，可投以建中益气、脾肺两补之剂。

以上讨论了怒、喜、悲、恐、惊、思、劳等引起的气病病机。前六者均属于情志方面的病变，是九气病机中的主要部分。有关情志问题，《内经》论述很多，认为情志与五脏有着密切关系，《素问·天元纪大论》说："人有五脏化五气，以生喜、怒、思、忧、恐。"即喜为心志，怒为肝志，思为脾志，恐为肾志，唯悲、忧所属，论有不同，如本节和《素问·宣明五气》以悲属肺，而《素问·阴阳应象大论》、《素问·五运行大论》则以忧属肺。其实五志所病之脏，并非绝对的，《内经》中亦颇多论述，如喜亦可病肺，怒亦可病肾（见《灵枢·本神》），忧亦可病肝（《素问·宣明五气》），思亦可病心（本节及《灵枢·本神》），恐亦可病脾（《素问·玉机真脏论》）等等。究竟病及何脏，主要决定于每个人的体质阴阳、五脏虚实和心理状态等多方面的因素，临床上当以所表现的症状为依据，进行辨证论治。如从总的情况来看，则以心、肝、脾尤其是心的病变较多见。张介宾指出："心为五脏六腑之大主，而总统魂魄，兼赅志意，故忧动于心则肺应，思动于心则脾应，怒动于心则肝应，恐动于心则肾应，此所以五志惟心所使也。"（《类经·疾病类·二十六》）总之，情志疾病，极为复杂，一种情志，可以伤及多脏，而一脏又可为多种情志所伤，或一脏独病，或数脏兼病，其病或先或后，或虚或实，或微或甚，或缓或急，种种不一。本节所论，只是情志疾病的一部分，临床尚须触类旁通，具体分析。至于治疗，《内经》有高者抑之，下者举之，惊者平之，结者散之，郁者达之，散者收之等法，而尤其重视心理治疗，即《素问·阴阳应象大论》所说"悲胜怒"、"恐胜喜"、"怒胜思"、"喜胜忧"、"思胜恐"等，亦即所谓"以情胜情"的疗法。前人对此亦有不少经验，如《医碥》说："其病在七情，非药可愈者，以五志相胜。故悲可以治怒，以怆恻苦楚之言感之；喜可以治悲，以谑浪亵狎之言娱之；恐可以治喜，以迫遽死亡之言怖之；怒可以治思，以污辱欺罔之言触之；思可以治恐，以虑彼忘此之言夺之。"（《医碥·气之治法》）这些都可以作为临床治疗的参考。关于"劳则气耗"，主要为虚证，《素问·至真要大论》说"劳者温之"，即用温补之法。

参考资料

·文献摘录·

《内经》列九气为病。一曰怒则气上，甚则呕血飧泄。或血菀（同"郁"）于上，形气绝，名薄厥；或胸满胁痛，食则气逆而不下。一曰喜则气缓，志气通畅和缓，本无病，然过于喜则心神散荡而不藏，为笑不休，为气不收，甚则为狂；有喜极气暴脱而死者，必其人素虚，气浮无根也。一曰悲则气消，心志摧抑沮丧，则气亦因之消索，以怒则气盛而张反观之，可见悲则气衰而敛矣。为目昏，为筋挛，为阴缩，为酸鼻辛颏，为少气不能报息，为下血，为泣则臂麻。一曰恐则气下，精却，气还，下焦胀。为阴痿骨酸，精时自下。一曰惊则气乱，心无所倚，神无所归，虑无所定。为痴痫，为不省人事，为僵仆。一曰思则气结，心有所存，神有所归，正气留而不行。为不眠，为中痞，三焦闭塞，为不嗜食，为昏瞀，为得后与气则快然而衰。一曰寒则气收，腠理闭，气不行，上下所出水液，澄澈清冷。一曰热则气泄，腠理开，汗大泄，喘呕吐酸，暴迫下注，所谓壮火食气。又云热伤气也。一曰劳则气耗，喘息汗出，内外皆越，精神竭绝。为促乏，为嗽血，为腰痛骨痿，为高骨坏，为煎厥，男为少精，女为不月。按七情皆生于心，以悲则气下，故属之肺；怒则气上，故属之肝；恐则怯而欲藏匿，故属于肾；思则无所不通，故属之脾耳。此义宜知。清气

在下，则生飧泄，浊气在上，则生腹胀。经谓清浊相干为乱气，予谓邪正相干亦然。（清·何梦瑶：《医碥·气之病证》）

　　夫天地之道，阳主气，先天也；阴成形，后天地。故凡上下之升降，寒热之往来，晦明之变易，风水之留行，无不因气以为动静。而人之于气，亦由是也。凡有余之病，由气之实；不足之病，因气之虚。如风寒、积滞、痰饮、瘀血之属，气不行则邪不除，此气之实也；虚劳、遗漏、亡阳、失血之属，气不固则元不复，此气之虚也。虽曰泻火，实所以降气也；虽曰补阴，实所以生气也。气聚则生，气散则死，此之谓也。所以病之生也，不离乎气；而医之治病也，亦不离乎气。但所贵者，在知气之虚实，及气所从生耳！（明·张介宾：《景岳全书·传忠录上·论治》）

第九论　论脏腑疾病

原　文

《素问·宣明五气》　五气所病①：心为噫，肺为咳，肝为语，脾为吞，肾为欠、为嚏，胃为气逆、为哕、为恐②，大肠、小肠为泄，下焦溢为水，膀胱不利为癃，不约为遗溺③，胆为怒，是谓五病。

五劳所伤：久视伤血，久卧伤气，久坐伤肉，久立伤骨，久行伤筋，是谓五劳所伤。

《灵枢·师传》　胃中热，则消谷，令人县心④善饥，脐以上皮热；肠中热，则出黄如糜，脐以下皮寒⑤。胃中寒，则腹胀；肠中寒，则肠鸣飧泄。胃中寒，肠中热，则胀而且泄；胃中热，肠中寒，则疾饥，小腹痛胀。

《灵枢·四时气》　善呕，呕有苦，长太息，心中憺憺⑥，恐人将捕之，邪在胆，逆在胃，胆液泄则口苦，胃气逆则呕苦，故曰呕胆。取三里以下胃气逆，则刺少阳血络以闭⑦胆逆，却调其虚实以去其邪。饮食不下，膈塞不通，邪在胃脘，在上脘则刺抑而下之，在下脘则散而去之。

《素问·举痛论》　寒气客于肠胃，厥逆上出，故痛而呕

---

① 五气所病　五脏气机失常为病。

② 为恐　《灵枢·九针论》及《太素·脏腑气液》均无此二字，疑为衍文。

③ 溺　同"尿"。

④ 县心　心中空虚不宁的感觉。县，同"悬"。

⑤ 寒　刘衡如校勘认为应改作"热"字，为是。

⑥ 憺憺（dàn 淡）　跳动。

⑦ 闭　止也。

也。寒气客于小肠，小肠不得成聚①，故后泄腹痛矣。热气留于小肠，肠中痛，瘅热焦渴，则坚干不得出，故痛而闭不通矣。

《素问·气厥论》　胞②移热于膀胱，则癃溺血；膀胱移热于小肠，鬲肠不便，上为口糜③……胆移热于脑，则辛頞④鼻渊；鼻渊者，浊涕下不止也，传为衄衊⑤瞑目。

《灵枢·本输》　三焦者……入络膀胱，约下焦，实则闭癃，虚则遗溺。遗溺则补之，闭癃则泻之。

讨　论

人体有五脏、六腑、四肢、百骸、五官、九窍，经脉是它们之间的联络途径。脏腑在内，乃人身之本，尤以五脏为重要。无论外感、内伤因素都可侵犯、损害脏腑发生疾病，或邪由表袭而传于里，或病由中发而见于外。各脏器组织都有各自的生理功能，病则功能异常，表现为不同的症状、体征，临床就是以这些症状、体征作为诊断的依据。

一、五脏疾病

（一）心病

"心为噫"。噫有两种含义：一是叹息声，即太息；一是饱食息，即嗳气。心为噫之"噫"，是指前者。马莳说，"心有不平，气郁于心，故噫出之，象火炎上而烟焰出也。"（《素问注证发微》）五脏五志虽各有所属，但心主神明，一切精神刺激都可能影响于心，而使心气郁结，胸闷不畅，甚则胸痛，每欲长吁太息以舒其抑郁之气。《素问·举痛论》说："思则

---

①　不得成聚　水谷不能停留。
②　胞　子宫。
③　糜　通"糜"。
④　辛頞　鼻梁部酸辛感。辛，酸辛。頞（è 遏），鼻梁。
⑤　衊（miè 灭）　血污。

心有所存，神有所归，正气留而不行，故气结矣。"《金匮要略》中胸痹的基本病机就是由于"留气结在胸"而胸满、胸痛。现代临床上冠状动脉粥样硬化性心脏病，一般认为属于胸痹的范围，胸闷、胸痛、喜太息是其常见的症状。心又主血脉，由于心气郁结，血行滞涩，或气郁液聚为痰，以致痰瘀互阻。《素问·平人气象论》云："胃之大络，名曰虚里，贯膈络肺，出于左乳下，其动应衣（《甲乙经》作"手"字），脉宗气也。"虚里动脉即心脏的搏动，这说明胃脉与心有着直接联系，心胃之气相通，可因胸闷引起脘胀，也可因饮食不节，脘部胀满，引发心病而胸闷，在这种情况下，太息与嗳气可以同时出现，不过病的根本仍在于心。《灵枢·口问》曾经指出：有因"寒气客于胃，厥逆从下上散，复出于胃，故为噫"。这显然是指嗳气而言。又有因"忧思则心系急，心系急则气道约，约则不利，故太息以伸出之"。这里的"太息"，也就是"心为噫"之"噫"。有的注家将"心为噫"作饱食息解释，是不够恰当的。

（二）肺病

咳嗽一证，总由于肺气的宣发清肃失常所致，故云"肺为咳"。但引起咳嗽的原因是多方面的，所以《素问·咳论》又说："五脏六腑皆令人咳，非独肺也。"并较详细地论述了它们的临床表现。因此，在临证时，对于咳嗽患者，必须仔细辨证，是肺气不宣不降，还是其他脏腑气机失调，应根据病情的寒热虚实给予不同治疗，才能取得满意效果。大概言之，外感风寒者，是肺气不宣，治宜辛温疏散以宣肺；外感风热者，是肺气不清，治宜辛凉透泻以清肺。至于内伤咳嗽，情况比较复杂，如有因脾不健运，痰湿内阻；有因心、肝火旺，熏灼肺金；有因肾阳不足，水气上凌，或肾阴亏虚，肺燥不润，等等。均当分别采取相应治法，这里不一一详述。

（三）肝病

"肝为语"。语，《释名》云："叙也，叙己所欲说也。"高士栻注："多言也。"肝为风木之脏，将军之官，郁怒伤肝，肝失条达，气机不畅，患者往往多言多语，正如姚止庵所说："语者，所以畅中之郁也。肝喜畅而恶郁，故为语以宣畅其气之郁。"（《素问经注节解》）也有表现为精神忧郁，沉默寡言，自言自语，或精神失常，妄言乱语的，常见于神经官能症、精神分裂症等。对于这些患者，除药物治疗外，心理疗法尤为重要。

（四）脾病

"脾为吞"。吞，指吞咽或吞酸。脾开窍于口，为胃行其津液。中焦虚寒，脾气不能转输，津液泛溢于口，常喜吞咽清涎；或运化不及，食湿滞阻，亦可为吞酸之患，但应与肝火犯胃的吞酸相区别。前者并见嗳气臭腐，后者常伴口苦、胁痛等。

（五）肾病

"肾为欠、为嚏"。欠，呵欠。嚏，喷嚏。欠和嚏不一定是病态。睡眠不足，或过于疲劳，常作呵欠。《灵枢·口问》说："卫气昼日行于阳，夜半则行于阴。阴者主夜，夜者卧。阳者主上，阴者主下。故阴气积于下，阳气未尽，阳引而上，阴引而下，阴阳相引，故数欠。"嚏是肺气上出于鼻而作，《灵枢·口问》认为"阳气和利，满手心，出于鼻，故为嚏"。据上所述，欠与嚏都和人体阳气相关。肾阳是周身阳气之本，从病理机制来看，肾之为欠，是由于肾阳不足，如久病肾阳亏损，身倦神疲，或老年人肾阳虚衰，精神不振，均可见呵欠频作。肾之为嚏，则是阳气趋向渐复的征兆。久病患者，如果见嚏，说明有将愈之机。如《素问·热论》："十一日少阴病衰，渴止，不满，舌干已而嚏。"而《金匮要略》则从另一方面证明了这一点："中寒，其人下利，里虚也，欲嚏不能。"（《金匮要略·腹满寒疝宿食病脉证治》）盖嚏虽由于肺气的鼓动，而气之根实在乎肾。故姚止庵说："肾乃寒水，气易冰凝，肾为肺子，上达于母，则发而为嚏，不独外感风寒为嚏也。"（《素问经注节解》）张介宾则对欠与嚏作了扼要概括："故凡阳盛者不欠，下虚者无嚏，其由于肾可知也。"（《类经·疾病

类·二十五》)

　　气、血、肉、筋、骨内属五脏，肢体官窍的生理活动，要依靠五脏精气的滋养，必须劳逸结合，才能维持他们之间的平衡协调，否则即可引起疾病。所谓"五劳所伤"，不单指过劳，也包括过逸。

　　"久视伤血"，是说目劳过度，可以损伤心血。因为心主血脉，又藏神。《素问·解精微论》说："夫心者，五脏之专精也，目者其窍也。"《灵枢·大惑》说："目者，心使也，心者，神之舍也。"可见目不仅为肝之窍，与心亦有密切关系，视觉功能是心神作用的表现，久视则神劳血伤，故临床上有些两目昏花，视力减退的患者，是由神伤血虚使然，当从心治。

　　"久卧伤气"，是说睡眠过久，缺少运动，能伤肺气。肺如橐籥，吐故纳新，活动可增强其呼吸功能，久卧则减少了肺气的出入，不能四布，反使气伤而虚，周身乏力，宜多活动锻炼，以促进肺气的运行。

　　"久行伤筋"，人体筋膜柔和坚韧，能屈能伸，如过久行步，超过筋的负荷能力，则筋受伤。肝主筋，筋的滋养来源于肝血、肝阴，故伤筋的结果，亦必有损于肝。

　　"久坐伤肉"，脾主运化水谷精微，化生气血津液，以荣养肌肉，故云"脾主身之肌肉"(《素问·痿论》)。活动能加强脾的健运，如久坐过逸，反使转输失职，气血运行不畅，肌肉失养，以致松弛无力，肢体倦怠，甚则羸瘦。正如《素问·太阴阳明论》所说："脾病不能为胃行其津液，四肢不得禀水谷气，气日以衰，脉道不利，筋骨肌肉皆无气以生，故不用焉。"

　　"久立伤骨"，肾藏精、生髓、充骨。骨是人体的支架，站立过久，骨骼不胜其负担，势必致伤。骨伤则髓减，髓减则精虚，肾精既虚，骨更失养，临床常见腰膝酸痛，足软胫弱，行步不稳，甚至不能站立。

二、六腑疾病

《灵枢·本藏》云："六腑者，所以化水谷而行津液者也。"所以六腑的功能是饮食物从消化到排泄的一个完整、连续的生理活动过程，相互之间有着不可分割的联系。这里分作胃、胆、小肠、大肠和三焦、膀胱两方面，根据经文对其病证、病机加以简要综述。

（一）胃、胆、小肠、大肠病

胃为仓廪之官。胃受邪热侵扰，热能杀谷，故消谷善饥，口干嘈杂；胃火上炎，心血、心阴被灼，则心悬不宁。大、小肠为受盛、传导之腑，肠中有热，因热迫津液脂膏外出，大便溏泄如糜，其气臭秽，或下黏液、脓血。此即《素问·至真要大论》所谓："暴注下迫，皆属于热。"《难经·五十七难》所谓："小肠泄者，溲而便脓血，少腹痛；大瘕泄者，里急后重，数至圊（qīng　青。厕所）而不能便。"或因热耗肠中津液，而使大便坚干，燥结不行，腹中胀痛。胆为中精之腑，胆腑有热，则胆汁外溢，犯于胃使胃气不得下降，上逆而呕吐、口苦；少阳之经属胆，胆热还可循经上行，侵及清空之窍，而为浊涕不止的鼻渊证。如胃被寒邪所犯，中阳受戕，气机不畅，则脘痛而胀，或上逆呕吐清水。肠中有寒，受盛、传导失司，不能"济泌别汁"（《灵枢·营卫生会》），则大便稀薄，夹有不消化食物，肠鸣腹痛。胃肠之气互相贯通，病则亦互相影响，故胃肠俱热或俱寒，较为多见。然亦有寒热错杂，上下异病，如胃热肠寒，或胃寒肠热者，临证时在所当辨。

胃气以下行为顺，如上逆则作呕吐、呃逆，故云："胃为气逆、为哕。"胃寒、胃热均可发生呕吐，已如上述。哕，即呃逆，亦有寒、热、虚、实之分。寒凝则气滞，热郁则气升，正虚则失其下降之力，都可使胃气上逆而哕。然呃逆之气虽出于胃，而其病本有在下焦者，如久病肝肾阴虚或阳虚，气不能纳，呃声低微断续，这是一种濒危的征象，《素问·宝命全形论》所谓"病深者其声哕"即是。

（二）三焦、膀胱病

三焦为中渎之腑，膀胱为州都之官。津液的输布运行，赖三焦之气化，水浊则由膀胱排出。其病变主要表现为小便的异常。如邪热弥漫，三焦、膀胱气化不清，则小便黄亦短少，甚至淋沥癃闭；寒邪为患，气化不行，则水湿内停，积蓄而为水饮、浮肿等；如阳气衰微，不能固摄，则小便清长，或尿频、遗尿。胞宫居于下焦，邻近膀胱，胞宫之热常可影响膀胱，在女子，可为带下、淋浊、尿血。膀胱的水液来自小肠的泌别，膀胱之热亦可逆行而传于小肠，小肠为心之腑，故下见尿赤涩痛，而上则口糜、舌疮。

脏腑疾病是极为繁多而复杂的，从病理变化的角度来看，可以说，一切疾病总离不开脏腑。脏腑本身疾病固不待言，即其他组织器官之病也都与脏腑直接或间接相关。本节经文所论，虽仅脏腑病中的一小部分，但举一反三，触类旁通，可以从中得到启示。

参考资料

·文献摘录·

经言脏腑皆有咳嗽，咳嗽属肺，何为脏腑皆有之？盖咳嗽为病，有自外而入者，有自内而发者。风、寒、暑、湿，先自皮毛而入，皮毛者，肺之合，故虽外邪欲传脏，亦必先从其合而为嗽，此自外而入者也。七情郁结，五脏不和，则邪火逆上，肺为气出入之道，故五脏之邪上蒸于肺而为咳，此自内而发者也。然风、寒、暑、湿有不为嗽者，盖所感者重，竟伤脏腑，不留于皮毛。七情亦有不为嗽者，盖病尚浅，止在本脏，未即上攻。所以伤寒以有嗽为轻，而七情郁结之嗽久而后见。治法当审脉证三因，若外因邪气，止当发散，又须原其虚实冷热；若内因七情，与气口脉相应，当以顺气为先，下痰次之。（清·张璐：《张氏医通·咳嗽》）

程瞻庐君精神病之女学生一篇，平素不善言语，而忽对答如流，素不识字义，而忽咬文嚼字……正因肾之精、心之神两有亏乏，失却主宰，而肝胆之权独伸，肝藏魂，肝主语，所以举动失常，若有神灵。（近代·陆士谔：《国医新话·诊余随笔》）

呃逆证气逆于下，直冲于上，作呃忒声，由肺胃气不主降，肝肾气不主吸故也。《内经》谓之哕，今谓之呃。其证因寒、火、痰、食以及伤寒、吐利、病后、产后多有之。举其纲，则寒呃、热呃、虚脱呃三者括之而已。寒呃宜温宜散，寒去而气自舒；热呃宜降宜清，火静而气自平；虚脱呃则非大补真元，必难镇摄也。（清·林珮琴：《类证治裁·呃逆》）

书云：湿多成五泻，泻之属湿也明矣。然有湿热、有湿寒、有食积、有脾虚、有肾虚，皆能致泻，宜分而治之。假如口渴、溺赤，下泻肠垢，湿热也。溺清、口和，下泻清谷，湿寒也。胸满痞闷，嗳腐吞酸，泻下臭秽，食积也。食少、便频，面色㿠白，脾虚也。五更天明，依时作泻，肾虚也。治泻神术散主之，寒热食积随证加药。脾虚者，香砂六君子汤；肾虚者，加减七神丸。凡治泻，须利小便，然有食积未消者，正不宜利小便，必俟食积气消，然后利之为合法。（清·程国彭：《医学心悟·泄泻》）

闭者，小便不通；癃者，小便不利；遗溺者，小便不禁，虽膀胱见症，实肝与督脉、三焦主病也。经云："膀胱之胞薄以懦，得酸则踡缩，约而不通，水道不行。"又云："膀胱不利为癃，不约为遗溺。"此但主膀胱言之也。夫膀胱仅主藏溺，主出溺者，三焦之气化耳。故经云：三焦下腧，并太阳正脉，入络膀胱，约下焦，实则闭癃，虚则遗溺。又云：肝脉过阴器，其病闭癃。又云：女子督脉入系廷孔，男子循茎下至篡，病不得前后，此闭癃遗溺所由兼责诸经也。（《类证治裁·闭癃遗溺》）

·现代研究·

现代医学认为，呃逆是出于膈肌阵发性痉挛所致。其发生的机理，多认为是一种神经反射的动作，其反射中心位于第

三、第四节颈脊髓神经，受延髓呼吸中枢所控制。刺激或冲动多来自迷走神经或膈神经的感觉纤维传入。呃逆时，是隔肌不自主的间歇性收缩运动，空气突然被吸入呼吸道内，因同时伴有声带闭合，故发生一种奇特之声。但其机理可能还较复杂，有人报告于两侧膈神经截除后，仍可发生呃逆。故呃逆时，不仅是膈肌，其他的呼吸肌亦同时有阵发性痉挛现象。从而病因可分为两大类：中枢性和周围神经性。前者可分为心理性（多见于癔病病人）、神经性（多见于脑部和脊髓之病变）和中毒性（如尿中毒、醇中毒、毒血症等）三种。后者可分为膈肌病变和膈肌上下脏器的病变二种。一般以胃、肠疾病为主要原因。

　　一般说来，正常人在酒后或饭后也会发生呃逆，可能由于大口吞咽时食物经过食管激惹了膈肌的缘故。还有些神经较敏感的人，于突然遇到冷风或大笑之后，亦可引起呃逆。一般可自愈，如连发多声而不能自止者，可猛拍背部或再加一句吓语，亦可立即制止；如不行，可喝一口醋，亦可立愈。

　　如系中枢性或周围神经性的，则多顽固，甚至药物亦不易制止，如系前者则更为难医，则每可标志疾病的预后。若能缓解或解除原发病灶，则大都可随之解除。（赵棣华等：《内经新识·口问》）

第十论 论 风 证

原　文

《素问·风论》　黄帝问曰：风之伤人也，或为寒热，或为热中，或为寒中，或为疠风，或为偏枯，或为风也，其病各异，其名不同，或内至五脏六腑，不知其解，愿闻其说。岐伯对曰：风气藏于皮肤之间，内不得通，外不得泄，风者善行而数变，腠理开则洒①然寒，闭则热而闷。其寒也，则衰食饮；其热也，则消肌肉，故使人怢栗②而不能食，名曰寒热。风气与阳明入胃，循脉而上至目内眦，其人肥，则风气不得外泄，则为热中而目黄；人瘦，则外泄而寒，则为寒中而泣出。风气与太阳俱入，行诸脉俞，散于分肉之间，与卫气相干，其道不利，故使肌肉愤膜③而有疡，卫气有所凝而不行，故其肉有不仁也。疠者，有荣气热胕④，其气不清，故使其鼻柱坏而色败，皮肤疡溃。风寒客于脉而不去，名曰疠风，或名曰寒热。

风中五脏六腑之俞，亦为脏腑之风，各入其门户，则为偏风⑤。风气循风府而上，则为脑风。风入系头，则为目风，眼寒。饮酒中风，则为漏风。入房汗出中风，则为内风。新沐中风，则为首风。久风入中，则为肠风飧泄。外在腠理，则为泄风。故风者，百病之长也。至其变化，乃为他病也，无常方，然致有风气也。

---

① 洒（xiǎn 显）　寒慄貌。

② 怢栗　寒栗与发热交替而作。怢（yì 逸），同"佚"。更换、代替。新校正云"全元起本作'失味'"，可参。

③ 愤膜　肿胀之意。愤，满；膜，胀。

④ 胕　同"腐"。

⑤ 偏风　风邪偏中于某一部位，形成如下文所说各种风证。

　　首风之状，头面多汗恶风，当先风一日则病甚，头痛不可以出内，至其风日，则病少愈。漏风之状，或多汗，常不可单衣，食则汗出，甚则身汗，喘息，恶风，衣常濡，口干善渴，不能劳事。泄风之状，多汗，汗出泄衣上，口中干，上渍其风①，不能劳事，身体尽痛则寒。

　　《素问·病能②论》　帝曰：善。有病身热解㑊③，汗出如浴，恶风少气，此为何病？岐伯曰：病名曰酒风。帝曰：治之奈何？岐伯曰：以泽泻、术各十分，麋衔五分，合以三指撮，为后饭④。

　　《素问·脉解》　所谓入中为瘖⑤者，阳盛已衰，故为瘖也。内夺而厥，则为瘖俳⑥，此肾虚也。少阴不至者，厥也。

　　《灵枢·刺节真邪》　虚邪偏容⑦于身半，其入深，内居荣卫，荣卫稍衰，则真气去，邪气独留，发为偏枯。其邪气浅者，脉偏痛⑧。

　　《灵枢·热病》　偏枯，身偏不用而痛，言不变，志不乱，病在分腠之间，巨针取之，益其不足，损其有余，乃可复也。痱之为病也，身无痛者，四肢不收，智乱不甚，其言微知，可治，甚则不能言，不可治也。病先起于阳，后入于阴者，先取其阳，后取其阴，浮而取之。

讨　论

　　六淫之邪，各有特性。《素问·风论》指出风邪的特性是

　　①　上渍其风　上渍，腰以上多汗如水渍。《素问识》认为此四字"恐是衍文"。
　　②　能　同"态"。
　　③　解㑊　同"懈惰"。
　　④　合以三指撮，为后饭　用三指撮合约其药量，先服药，后进食。
　　⑤　瘖　"喑"之异体字。
　　⑥　俳（féi 肥）　同"痱"。
　　⑦　偏容　《甲乙经》作"偏客"，为是。
　　⑧　脉偏痛　血脉不和，半身偏痛。

"善行而数变"。《素问·阴阳应象大论》云"风胜则动"，则说明了风邪在临床上表现的特点。风是自然界空气的流动，或东或西，或南或北，没有固定的方向，一日可以数变。风邪为患，有类于此。《素问·太阴阳明论》说"伤于风者，上先受之"，是从其开始时一般先伤人体上部而言，但既中风邪之后，却变化多端，可以随着经脉气血游行周身，无处不到，发生各种风证。另一方面，其他外感之邪如寒、湿、燥、火等，也常随风邪侵犯人体而兼夹为病，所以又说"风者百病之长也"，"风者百病之始也。"（《素问·生气通天论》）

风证有内风、外风之别。外风是外感风邪，内风则是由于其他疾病的病理变化所引起，如热极、阳亢、阴虚、血虚等，两者在症状上虽有某些相似之处，但其病机截然不同，治法亦迥乎各异，这是必须注意区分的。从《内经》中有关风证的论述来看，既有外风，也有内风。但当时尚未能明确鉴别，认为均属外风所致。唐、宋以后，才认识到内风之证，并非外感之风。这是一个很大的发展，在辨证论治上开辟了新的途径。下文仅就本文所列经文分外风、内风两方面加以讨论。

一、外风病证

（一）寒热

经文所谓"名曰寒热"，是从其临床症状命名，实际就是现在所称风邪外袭肌肤的表证。风为阳邪，变动无定，袭于肌表，营卫失和，腠理时开时闭，开则汗出而恶风、畏寒，闭则汗不出而身热、烦闷，故时寒时热，此即《伤寒论》中太阳中风的桂枝汤证。如在表时未能及时疏散，则传而入里，由于患者体质的不同，其病理变化可以有两种趋向：或为寒中，或为热中。患者如肌肉瘦薄，腠理疏松，风邪由阳明之脉而入，胃阳受损，不能消食，则谷纳减少，足阳明络脉分布于目内眦（眼眶下缘有足阳明经承注穴），阳气外泄，故畏寒而泪出，此属寒中之证。如肌肉肥厚，腠理紧密，风邪内入不能外泄，郁而化热，可见胃脘嘈杂，饥而不欲食，目黄，是目赤而黄，为风热上熏之象，即所谓"黄赤为热"（《素问·举痛论》），"黄赤为风"（《灵枢·五色》），不是黄疸之目黄，此属热中之证。

（二）疠风

疠风，《内经》又称大风，后世或谓之"癞"，即麻风病。太阳为一身之表，风毒疠气自太阳侵入，邪气稽留肌肤之间，脉道不利，营卫凝涩，气血不清，以致皮肤麻木不仁，肌肉肿胀疡溃，甚则鼻柱损坏而颜色衰败。《内经》采取针刺方法治疗，如《素问·长刺节论》："病大风，骨节重，须眉落，名曰大风，刺肌肉为故。"《灵枢·四时气》："疠风者，素刺其肿上，已刺，以锐针针其处，按出其恶气，肿尽乃止。"目的是为了排出其邪毒。后世药治常用祛风、泻火、解毒等法，后期气血亏虚，参以补益。疠者，疫疠也。《内经》之曰"疠风"，已认识到它具有传染性。《诸病源候论》又提出"毒虫"之说，叙述症状很为详细（《诸病源候论·诸癞候》）。林珮琴说是"骨肉传染而得"（《类证治裁·疠风》）。姚止庵又说"多是父母相传"，因为父母是最亲近的人，更易接触传染。

（三）脑风、首风

脑风由于"风气循风府而入"，风府为督脉穴，督脉上入于脑，故称"脑风"。首风是因"新沐中风"，洗头叫做"沐"，沐后不慎为风邪所中。脑风之证，《内经》未载症状，诸家解释不一，或谓"脑痛"（《吴注内经》），或谓"头旋偏痛"（《医说》），或谓"巅顶痛"（《素问释义》），或谓"触风则头晕微痛，时流清涕，与鼻渊相似"（《素问经注节解》）。首风的症状是"头面多汗、恶风，当先风一日则病甚，头痛不可以出内，至其风日，则病少愈"。可见脑风与首风名虽不同，但均属风邪为患，盖即头痛、头风之类。《奇效良方》说："凡邪令人头痛者，其邪一也，但有新久去留之分耳。浅而近者名头痛，其痛猝然而至，易于解散速安也；深而远者为头风，其痛作止不常，愈后遇触复发也。"（《奇效良方·头痛头风大头风门》）首风症状，诚如经文所言。人与天地相应，气候变化对于人体发生影响，健康人适应力强，可无明显异常感觉。在大风未作之前，气候实已开始变化，首风患者由于风邪久留不去，适应力弱，比较敏感，因此"当先风一日则病甚"。至到了"风日则病少愈"，张介宾认为是由于"先至必先衰"的缘故。不仅首风病如此，其他一些慢性疾患如痹证、哮喘等也有这种情况。头为诸阳之会，厥阴之脉与督脉会于巅，所以临床当辨其所犯何经，有针对性地进行治疗。

（四）目风

目风，经文紧接于脑风之下，由于"风入系头"形成。故张介宾说："风自脑户（督脉穴）入系于头，则合于足之太阳，太阳之脉起于目内眦，风邪入之，故为目风，则或痛或痒或眼寒而畏风羞涩也。"（《类经·疾病类·二十八》）本证盖即眼科的"流泪症"，有"冷泪"和"热泪"之分。经文说"眼寒"，当属冷泪。迎风流泪或终日不时流泪，迎风更甚，泪水清稀。似为现代医学的泪道狭窄或阻塞之病。

（五）漏风（酒风）

漏风，由于饮酒之后感受风邪所致。《素问·病能论》名为"酒风"。酒本水液，其性辛热，多饮常饮，水积为湿，湿蕴为热，辛能开泄。因此外则腠理疏松，易于汗出，卫气不固，故畏恶风寒，不可单衣；内则湿热氤氲，身热、口干、肢体懈惰。辛伤肺，湿伤脾，久之肺脾气虚，因而喘息少气，不能劳事。《素问·病能论》用泽泻淡渗利水，白术健脾燥湿，麋衔又名鹿衔，性味微寒苦平，能除风湿而泻热，是治酒风的良剂。现代临床亦用之以治风湿热痹证。

（六）内风

内，指房事。因房事后感受风邪，故名内风。不是现在所称肝风内动的"内风"。入房汗出，内耗肾阴，外伤阳气，阴阳俱虚，卫外失固，故易为风邪所犯。经文未言症状，从临床来看，可见自汗、盗汗，遗精、骨蒸，腰酸、膝软等，有发展成劳瘵的可能。治疗一般用补气、益精、固肾等法，具体方药当据临床表现而定。

（七）肠风

肠风，是由风邪羁留日久，内犯于肠所致。风为阳邪，其性善动，风入肠间，水谷不化，传导失司，可见飧泄；热伤血络，则便前下血，其特点是血清色鲜，直出四射。临床常用槐花散、槐角丸治疗，能疏风、清肠而止血。

（八）泄风

泄风之证，经文指出是风邪"外在腠理"。风性浮越，腠理开泄，故多汗。如汗出沾衣，湿阻肌表，则可见身体疼痛。日久卫气不固，则畏寒、恶风。本证与《灵枢·营卫生会》所谓"外伤于风，内开腠理，毛蒸理泄，卫气走之"，因而汗出的"漏泄"证有类似之处。又与表虚自汗的玉屏风散证略相仿佛，治疗可师其意而增损之。

二、内风病证

前已述及，内风可由多种病理变化所引起，其临床症状有高热、头痛、昏厥、痉挛、角弓反张及眩晕、肢麻等。本节经文所称"瘖俳"、"偏枯"，是中风病的一些症状或其后遗症。

瘖，"喑"的异体字，有两种解释：一是失音，欲言语而发不出声音，多见于外感实证或内伤肺、肾阴虚等。一是舌塞（舌体卷缩或强硬），言语不利，甚则不能言语，这里的"瘖"即指此而言。舌不仅为心之窍，肝、脾、肾等均与舌有联系。中风之喑，初期多由痰瘀阻滞经脉，气血运行不利所致，犹或可治；久则气血虚弱，阴阳衰微，则很难恢复。

俳，同痱，废的意思，四肢废弛，不能活动，或一侧偏废，都可称为痱。偏枯，是半身不遂。痱与偏枯，也是中风病的伴见症。可以在突然昏倒之际同时并见，也可以在苏醒之后继续发生。如果尚有痛觉，是病证较轻，正气犹能抗邪，假使麻木不知痛痒，乃气血阴阳衰败，病情更为严重，《脉解》所谓"阳盛已衰"，"内夺而厥"，即肾之精气俱虚，元阳不足，少阴之气不能达于四末的表现。

喑与痱或偏枯，可单独出现，也可同时出现。总因中风邪中经络或脏腑，痰、瘀阻塞，精气内衰所致。治疗时应根据病情，在补益阴阳气血之中，佐以活血、祛瘀、化痰，通其脉络，可配合针刺疗法。病轻者，有渐趋恢复的可能，重者，多难以治愈。

参考资料

·文献摘录·

经云：风为百病之长。盖六气之中，惟风能全兼五气，如兼寒则风寒，兼暑则曰暑风，兼湿曰风湿，兼燥曰风燥，兼火曰风火，盖因风能鼓荡此五气而伤人，故曰百病之长也。其余五气，则不能互相全兼，如寒不能兼暑与火，暑亦不兼寒，湿不兼燥，燥不兼湿，火不兼寒。由此观之，病之因乎风而起者自多也。然风能兼寒，寒不兼风，何以辨之？如隆冬严寒之时，即密室重帏之中，人若裸体而卧，必犯伤寒之病，此本无风气侵人，乃但伤于寒，而不兼风者也。风能兼寒者，因风中本有寒气，盖巽为风，风之性本寒，即巽卦之初爻属阴是也。因风能流动鼓荡，其用属阳，是合乎巽之二爻、三爻，皆阳爻也。如炎歊（xiāo　嚣，气上冲貌）溽暑之时，若使数人扇一人，其人必致汗孔闭，头痛、恶寒、骨节疼等伤寒之病作矣。斯时天地间固毫无一些寒气，实因所扇之风，风中却有寒气，故令人受之，寒疾顿作，此乃因伤风而兼伤寒者也。故有但伤寒而不伤风之证，亦有因伤风而致兼伤寒之证，又有但伤风而不伤寒之证，有因伤风而或兼风温、风湿、风燥、风火等证，更有暑、湿、燥、火四气各自致伤，而绝不兼风之证。故柯韵伯所注伤寒云：伤风之重者，即属伤寒，亦有无汗、脉紧、骨节疼诸症。此柯氏之书，所以能独开仲景生面也。至仲景所著伤寒书，本以寒为主，因风能兼寒，故以风陪说，互相发明耳。（清·叶桂：《临证指南医案·风》华岫云论）

头痛属太阳者，自脑后上至巅顶，其痛连项；属阳明者，上连目珠，痛在额前；属少阳者，上至两角，痛在头角。以太阳经行身之后，阳明经行身之前，少阳经行身之侧。厥阴之脉，会于巅顶，故头痛在巅顶。太阴、少阴二经，虽不上头，然痰与气逆壅于膈，头上气不得畅而亦痛。（清·陆以湉：《冷庐医话·头痛》）

非风一证，即时人所谓中风证也。此证多见猝倒，猝倒多由昏愦，本皆内伤积损颓败而然，原非外感风寒所致，而古今相传，咸以中风名之，其误甚矣。故余欲易去中风二字，而拟名类风，又欲拟名属风，然类风、属风仍与风字相近，恐后人不解，仍尔模糊，故单用河间、东垣之意，竟以非风名之，庶乎使人易晓，而知其本非风证矣。（明·张介宾：《景岳全书·非风·论正名》）

凡非风等证，在古人诸书皆云气体虚弱，荣卫失调，则真气耗散，腠理不密，故邪气乘虚而入，此言感邪之由，岂不为善。然有邪无邪则何可不辨！夫有邪者，即伤寒、疟、痹之属；无邪者，即非风衰败之属。有邪者，必或为寒热、走注，或为肿痛、偏枯，而神志依然无恙也；无邪者，本无痛苦寒热，而肢节忽废，精神言语倏尔变常也。有邪者，病由乎经，即风、寒、湿三气之外侵也；无邪者，病出乎脏，而精虚则气去，所以为眩运猝倒，气去则神去，所以为昏愦无知也。（《景岳全书·非风·论有邪无邪》）

凡非风等证，当辨其在经、在脏。经病者轻浅可延，脏病者深重可畏。经病者病连肢体，脏病者败在神气。虽病在经者无不由中，而表里微甚则各有所主，此经、脏之不可不辨也。然在经、在脏，虽有不同，而曰阴、曰阳，则无不本乎气血，但知气血之缓急，知阴阳之亏胜，则尽其美矣。若必曰某脏、某经，必用某方、某药，不知通变，多失其真。故凡凿执之谈，每有说得行不得者，正以心之所至，口不能宣也。必也知几知微，斯足称神悟之品。（《景岳全书·非风·辨经脏诸证》）

· 现代研究 ·

关于脑风问题……结合现代医学来看，多为三叉神经痛。

三叉神经是脑十二对神经中的第五对神经，其有三个叉支，即第一支（眼支）、第二支（上颌支）和第三支（下颌支），其穿出骨孔处，顺序为眶上切迹、眶下孔、下颌颏孔。这三个孔，若有压痛，即或在不发时，也有诊断的价值。其疼痛特点，是反复发作与缓解交替；在发作期，出现阵发性闪电样剧烈疼痛，如割、钻刺或火灼等形式，持续时间虽仅数秒钟，但频率可一日数次至一分钟多次。突然出现的剧痛，常反射性引起同侧面部肌肉抽搐，以及皮肤潮红、出汗、眼结膜充血、流泪或流涎等。发作期影响到面、眼、颌、舌的运动，连说话、吞咽、刷牙、洗脸、甚则微风拂面都可诱发阵痛。于疲劳或紧张时，发作较频。治疗无特效药，可对症处理，我们体会，以针刺疗法效较好。（赵棣华．内经新识·风论．第 1 版．四川：四川人民出版社，1980.）

按：据健康报 1988 年 12 月 13 日载山东兖州解放军第 91 医院吕福林、吴雅芬《三叉神经痛治疗方法的选择》一文说现有新的治法："3. 保留神经功能的止痛方法：过去认为三叉神经痛大多数是原发性的，新的观点认为是继发性的，认为三叉神经痛是由于三叉神经根部受血管压迫引起的。由此而发明新的治疗方法，称三叉神经显微血管减压术。"（下文手术方法略）

关于偏枯问题：偏枯大都是由于中风而先引起偏瘫而后引起偏枯。中风或谓卒中，是属于现代医学的脑血管意外。一般可分为脑出血、蛛网膜下腔出血、脑血栓形成和脑栓塞四种，其发病率顺序为 50%、28%、15%、7%，以脑出血为最常见。虽都为脑血管的中风，但由于前二者是属于出血性脑病，后二者属于缺血性脑病，故其症状与病理亦各异。（同上）

第十一论　论　痹　证

原　文

《素问·痹论》　黄帝问曰：痹之安生？岐伯对曰：风寒湿三气杂至，合而为痹也。其风气胜者为行痹，寒气胜者为痛痹，湿气胜者为着痹也。

凡痹之客五脏者，肺痹者，烦满喘而呕；心痹者，脉不通，烦则心下鼓①，暴上气而喘，嗌干、善噫，厥气上则恐；肝痹者，夜卧则惊，多饮数小便，上为引如怀②；肾痹者，善胀，尻以代踵，脊以代头③；脾痹者，四肢解墯④，发咳呕汁，上为大塞⑤；肠痹者，数饮而出不得，中气喘争⑥，时发飧泄；胞痹⑦者，少腹膀胱按之内痛，若沃以汤，涩于小便，上为清涕⑧。

阴气者，静则神藏，躁则消亡，饮食自倍，肠胃乃伤。

诸痹不已，亦益内也。其风气胜者，其人易已也。帝曰：痹，其时有死者，或疼久者，或易已者，其故何也？岐伯曰：其入脏者死，其留连筋骨间者疼久，其留皮肤间者易已。帝曰：其客于六腑者何也？岐伯曰：此亦其食饮居处，为其病本

---

①　心下鼓　心下鼓动。即心悸。

②　上为引如怀　形容腹胀大如怀孕之状。引，《说文解字》"开弓也"。

③　尻以代踵，脊以代头　尻以代踵，谓足不能行，以尻代之。脊以代头，谓头俯不能仰，背驼甚，致使背高于头。尻，尾骶部。踵，足后跟。

④　解墯　倦怠无力。解，同"懈"。墯，同"惰"。

⑤　大塞　形容痞塞严重。

⑥　中气喘争　指肠鸣。喘，《说文解字》"疾患也"。这里是说肠中之气急速窜动。

⑦　胞痹　即膀胱痹。胞，通"脬"。

⑧　上为清涕　马莳注："膀胱之脉，上额交巅，上入络脑，故邪气上蒸于脑，而为清涕也。"

也。六腑亦各有俞，风寒湿气中其俞，而食饮应之，循俞而入，各舍其腑也。

帝曰：以针治之奈何？岐伯曰：五脏有俞，六腑有合，循脉之分，各有所发①，各随其过则病瘳②也。

帝曰：荣卫之气亦令人痹乎？岐伯曰：荣者，水谷之精气也，和调于五脏，洒陈③于六腑，乃能入于脉也，故循脉上下，贯五脏，络六腑也。卫者，水谷之悍气也，其气慓急滑利，不能入于脉也，故循皮肤之中，分肉之间，熏于肓膜④，散于胸腹。逆其气⑤则病，从其气则愈，不与风寒湿气合，故不为痹。

帝曰：善。痹，或痛，或不痛，或不仁，或寒，或热，或燥，或湿，其故何也？岐伯曰：痛者，寒气多也，有寒故痛也。其不痛不仁者，病久入深，荣卫之行涩，经络时疏⑥，故不通⑦，皮肤不荣，故为不仁。其寒者，阳气少，阴气多，与病相益⑧，故寒也。其热者，阳气多，阴气少，病气胜，阳遭⑨阴，故为痹热。其多汗而濡者，此其逢湿甚也，阳气少，阴气盛，两气相感，故汗出而濡也。

帝曰：夫痹之为病，不痛何也？岐伯曰：痹在于骨则重，在于脉则血凝而不流，在于筋则屈不伸，在于肉则不仁，在于皮则寒。故具此五者，则不痛也。凡痹之类，逢寒则虫⑩，逢热则纵。

《灵枢·周痹》　黄帝问于岐伯曰：周痹之在身也，上下

---

① 各有所发　各自在中邪部位的表现症状。
② 瘳（chōu　抽）　病愈。
③ 洒陈　散布的意思。
④ 肓膜　指肉里及胸腹腔内的膜。
⑤ 气　这里指荣卫之气。
⑥ 疏　空虚。
⑦ 通　《太素》、《甲乙经》均作"痛"，为是。
⑧ 益　增长、助长之意。
⑨ 遭　《甲乙经》作"乘"，乘，战而胜之也。
⑩ 虫　《太素》、《甲乙经》均作"急"。

移徙①，随脉其②上下，左右相应，间不容空③，愿闻此痛，在血脉之中邪④？将在分肉之间乎？何以致是？其痛之移也，间不及下针其惕痛⑤之时，不及定治，而痛已止矣，何道使然？愿闻其故。岐伯答曰：此众痹也，非周痹也。黄帝曰：愿闻众痹。岐伯对曰：此各在其处，更发更止，更居更起，以右应左，以左应右，非能周也，更发更休也。

黄帝曰：善。刺之奈何？岐伯对曰：刺此者，痛虽已止，必刺其处，勿令复起。

帝曰：善。愿闻周痹何如？岐伯对曰：周痹者，在于血脉之中，随脉以上，随脉以下，不能左右，各当其所。黄帝曰：刺之奈何？岐伯对曰：痛从上下者，先刺其下以过⑥之，后刺其上以脱⑦之，痛从下上者，先刺其上以过之，后刺其下以脱之。

黄帝曰：善。此痛安生？何因而有名？岐伯对曰：风寒湿气，客于外分肉之间，迫切而为沫⑧，沫得寒则聚，聚则排分肉而分裂也，分裂则痛，痛则神归之，神归之则热，热则痛解，痛解则厥，厥则他痹发，发则如是。

帝曰：善。余已得其意矣。此内不在脏，而外未发于皮，独居分肉之间，真气不能周，故命曰周痹。

故刺痹者，必先切循其下之六经⑨，视其虚实，及大络之血结而不通，及虚而脉陷空者而调之，熨而通之。其瘛坚转⑩，引而行之。

---

① 移徙　游走不定。
② 其　《太素》无"其"字。
③ 间不容空　没有间断之时。
④ 邪　通"耶"。
⑤ 惕痛　痛聚于某处。惕，通"蓄"，蓄积。
⑥ 过　《太素》作"遏"。
⑦ 脱　截其归路，祛除其邪。
⑧ 沫　凝聚的津液。
⑨ 六经　《甲乙经》作"切循其上下之大经"。
⑩ 瘛坚转　指经脉挛急、坚劲、转筋。

《素问·长刺节论》　病在筋，筋挛急痛，不可以行，名曰筋痹，刺筋上为故①，刺分肉间，不可中骨也，病起筋炅病已止②。病在肌肤，肌肤尽痛，名曰肌痹，伤于寒湿，刺大分小分③，多发针而深之，以热为故，无伤筋骨，伤筋骨痛发若变，诸分尽热，病已止。病在骨，骨重不可举，骨髓酸痛，寒气至，名曰骨痹，深者刺无伤脉肉为故，其道④大分小分，骨热病已止。

《素问·五脏生成》　卧出而风吹之，血凝于肤者为痹。

讨　论

痹，闭也，闭阻不畅之意。《内经》所言之痹，有病机、病证两种含义。病机之痹是指由于邪气侵袭或阴盛阳虚，气血运行迟涩，阻滞脏腑经络而发生闭阻。如《灵枢·官针》的"病在经络痼痹者"；《素问·逆调论》的"人身非衣寒也，中非有寒气也，寒从中生者……是人多痹气也。"病证之痹，是指以气血闭阻为主要病机的一类病证，如喉痹、食痹、水瘕痹、行痹、着痹、痛痹等。由此可见病机之痹与病证之痹是密切相关的。《内经》中论述最多的痹证是风寒湿痹，无论是在痹证的形成与发展上，还是辨证、分类、治疗上均有较为详细的记载，本文讨论即着重于此。

一、痹证的形成与发展

《内经》认为痹证的形成，有外因与内因两个方面。外因是风寒湿邪的侵袭，内因是脏腑营卫的失调。

（一）风寒湿邪外受

风寒湿邪侵犯人体，由表而入，病于皮、脉、肌、筋、骨

---

① 故　法则。
② 病起筋炅病已止　张志聪："筋舒而病起，筋热而病已。即当止其针。"
③ 分　这里指分肉。
④ 道　指针刺的通道。

而为五体之痹。《素问·痹论》云："以冬遇此（指风寒湿邪）者为骨痹，以春遇此者为筋痹，以夏遇此者为脉痹，以至阴遇此者为肌痹，以秋遇此者为皮痹。"这是《内经》从天人相应的观点出发，说明五体痹可按五时应五体而发病，但这并非必然。一般地说，外邪最易乘虚而袭，若某体虚弱，则风寒湿邪则可乘机侵入，而为某体之痹，不一定限于相应的时节。故对此应灵活看待，不可拘执。

六淫之邪可以单独为患，亦可相兼致病。痹证即由风、寒、湿三邪相合而形成的疾病之一，故《素问·痹论》说："风寒湿三气杂至合而为痹也。"不过，风寒湿三气虽常杂合为痹，但终究有强弱主次之别，其临床表现的症状，亦各具特点。故又说："其风气胜者为行痹，寒气胜者为痛痹，湿气胜者为着痹也。"《内经》对于痹证的病因，主要涉及风、寒、湿三气，虽然《素问·痹论》中提到"痹热"，《素问·四时刺逆从论》也说及"不足病生热痹"，但都是由于风寒湿久羁，化而为热，阴虚阳盛的病理变化，非指热邪而言。《中藏经》除风、寒、湿外，又提出暑邪，且与"风痹"等并列，名为"热痹"。故现代临床有"风湿热"的称谓。

（二）营卫气血脏腑失调

《内经》认为风寒湿邪固然是痹证形成的外部因素，而营卫脏腑的失调，则是其主要的内部原因。

营行脉中，卫行脉外，在正常情况下，营卫协调，正气内充，外邪不易侵犯。如果营卫失调，则风寒湿邪得以乘虚而入形成痹。故《素问·痹论》指出："逆其气则病，从其气则愈，不与风寒湿气合，故不为痹。"至于脏腑失调而致痹者，《素问·痹论》说："阴气者静则神藏，躁则消亡。"脏属阴，阴气即脏气。五脏主藏神，如果由于愁忧思虑等扰乱，则五脏精气不能内守，痹邪乘虚内传而成为相应的脏腑痹。如逆乱的脏腑之气表现为"喘息"，说明痹邪乘虚袭肺。故《素问·痹论》说："淫气喘息，痹聚在肺。"

《素问·上古天真论》云"食饮有节，起居有常"，这是保持健康的重要摄生方法。饮食过多，损伤肠胃，水谷不能消化吸收，则精气不足。或起居失节，或劳倦过度等，均能消耗人体气血，风寒湿邪从而侵袭，致成痹证。所以说："饮食自倍，肠胃乃伤"，"食饮居处为其病本也。"

五体痹发展为五脏痹，可有两种情况，一是五脏外合五体，五体之痹，日久传入与之相合的五脏，即所说："久而不去者，内舍于其合也。"一是反复感邪，加重病情，内犯五脏，即所谓"骨痹不已，复感于邪，内舍于肾；筋痹不已，复感于邪，内舍于肝"等等。五脏痹是这样，六腑痹当亦不外此理。

二、痹证的分类、辨证与病机

《内经》对于痹证的分类，有从感邪性质分，如风痹、寒痹、湿痹；有从痹证的特点分，如行痹、痛痹、着痹；有从发痹部位分，如五体痹、五脏痹、六腑痹等。这些分类似乎繁杂，其实是从不同角度反映了痹证的病因、辨证及其病理机制。

（一）五体痹

是指风寒湿邪侵犯五体而引起相应的皮、脉、肌、筋、骨等病变。《内经》中有多篇论及。其症状亦各具特点。如《素问·长刺节论》云："病在筋，筋挛节痛，不可以行，名曰筋痹"，"病在肌肤，肌肤尽痛，名曰肌痹"，"病在骨，骨重不可举，骨髓酸痛，寒气至，名曰骨痹。"五体痹通常以肢体关节等疼痛为其主症，但也有疼痛不明显，而表现为五体自身的特有症状，如"痹在于骨则重，在于脉则血凝而不流，在于筋则屈不伸，在于肉则不仁，在于皮则寒"。痹之所以不痛，《素问·痹论》指出："其不痛不仁者，病久入深，营卫之行涩，经络时疏，故不痛。"因为痹证痛与不痛与邪气的轻重、病程的久暂、体质的强弱有关。《素问·通评虚实论》曰："邪气盛则实，精气夺则虚。"实者，邪气亢盛，经脉气血阻滞，正欲驱邪故痛。正如汪昂所说："痛则气血犹能周流，五者为气血不足，皆重于痛，故不复作痛。"(《素问灵枢类纂约注·病机第三》)。临床上如某些类风湿性关节炎（骨痹之类），迁延日久，可表现为骨节肿大僵直变形，但疼痛并不明显。有些肌痹、皮痹以麻木为主，亦不疼痛。

（二）脏腑痹

是五体痹不愈，邪气内传，以致脏腑病变，表现出各种证候，又兼有不同程度的五体痹症状。因此要把两者结合起来进行辨证。《素问·痹论》云："肺痹者，烦满喘而呕。"肺主气，其脉循胃口。肺失宣降，故烦满气喘而呕吐。"心痹者，脉不通，烦则心下鼓，暴上气而喘，嗌干、善噫，厥气上则恐"。心主血，其支脉上肺、夹咽。心血瘀阻，心气不舒，故心烦、悸动、气喘，喜噫气；津不上承故咽喉作干；如果厥逆之气由下而上，则心慌而惊恐，是心虚水气乘之的现象。"肝痹者，夜卧则惊，多饮数小便，上为引如怀"。肝藏魂，司疏泄，有和畅气机，调节水液代谢的功能。肝病魂不安藏，故夜卧则惊；疏泄失常，故饮水既多而小便亦频数；肝郁气滞，故腹胀满如怀孕。"肾痹者，善胀，尻以代踵，脊以代头"。肾藏真阳，是气化之本。肾痹气化不行，故腹胀；肾脉起于足下、贯脊，又主骨。肾病不能荣脉养骨，正如姚止庵所说："但可坐而不可行，但能俯而不能仰，如踵以尻，而头以脊也"(《素问经注节解·痹论》注)。"脾痹者，四肢懈惰，发咳呕汁，上为大塞"。脾主运化，主四肢，与胃为表里。脾失健运，饮食不化，水液上溢于肺则咳，而胸满如塞；阻碍胃气下降，故呕汁；四肢得不到水谷精气的滋养，故倦怠乏力。

胡志坚结合临床分析，认为《内经》所言肺痹与现代医学的感染性多发性神经根炎颇有相似之处，如常有受凉或淋雨中，可见发热、咽痛、流涕等感冒症状。他指出："皮痹与肺痹实际上是一个疾病的两个阶段的不同表现，是以病变是否出现呼吸困难、言语声嘶等肺的症状为分界线，未出现上症前（即未传于肺）为皮痹，出现上症后则为肺痹。"

再如"心痹"，类似现代医学的风湿性心肌病或风湿性瓣膜病，与风湿的反复入侵有关，有的往往有风湿性关节炎，风湿性肌炎的病史。同样，其他脏痹的临床表现，除具有本脏比较突出的症状外，也兼有不同程度的相应体痹症状。当然，这种五体与五脏的关系，并不是固定的，有些可以同时中邪，内传多脏，如系统性红斑狼疮，既可有关节肿痛，肌肉疼痛、麻木的多体病变；又可有心悸不宁，胸闷气短，胸满脘胀，胁下痞块，咳嗽气逆，或痰中带血，腰酸尿少，面浮肢肿等多脏器质性损害的表现。

关于六腑痹，《素问·痹论》中仅有"肠痹"和"胞痹"。文云："肠痹者，数饮而出不得，中气喘争，时发飧泄。"大肠主传导，小肠主受盛。肠痹致传导、受盛失职，故前则虽频欲饮水而排尿不畅，后则肠中气鸣而大便飧泄。"胞痹者，少腹膀胱按之内痛，若沃以汤，濇于小便"。膀胱为州都之官，藏津液。膀胱气化不行，水闭于内，蓄而为热，所以好像灌了热汤一样，小便不爽，按小腹有压痛。

六腑各具生理功能，而腑与脏相合，同主五体。六腑痹与五脏痹一样，也是在风寒湿痹的基础上，内传于腑的病理变化。经文虽只言"肠痹"、"胞痹"，其他腑痹之证，可以类推。所以说："六腑亦各有俞，风寒湿气中其俞，而食饮应之，循俞而入，各舍其腑也。"《内经》在有关脏腑疾病同论时，往往详于脏而略于腑，这是因为五脏乃人身之本，是藏象学说的核心。从文法而言，则是一种省文笔法。

除上述五体与脏腑的辨证外，《素问·痹论》还从人体体质和病理变化情况，提出了一些不同的证型。素体"阳气少，阴气多"者，表现为寒证。"阳气多，阴气少"者，表现为热证。素体湿盛，又感湿邪，则"多汗而濡"。黄帝曾问及"或燥"，然下文未作回答，恐系缺文。但不难理解：可因素体阴虚，或痹热日久，以致津液精血不足，而见皮肤、舌、咽干燥，肢体消瘦的现象。这些当与以上各种痹证结合起来加以辨证。

又：《素问·五脏生成》云："卧出而风吹之，血凝于肤者为痹。"《金匮要略》中有"血痹"一证，张仲景认为养尊处优的人，形体虽胖，本质却是虚弱的（所谓"骨弱"），当疲劳后，汗出而卧，被风邪所中，因而得之。其"外证身体不仁，如风痹状"，用黄芪桂枝五物汤治疗（《金匮·血痹虚劳脉症并治》），似即《素问·五脏生成》之论的具体化。此证以虚为主，也属于痹证范围，与《素问·痹论》所说"不痛，不仁"相类。

《灵枢·周痹》又有"周痹"、"众痹"之称，也属于风寒湿的范围，不过根据其疼痛的不同情况命名而已。其论疼痛的病机，认为是"风寒湿气客于分肉之间"，津液凝聚，"排分肉而分裂"所致。这是对《素问·痹论》的补充。

此外，《素问·痹论》还对痹证的治疗难易和预后作了原则性的论断。从病邪性质而言，"其风气胜者，其人易已也"。风为阳邪，其性浮越，易于疏散，故较易治愈；反之，寒性收引，湿性重着，均属阴邪，故治疗较难。从邪入浅深言，"其入脏者死，其留连筋骨间者疼久，其留皮肤间者易已"。说明邪在皮肤最浅，易愈；入于筋骨之间则较深，而使病程延长；如果入脏，是为最深，病情最重，预后不良。这对临床有一定的指导意义。

三、痹证的治疗

痹证的治疗，《内经》在针刺疗法方面论述颇详。《素问·痹论》首先提出了针刺的原则："五脏有俞，六腑有合，循脉之分，各有所发，各随其过，则病瘳也。"就是说要根据痹邪所犯经脉、脏腑，采取循经取穴的刺法，方可取得好的疗效。在针刺方法上，《灵枢·周痹》有"痛从上下者，先刺其下以过之，后刺其上以脱之"及"痛从下上者，先刺其上以过之，后刺其下以脱之"的按其疼痛路线，先阻止邪气的上下扩展，然后回过头来截断邪气归路的治疗经验，有"其瘛坚转，引而行之"的引导经气的手法，有"痛虽已止，必刺其处，勿令复起"的彻底治疗，以防止其复发。《素问·长刺节论》有筋痹"刺筋上……分肉间，不可中骨"，肌痹"刺大分小分，多发针而深之"，骨痹"深者刺无伤脉肉为故"等。至于针刺选穴问题，《内经》也有不少记载。以上这些，仅简要举例，这里不作详细论述。

至于药物治疗，《灵枢·寿夭刚柔》载有治疗寒痹的外治熨法，药用蜀椒、干姜、桂心浸酒制成（具体制法、用法见原文，这里从略）。内服药物治疗，《内经》中虽无具体方药，但其许多原则和治法，也是适用于痹证的。如"寒者热之"，"热者寒之"，"虚者补之"，"其在皮者，汗而发之"，"血实宜决之，气虚宜掣引之"等等。《素问·痹论》中"从其气则愈"提示了用调和营卫的方法，加强气血功能，以促进运行，祛除病邪。这一理论对后世治疗痹证很有启发。如张仲景认为历节病的产生，由于血不足，营卫不固，风邪乘之，筋骨得不到营血的滋养，故关节掣痛，不能屈伸，甚则邪注于筋骨，搏于关节，阻碍气血流通，致使关节肿大变形。其治疗在祛风、除湿之中，结合益气养卫、理血和营之法。《灵枢·周痹》所论痹痛的病机是"沫得寒则聚"，即津液聚而为痰，流注经络。这又开辟了后世医家从痰论治的途径。如朱震亨认为白虎历节"大率有痰"用二陈汤加味治之。李杲指出"风湿生痰，以其循历节遍身，曰历节风"，以古龙虎丹主之。现代临床治疗痹证的驱风寒湿邪、调和营卫、补益气血、活血、祛瘀，化痰等常用方法，是在《内经》和前人理论原则的基础上又有新的发展了。

参 考 资 料

· 文献摘录 ·

痹者，风寒暑湿之气，中于脏腑之为也。入腑则病浅易治，入脏则深难治；而有风痹寒痹湿痹热痹气痹，又有筋骨血肉气之五痹也。大凡风寒暑湿之邪，入于心则为血痹，入于脾则为肉痹，入于肝则名筋痹，入于肺则名气痹，入于肾别名骨痹，感病则一，其治乃异。

气痹者，愁思喜怒过多则气结于上，久而不消则伤肺，肺伤则生气渐衰而邪气愈胜……血痹者，饮酒过多，怀热太盛，或寒折于经络，或湿犯于荣卫，因而血搏，遂成其咎……肉痹者，饮食不节，膏粱肥类之所为也。脾者肉之本，脾气已失则肉不荣，肉不荣则肌肤不滑泽，肌肤不滑泽则纹理疏，凡风寒暑湿之邪易为入，故久不治则为肉痹也……筋痹者，由怒叫无时，行步奔急，淫邪伤肝，肝失其气，因而寒热，所客久而不去，流入筋会，则使人筋急而不能行步舒缓也，故名曰筋痹……骨痹者，乃嗜欲不节，伤于肾也。（汉·华佗：《中藏经·五痹》）

痹者气闭塞不通流也，或痛痒，或麻痹，或手足缓弱，与痿相关。但痿属内因，血虚火盛，肺焦而成。痹属风寒湿三气侵入而成。然外邪非气血虚则不入，此所以痹久亦能成痿。（明·李梴：《医学入门·痹证》）

·现代研究·

一、五脏痹的形成

五脏痹的发生，大致有两种情况。一是五体之痹缠绵不愈，反复感受外邪，内入于脏，则形成五脏痹……张伯臾教授的一则风湿热、风湿性关节炎、风湿性心脏病医案中，有发热、关节肿痛，心悸胸闷及四肢不温的记载，也属于体痹（脉痹）不已，内传于脏（心）。另一种情况是由于脏气功能失调或饮食所伤，导致脏气痹塞，造成五脏实质损害，形成五脏痹……临床上有些痹证，并无明显感受外邪的病史，但却逐渐出现五体痹及五脏痹的症状，不能不考虑脏气失调或饮食失节的因素，如代谢性关节病——增殖性关节炎，可无感受外邪的历史，而缓慢出现类似骨痹的骨节疼痛及骨痛不可俯仰的症状，当累及颈椎、腰椎及骶椎时，便出现类似肾痹"尻以代踵，脊以代头"的畸形状态。再如与饮水有关的氟骨症，也有类似骨痹发展为肾痹的过程。可以看出，《内经》关于五脏痹形成的原因，及五体痹与五脏痹的密切关系的认识是非常深刻的，是我们临床认识和讨论五脏痹的主要依据。（胡志坚．浅谈五脏痹．新中医，1982，（4）:1-5.）

　　五体痹反复发作不愈内传于所合的脏是一般的规律。临床也可有一种体痹内传于几个脏器的情况。如我们收治一个系统性红斑性狼疮患者，关节疼痛及反复发热 2 年多。该患者既有关节肿痛、肌肉疼痛或麻木、发热、脉滑数等热痹的症状，又有心悸不宁、胸闷气短；胁满脘胀腹胀、胁下痞块；咳嗽气逆，痰中带血；腰痛尿少，面肢浮肿等心、肝、肺、肾痹证的表现。现代医学检查证实有心、肝、肺、肾的实质性损害。（同上）

第十二论　论　痿　证

原　文

《素问·痿论》　　黄帝问曰：五脏使人痿，何也？岐伯对曰：肺主身之皮毛，心主身之血脉，肝主身之筋膜，脾主身之肌肉，肾主身之骨髓。故肺热叶焦①，则皮毛虚弱急薄②，著③则生痿躄④也。心气热，则下脉厥而上，上则下脉虚，虚则生脉痿，枢折挈⑤，胫纵而不任地也。肝气热，则胆泄口苦，筋膜干，筋膜干则筋急而挛，发为筋痿。脾气热，则胃干而渴，肌肉不仁，发为肉痿。肾气热，则腰脊不举，骨枯而髓减，发为骨痿。

　　肺者，脏之长也，为心之盖也。有所失亡⑥，所求不得，则发肺鸣⑦，鸣则肺热叶焦。故曰：五脏因肺热叶焦，发为痿躄，此之谓也。悲哀太甚，则胞络绝⑧，胞络绝则阳气内动，发则心下崩，数溲血⑨也。故《本病》曰：大经空虚，发为肌痹⑩，传为脉痿。思想无穷，所愿不得，意淫于外⑪，入房太

---

①　肺热叶焦　形容肺叶受热邪灼伤而津液消耗。
②　急薄（báo 雹）　形容皮肤干枯，毫毛憔悴的情况。
③　著　留而不去。
④　痿躄　泛指四肢痿废不用。
⑤　枢折挈（qiē 切）　形容关节弛缓，不能提举，犹如枢轴折断不能活动。枢，枢纽，转轴，这里指关节。折，折断。挈，提举。
⑥　失亡　心情不欢，有如所爱之物亡失。
⑦　肺鸣　呼吸喘息有声。
⑧　胞络绝　指心包的络脉阻绝。
⑨　心下崩，数溲血　心火通血下崩而频频尿血。
⑩　肌痹　《太素》作"脉痹"。
⑪　意淫于外　邪念太过不能自制。

甚，宗筋弛纵，发为筋痿，及为白淫①。故《下经》曰：筋痿者，生于肝，使内②也。有渐于湿，以水为事，若有所留，居处相湿，肌肉濡渍，痹而不仁，发为肉痿。故《下经》曰：肉痿者，得之湿地也。有所远行劳倦，逢大热而渴，渴则阳气内伐③，伐则热舍于肾，肾者水脏也，今水不胜火，则骨枯而髓虚，故足不任身，发为骨痿。故《下经》曰：骨痿者，生于大热也。

帝曰：如夫子言可矣。论言治痿者独取阳明何也？岐伯曰：阳明者，五脏六腑之海，主闰④宗筋，宗筋主束骨而利机关也。冲脉者，经脉之海也，主渗灌溪谷⑤，与阳明合于宗筋，阴阳总宗筋之会，会于气街，而阳明为之长，皆属于带脉，而络于督脉。故阳明虚则宗筋纵，带脉不引，故足痿不用也。帝曰：治之奈何？岐伯曰：各补其荥而通其俞，调其虚实，和其逆顺，筋脉骨肉，各以其时受月⑥，则病已矣。

《灵枢·根结》　阳明为阖……阖折则气无所止息而痿疾起矣，故痿疾者取之阳明，视有余不足。无所止息者，真气稽留，邪气居之也。

《素问·生气通天论》　因于湿，首如裹，湿热不攘，大筋䝐⑦短，小筋弛长，䝐短为拘，弛长为痿。

《灵枢·九宫八风》　犯其雨湿之地，则为痿。

《灵枢·邪气脏腑病形》　脾脉……缓甚为痿厥，微缓为风痿，四肢不用，心慧然若无病。

---

① 白淫　指遗精、带下之类，
② 使内　指房事。
③ 伐　侵犯。
④ 闰　《甲乙经》作"润"。
⑤ 溪谷　《素问·气穴论》"肉之大会曰谷，肉之小会曰溪。"
⑥ 各以其时受月　分别根据脏腑所主的季节进行针刺治疗。
⑦ 䝐（ruǎn 软）　收缩。

讨　论

痿有枯萎和痿弱两种含义，故痿证是指肌肤枯萎，筋骨关节弛缓、痿弱不用的一类病证。四肢长期不用或少用可导致五体痿弱，五体有病，久而不愈，亦可致使四肢痿废不用，两者互为因果。痿证的发生，或为外因，或为内因。在治疗上，《灵枢·根结》提出"取之阳明"，《素问·痿论》更强调"独取阳明"和"各补其荥而通其俞"的治法，这对后世有较深远的影响。

一、痿证的病因病机

根据《内经》所论，痿证的病因，有由于湿热之邪外犯，有由于劳倦、房室、情志内伤。其总的病机，则是五脏蕴热，津液精血耗伤之故。兹简析如下。

（一）肺热致痿

《素问·痿论》说："五脏因肺热叶焦，发为痿躄。"五脏热均能致痿，为什么突出"肺热叶焦"这一病理机制？此应从肺在整体生理功能方面来理解。《素问·经脉别论》云："饮入于胃，游溢精气，上输于脾，脾气散精，上归于肺，通调水道，下输膀胱，水精四布，五经并行。"又云："食气入胃，浊气归心，淫精于脉，脉气流经，经气归于肺，肺朝百脉。"可见肺无论在水饮或谷食的代谢中均起着重要作用，只要肺之布水精、朝百脉的功能正常，五脏得以滋荣，何痿之有？若本脏或他脏之火内炽，灼伤肺金，而使肺叶枯焦，清肃之令不行，水精难以四布，经脉气血空虚，则五脏失养，五体失荣而成痿证。

（二）五脏热致痿

分而言之，五脏有热，均可伤津灼液而致痿证。然五脏热的原因，则有不同。《素问·痿论》认为，肺热是由于"有所失亡，所求不得"；心热是由于"悲哀太甚"；肝热是由于

"思想无穷"，"入房太甚"；脾热是由于"以水为事"或"居处相湿"；肾热是由于"远行劳倦"而又"阳气内伐"等。归纳起来，即内伤情志，五志之极，皆可化火；远行劳倦，动极生阳，因而阳热内甚；入房过度，既伤宗筋，又耗肾精，阴虚则火旺；湿本阴邪，但内蕴既久，则郁而化热。总之，因虽不同，但其病理变化的结果，都是以形成火热内炽，耗伤津液精血而导致痿证。

五体为五脏之外合，它有赖于五脏精气的滋养。五脏为热所伤，不能荣其五体，故而导致五体之痿。如"肺主身之皮毛"，肺热则皮肤干燥，毫毛枯萎，故"皮毛虚弱急薄"；"心主身之血脉"，心热过甚，迫血外溢，故"大经空虚"；"肝主身之筋膜"，肝热灼伤阴血，筋失所养，故"筋膜干则筋急而挛"；"脾主身之肌肉"，湿邪伤脾蕴热，肌肉不荣，故"痹而不仁"；"肾主身之骨髓"，肾热耗伤阴精，骨枯髓减，故"腰脊不举"。所以五体痿只是五脏痿的外在表现，而五脏精气虚损，乃痿证病机的实质所在。

以上《素问·痿论》所言痿证的病因病机，不过就五脏与五体的关系举例而已，不必拘泥看待。如湿热之邪，不仅有伤于脾，亦可伤于肝肾。故李杲说："夫痿者，湿热乘于肝肾也。"（《东垣十书·暑伤胃气论》）王泰林说："五脏之热，皆能成痿……然而虽有五，实则有二：热痿也，湿痿也。如草木无雨露则萎，草木久被湿遏亦萎。"（《王旭高医案·痿痹》）

（三）阳明虚致痿

《素问·痿论》云："阳明虚，则宗筋纵。"宗筋有狭义、广义之分，狭义指男子前阴，广义指许多筋的结合处。故阳明虚可以引起狭义的男子外生殖器的痿弱，亦可导致众多筋的弛纵。这里主要讨论阳明与广义宗筋及奇经的关系。

1. 阳明与宗筋的关系

宗筋主要指十二经筋的结合处，由于十二经筋是十二正经连属于筋骨的部分，多结、聚、散、络于骨骼和关节附近。十二经筋的气血来自十二正经，而十二正经又禀承于阳明，故只有在阳明经气血充足、脾气转输正常之时，脏腑才能"各因其经而受气于阳明"（《素问·太阴阳明论》）。脏腑十二经将从阳明经禀承的气血，通过十二经筋濡润人体的众多筋膜，筋膜得养，方可发挥"束骨而利机关"的作用。

2. 阳明与奇经的关系

奇经以其不与脏腑直接络属，又无表里配合关系而得名。由于八脉纵横交叉于十二经脉之间，有加强经脉间的联系及调节十二经气血的作用。当十二经脉所运行的气血盈满之时，则注于八脉以备用，一旦不足，又由奇脉流溢于十二经脉，予以补充。正如李时珍据《难经》之意，概括地说"盖正经犹夫沟渠，奇经犹夫湖泽，正经之脉隆盛，则溢于奇经"，此与"天雨下降，沟渠满溢，霧霈妄行，流于湖泽"（《奇经八脉考·奇经八脉总说》）之理是同样的。故奇经中的冲脉又称"十二经之海"或"血海"，督脉又称"阳脉之海"，任脉又称"阴脉之海"。八脉之气血虽禀于脏腑及十二正经，但与阳明关系尤为密切。如冲脉内起于胞中，而外出于体表阳明经的气街穴，所以《素问·骨空论》直接说"冲脉者，起于气街"，后世又有"冲脉隶于阳明"之说。至于带脉，环腰一周，有约束诸条纵向循行经脉的作用。督脉有统领诸阳经的功能（六条阳经都与督脉交会于大椎）。若阳明气血衰弱，奇脉因之失养，则冲脉下能"渗灌溪谷"，"带脉不引"，督脉不能统阳，而致四肢痿弱不用。《素问·痿论》虽未明确提出阳明与阳维、阴维、阳跷、阴跷脉的关系，但所说"阴阳总宗筋之会"，实已将上述四脉包含其中。根据《难经》，阴维、阳维能维系诸阴、阳经，阴、阳维如失去这种维系作用，可致肢体"不能自收持"而痿软无力。阴跷、阳跷均起于跟中，前者循行于下肢内侧，后者循行于下肢外侧，有保持肢体动作轻健敏捷的功能。如因失养而病，则"阴缓而阳急"或"阳缓而阴急"，使下肢不能正常运动。因此，《素问·痿论》既强调痿证与阳明的关系，又指出与奇脉的联系。后世医家在此基础上，开创了从奇脉着手论治痿证的方法。如林珮琴说："脊骨手足痿纵，此督脉及宗筋病"，"须理督脉，兼养宗筋乃效。"又云："冲为血海，隶于阳明，阳明虚则冲脉不荣，而宗筋弛纵，无以束筋骨、利机关，法当调补营血，以实奇经。"（《类证治裁·痿症》）叶桂亦有将"右肢跗足无力如痿"责之"冲脉虚寒"，而予"通阳摄阴，以实奇脉"的治法。陆渊雷在《金匮要略今释》中引《生生堂医谈》用苓姜术甘汤治"腰脚冷，脚痿弱，一步不可行，如此十年"的老妪，其"初来时肩舆，次来时人扶，次来时倚杖，次来时自步，不俟杖矣"（见《五脏风寒积聚病脉证并治》）。朱小南认为"本方能固带脉，温脾胃"，使"中气足，则带脉固"（《朱小南妇科经验选·带脉探论》），而足痿可已。

二、痿证的治疗

对痿证的治疗，《素问·痿论》提出了三条治法，即"独取阳阴"，"各补其荥而通其俞，调其虚实"，"各以其时受月"。

"治痿独取阳明"，原指针刺而言，但随着医学的发展，这一治法已远远超出针刺范围，而广泛地用于指导药物治疗。根据"阳明虚则宗筋纵"之语，独取阳明，意在补阳明之虚。这与《素问·太阴阳明论》所谓"脾病不能为胃行其津液，四肢不得禀水谷气，气日以衰，脉道不利，筋骨肌肉，皆无气以生，故不用焉。"其理是一致的。《素问·痿论》在分析病因、病机时未曾言及，而于此时作了补充。从临床来看，痿证之由脾胃虚弱，气血不充者，并非少见，补其脾胃，益其气血，亦为常用之法。如李杲曾指出："夫脾胃虚弱，必上焦之气不足，遇夏天气热盛，损伤元气，怠惰嗜卧，四肢不收，精神不足，两脚痿软……黄芪人参汤主之。"（《脾胃论·脾胃虚弱随时为病随病制方》）近代以补中益气汤加味治疗肉痿而取效者屡见不鲜。当然，病涉阳明，不仅有虚证，也有实证，或虚实夹杂证。故《灵枢·根结》云："故痿疾者取之阳明，视有余不足。"因此李杲曾用清暑益气汤加味治疗暑伤胃气之痨，他说"如脚膝痿软，行步乏力，或疼痛，乃肝肾中伏湿热"，宜"更增黄柏，加汉防己五分，则脚膝中气力如故"。（《脾胃论·长夏湿热·胃困尤甚用清暑益气汤论》）叶桂又曾用加味温胆汤、更衣丸治疗胃肠窒塞之痿，如《临证指南医案·痿》中记载："食入壅脘欲吐，大便旬日不通，痞阻日甚，而为痿证。《内经》论治痿独取阳明，无非流通胃气……议用加味温胆汤"，"大便旬日不通，用更衣丸，取意小肠火腑，非苦不通，非下不夺也。"这是纯从实治之法。

"各补其荥而通其俞，调其虚实"。即痿证因于某脏之虚者，刺其相应经脉的荥穴，以补其气；若为某脏之实者，则刺其相应经脉的俞穴，以通其气。这与独取阳明正相互补充，体现了辨证论治的原则。在临床上，当视具体情况而灵活运用，或以治阳明为主，兼治他脏；或以治他脏为主，兼治阳明。药物治疗也是这样，如现在临床治疗痿证常用健脾益气、益胃养阴、养肺生津、补益肝肾、清利湿热等法，而这些治法，也可根据证候的虚实主次配合使用。

至于"各以其时受月"，是古代依据脏腑所主季节和五体受病的情况而制定的一种方法。认为只有在脏腑受气的时节治疗相应五体的病变时则病已。如筋痿以春季治疗效佳，因为肝主春，筋为肝之合，今筋有病，可借助春季肝旺之时以治之，故病易已。其余可以类推。这一"因时"治疗的原则，迄今有效地指导着临床，并为"时间医学"的发展奠定了理论基础。

参考资料

·文献摘录·

六七月之间，湿令大行，子能令母实而热旺，湿热相合而刑庚大肠，故寒凉以救之。燥金受湿热之邪，绝寒水生化之源，源绝则肾亏，痿厥之病大作，腰以下痿软瘫痪，不能动，行走不正，两足欹侧，以清燥汤主之。（元·李杲《脾胃论·

湿热成痿肺金受邪论》）

经言病本虽五脏各有，而独重太阴肺经，经言治法虽诸经各调，而独重阳明胃经，此其说何居乎？肺金体燥，居上而主气化，以行令于一身，畏火者也。五脏之热火熏蒸，则金被克而肺热叶焦，故致疾有五脏之殊，而手太阴之地，未有不伤者也。胃土体湿，居中而受水谷，以灌溉四肢，畏木者也。肺经之受邪失正，则木无制而侮其所胜，故治法有五脏之分，而足阳明之地未有或遗者也。夫既曰肺伤，则治之亦宜在肺矣。而岐伯独取阳明又何也？《灵枢》所谓真气所受于天，与谷气并而充身，阳明虚则五脏无所禀，不能行血气，濡筋骨，利关节，故百体中随其不得受水各处不用而为痿。（明·李中梓：《医宗必读·总论》）

"治痿独取阳明"还当兼晓奇经之义。《素问·痿论》云："阳明虚则宗筋纵，带脉不引，故足痿不用也。"盖阳明经脉属带脉所约束，如带脉不能延引，则在下之筋脉松弛，蹻维不用，而足痿躄。曾治痿躄一例，患者张姓妇，63岁，病延三月之久，先是两足无力，继则行路不稳，病情逐步加重，下肢痿弱不用，西医诊为多发性神经根炎，迭治未效，自诉除下肢痿软，不能行走外，腰脊酸楚异常，两足心发热，视其苔薄黄微腻，诊脉弦细，先予知柏八味丸合三妙丸作汤剂，化阴中之湿热，连服十剂，病情好转，继予大补阴丸加当归、白芍、牛膝、苁蓉、狗脊、石斛、菟丝子、鸡血藤等出入为方，另以鲜猪脊髓，每日二条，隔水燉食。连进20余剂，病情逐步好转，行动基本恢复正常。是故润养阳明，清化湿热，通补奇经，固束带脉，乃治疗痿躄之重要途径。（陈继明·浅谈带脉·中医杂志，1983，（7）:54-56.）

第十三论　论　厥　证

原　文

《素问·厥论》　黄帝问曰：厥之寒热者，何也？岐伯对曰：阳气衰于下，则为寒厥；阴气衰于下，则为热厥。帝曰：热厥之为热也，必起于足下者何也？岐伯曰：阳气起于足五指①之表②，阴脉者集于足下而聚于足心，故阳气胜则足下热也。帝曰：寒厥之为寒也，必从五指①而上于膝者何也？岐伯曰：阴气起于五指①之里②集于膝下而聚于膝上，故阴气胜则从五指①至膝上寒，其寒也，不从外，皆从内也③。帝曰：寒厥何失④而然也？岐伯曰：前阴者，宗筋之所聚，太阴阳明之所合也。春夏则阳气多而阴气少，秋冬则阴气盛而阳气衰。此人者质壮，以秋冬夺于所用⑤，下气上争不能复，精气溢下，邪气因从之而上也；气因于中⑥，阳气衰，不能渗营其经络，阳气日损，阴气独在，故手足为之寒也。帝曰：热厥何如而然也？岐伯曰：酒入于胃，则络脉满而经脉虚；脾主为胃行其津液也。阴气虚⑦则阳气入，阳气入则胃不和，胃不和则精气竭，精气竭则不营其四肢也。此人必数醉若饱以入房，气⑧聚于脾中不得散，酒气与谷气相薄，热盛于中，故热遍于身，内

---

　　① 指　古通"趾"。
　　② 表、里　表，五趾外侧。里，五趾内侧。
　　③ 不从外，皆从内　寒从内生，非由外寒所致。
　　④ 失　过失。
　　⑤ 夺于所用　指纵欲过度或劳力过强。
　　⑥ 气因于中　由于精气溢泄于下，阴寒之邪气因而乘虚上犯中焦，使脾阳日衰。
　　⑦ 阴气虚　酒性辛热，长期酗酒，耗伤阴津，故阴气虚。
　　⑧ 气　指酒气与谷气。

热而溺赤也。夫酒气盛而慓悍，肾气有衰，阳气独胜，故手足为之热也。帝曰：厥，或令人腹满，或令人暴不知人，或至半日远至一日乃知人者，何也？岐伯曰：阴气盛于上则下虚，下虚则腹胀满。阳气盛于上，则下气重上而邪气逆①，逆则阳气乱，阳气乱则不知人也。

《素问·生气通天论》　阳气者，烦劳则张②，精绝，辟积③于夏，使人煎厥。目盲不可以视，耳闭不可以听，溃溃乎若坏都，汩汩乎不可止④。阳气者，大怒则形气绝，而血菀⑤于上，使人薄厥。有伤于筋，纵，其若不容⑥。汗出偏沮⑦，使人偏枯。

《素问·调经论》　血之与气并走于上，则为大厥，厥则暴死，气复反则生，不反则死。

《素问·大奇论》　脉至如喘，名曰暴厥。暴厥者，不知与人言。

《素问·脉解》　内夺⑧而厥，则为瘖俳⑨，此肾虚也。

《素问·缪刺论》　其状若尸，或曰尸厥。

讨　论

厥，逆也，气机逆乱之意。《内经》所言之厥，有病因、病机、病证三种不同含义。病因之厥，如《灵枢·邪客》所

---

　　① 下气重上而邪气逆　阳气盛于上，下部之气又并行于上而成为上逆之邪气，于是气机为之逆乱。

　　② 张　鸱张，亢盛。

　　③ 辟积　辟，通"襞"，指衣裙褶。辟积，即积累重复，有反复发生之意。

　　④ 溃溃乎若坏都，汩汩乎不可止　形容煎厥证之来势迅猛，如同洪水泛滥，堤防崩溃，水流急速不可遏止。都，通"渚"（zhǔ　主），蓄水之所，引申为防水堤。汩汩，水流急声。

　　⑤ 菀　音义同"郁"。

　　⑥ 不容　肢体不能随意活动。容，用也。

　　⑦ 汗出偏沮　汗出于半身，另侧受阻无汗。沮，阻止。

　　⑧ 内夺　房劳过度使精气耗散。内，指性生活。夺，消耗。

　　⑨ 瘖俳　瘖，音哑不能言。俳，通"痱"，四肢不能运动。

说"今厥气客于五脏六腑，则卫气独卫其外，行于阳，不得入于阴……故目不瞑"的"厥气"，即指外邪。病机之厥，如《素问·气厥论》将五脏六腑的寒热相移，责之于"得之气厥也"。这里的"气厥"，指脏腑的气机逆乱，因而相互传变。病证之厥，有寒厥、热厥、煎厥、薄厥、大厥、暴厥、尸厥等，由于这些病证的产生，亦以气机逆乱为主要病机，故命名为厥。厥证与痹证一样，均为病机性病名。厥在《内经》中虽然有三种含义，但有时病机之厥与病证之厥又往往难以绝对分割，如《素问·厥论》中的六经厥，《灵枢·厥病》中的厥头痛、厥心痛。有人将此归于厥证，有人则认为这里的厥主要指气机逆乱而言。我们以为后一种意见较为妥当，故未列入本论之中。

《内经》对厥证的病因、病机及辨证治疗等方面均有较为详细的论述，兹分述于下。

一、厥证的病因与病机

《内经》厥证的内容，主要为肢厥与昏厥。肢厥有寒厥、热厥之分。昏厥有煎厥、薄厥、大厥之别。虽均以气机逆乱为其共有病机，但形成之因各不相同。

（一）肢厥的病因病机

肢厥是由于阳气或阴气在经脉中运行逆乱，而导致四肢发冷或发热的一种病证。其四肢发冷者为寒厥，四肢发热者为热厥。《素问·厥论》指出寒厥的产生乃因"此人者质壮，以秋冬夺于所用，下气上争不能复，精气溢下，邪气因从之而上也，气因于中，阳气衰，不能渗营其经络，阳气日损，阴气独在，故手足为之寒也。"意思是说患者自恃体质壮实，不知保养，当秋冬阳气潜藏之时，纵其情欲，损伤下焦肾阳，肾阳衰于下则上争脾胃之气以自救，由于化生不及，一时难以恢复，肾虚固摄无权，于是遗精滑泄。阳虚则阴盛，阴寒之邪乘虚上逆，侵犯中焦，使脾阳亦虚，终因脾肾阳衰，不能温养经络，阳气日益亏损，阴寒独自存在，以致手足寒冷上至肘膝，成为寒厥。热厥的产生，则是"此人必数醉若饱以入房，气聚于脾中不得散，酒气与谷气相薄，热盛于中，故热遍于身，内热而溺赤也。夫酒气盛而慓悍，肾气有衰，阳气独盛，故手足为之热也。"意思是说，病人经常醉酒，或饱食入房，使酒气与谷气壅滞积聚于脾胃之中，两相搏结，不得布散，因此郁结中焦久而化热。且酒性辛热，极易生热耗阴，加之房室不节，更伤肾中阴精，脾、胃、肾三脏阴亏，阴虚则阳胜，故阳气独盛，而手足发热。从上可以看出，寒厥、热厥虽有阳虚、阴虚的不同病机，然都与肾脏之精气密切相关。故《素问·厥论》曰："阳气衰于下，则为寒厥；阴气衰于下，则为热厥。"

（二）昏厥的病因病机

昏厥是由于阴虚阳亢或气血逆乱于上而出现突然昏倒、不省人事的一类病证。《内经》所言之昏厥，种类较多，有虚有实。其病名有据病机而命者，如煎厥、薄厥；有以发病急缓而定者，如暴厥、大厥；有从发作症状而言者，如尸厥、痛厥等。

昏厥的产生，可由情志失调或劳倦过度所造成。如《素问·生气通天论》云："阳气者，大怒则形气绝，而血菀于上，使人薄厥。"肝在志为怒，怒则气上，迫使血液上逆，失其旋转之机，一时阻滞隔绝，令人昏厥。薄者，迫也，故命名为薄厥。《素问·调经论》中的"血之与气并走于上，则为大厥"，其病机与此相似。《素问·生气通天论》中又云："阳气者，烦劳则张，精绝，辟积于夏，使人煎厥。"烦劳，指频繁的思虑或操劳，阳性动，烦劳过动其阳，使阳气鸱张而劳火上炎，当夏季炎热之时，阳气更盛，内外皆热，火益炽而精益亏，孤阳厥逆，最易暴发昏厥。其势如煎如熬，故曰煎厥。也有由于感受寒邪而致者，如《素问·举痛论》云："寒气客于五脏，厥逆上泄，阴气竭（通"遏"），阳气未入，故卒然痛死不知人。"寒邪侵于五脏，阴气阻遏于内，气血凝滞，经脉不通，以致"卒然痛死不知人"。这是由于阴气过盛，迫使阳气上逆泄越于外，阴阳处于暂时的离决状态。经文虽未明言为厥，但实际上是一种因寒而致的痛厥证。

二、厥证的辨证与治疗

《内经》所论厥证有寒热虚实之异。寒厥以四肢寒冷为其辨证要点，其所以五趾至膝上寒者，《素问·厥论》曰："阴气起于五指之里，集于膝下而聚于膝上，故阴气胜则从五指至膝上寒。"足之三阴经起于五趾内侧，聚集在膝关节的上下。如果阳衰阴盛，阳气不能达于肢端，故寒气先起于足趾，然后向上发展到膝部，而表现从趾至膝寒冷。热厥以四肢发热为其辨证要点，其所以足下热者，《素问·厥论》曰："阳气起于足五指之表，阴脉者集于足下而聚于足心，故阳气胜则足下热也。"足之三阳，从头走足，循于手足之外侧，而足之三阴经集中在足下，会聚于足心。如果阳气亢盛而阴气衰微，则热气不但充斥于阳经，且乘于阴经，故足下足心发热。从以上可以看出厥证的寒热，主要由于阴阳之逆乱所造成的。一般说来，阳盛阴虚则热，阴盛阳虚则寒。肢厥的阴阳偏盛偏衰程度较轻，而昏厥的偏盛偏衰程度严重，以致发生一时性的阴阳分离隔决。但是阴阳的盛衰不是固定的，轻证可向重证转变，故肢厥证可以单独出现，随着病情的加重，亦可发展为昏厥，或出现其他症状。如《素问·厥论》说："阴气盛于上则下虚，下虚则腹胀满。"《素问注证发微》言："夫阴气盛于上则腹满者，乃上文之寒厥。"寒厥是阴盛阳虚所致，其"下虚"当为中下焦阳虚，阳虚气行不利，运化失职，故腹胀满。阴虚阳亢既可表现为热厥，亦可发生暴不知人。《素问·厥论》说："阳气盛于上，则下气重上而邪气逆，逆则阳气乱，阳气乱则不知人也。"《素问注证发微》曰："阳气盛于上则不知人者，乃上文之热厥耳。"热厥是阳盛阴虚所致，阳气盛于上，阴气虚于下，阴虚不能制阳，下焦龙雷之火并行于上，邪气因之由下而上逆，阳热之气扰乱于心胸，以致心神失守，发生昏厥，突然不省人事。

厥证的虚实，一般说来，薄厥、大厥、暴厥以实为主；煎厥、肢厥多为虚中夹实。至于《素问·脉解》的"内夺而厥……此肾虚也"及《灵枢·本神》的"肾气虚则厥",《灵枢·卫气》的"下虚则厥"的厥证,可以是昏厥,也可以是肢厥,主要决定于肾气虚衰的程度。如"内夺而厥"是指色欲过度,使肾精耗散,阳气暴脱。由于此厥系恣情纵欲,气随精去所致,与后世所言色厥雷同。正如张介宾所说:"凡色厥之暴脱者,必以其人本虚,偶因奇遇,而悉力勉为者有之;或因相慕日久而纵竭情欲者亦有之。故于事后则气随精去而暴脱不返。"(《景岳全书·厥逆》)如果仅为房劳伤肾而未致脱,又多表现为肢厥。

《内经》对于厥证治疗的记载以针刺为多。《素问·厥论》提出了"盛则泻之,虚则补之,不盛不虚,以经取之"的针刺原则。具体治法,分散见于《灵枢》的《经始》、《癫狂》、《杂病》、《寒热病》等篇。值得注意的是对尸厥的治疗首先连续针刺足太阴、少阴、阳明和手太阴、厥阴、少阴诸经之穴,如果厥仍不苏则以"竹管吹其两耳,剃其左角之发,方一寸,燔治,饮以美酒一杯,不能饮者,灌之,立已"(《素问·缪刺论》)。本证是由于邪气侵及手足少阴、太阴及足阳明之络而引起,此五经都相会于耳中,并上绕左耳上面的额角,如果五经脉气逆乱,阴阳隔决,突然使人失去知觉,像死尸一样,故称之为尸厥。先以针刺通其脉气,不效再用竹管吹病人的两耳,将剃下的左额头发,用火燔烧,制成粉剂,以酒冲服,进行抢救。目的都在于疏其经脉之气,如果阴阳之气得通,即可立愈。这种外治与内服,针刺与酒药并用的综合疗法,对后世治疗厥证很有启发。

由于厥证的形成在于阴阳气血的逆乱,故治疗当以调顺阴阳气血为要,无论针刺或药治,必须准确及时,尤其是昏厥如不紧急抢救,则失去治疗机会,可能导致死亡。正如《素问·调经论》所说:"气复反则生,不反则死。"后世对厥证的认识与治疗有了不少发展。除《内经》所论厥证外,还有气厥、血厥、痰厥、食厥、蛔厥、暑厥等名称。其中有的虽与

《内经》之名不同，但却相近。在治疗上张仲景以四逆汤治寒厥，并采用灸法；以四逆散、白虎汤治热厥；以乌梅丸治蛔厥。《增补内经拾遗方》用蒲黄散（炒蒲黄一两，清酒内沃之，温服）治薄厥、大厥；用接命丹（人乳两杯，好梨汁一杯，共炖熟，空心服）治"内夺而厥"。

现在临床，根据病情的寒热虚实，进行辨证论治。对寒厥、热厥、蛔厥多本张仲景治法。气厥予行气开郁；血厥予活血理气；痰厥投行气豁痰；食厥用消食导滞；虚证则宜补气益血等等。在治疗时常配合针灸疗法，实证先灌服苏合香丸、玉枢丹之类；虚证急服参附汤，现在有用中药制成治疗厥证的注射剂，取效更速。必要时应中西医结合进行抢救。

三、《内经》与《伤寒论》寒厥、热厥的异同

《内经》与《伤寒论》中均有寒厥、热厥之证，两者其名虽同，但病因、病机、症状及治疗却有相异之处。从病因病机言，《内经》所论寒厥、热厥强调内因，侧重于虚。如《素问·厥论》曰："阳气衰于下，则为寒厥；阴气衰于下，则为热厥。"其所以"衰于下"，一则由于"秋冬夺于所用"斫伤衰阳，而为寒厥；一则由于"数醉若饱以入房"，耗损肾阴，而为热厥，其结果均足以导致或加重肾脏的亏虚。所以"下虚"乃厥证产生的根本。而《伤寒论》的厥证，其寒厥多见于素体阳虚，复感寒邪所致，热厥则为实热之邪内闭，阳不外达而然。从症状言《内经》与《伤寒论》对寒厥的描述，均为手足寒，是一致的。但热厥症状则大相径庭，《内经》云"手足为之热"，而《伤寒论》谓手足厥冷，并指出热与厥的关系是"厥深者热亦深，厥微者热亦微"（第335条）。从治疗言，寒厥证《素问·厥论》虽未明言药治，但从针刺"虚则补之"，再联系《素问·至真要大论》"寒者热之"，"劳者温之"的原则，与《伤寒论》温肾益阳之法也是一致的。对热厥的治疗则不同，《内经》既论其病机为阴虚阳盛，则宜壮水之主，以制阳光。《伤寒论》既认为是邪热内闭，自当清泄

里热，宣郁透达。后世医家直至现代临床均宗仲景关于热厥的理论进行辨证施治，这一点是不可不知的。

参考资料

·文献摘录·

万物皆以负阴抱阳而生，故孤阴不长，独阳不成。阳气极盛而阴气极衰，则阳气怫郁，阴阳偏倾而不能宣行，则阳气畜聚于内，而不能营运于四肢，则手足厥冷，谓之阳厥。故仲景曰：热深则厥亦深，热微则厥亦微。（金·刘完素：《河间六书·厥逆》）

伤寒厥者，何以明之？厥者冷也，甚于四肢也。经曰：厥者阴阳气不相顺接，便为厥，厥者，手足逆冷是也。（《金·成无己：《明理论·厥逆》）

气并为血虚，血并为气虚，此阴阳之偏败也。今其气血并走于上，则阴虚于下，而神气无根，即阴阳相离之候，故致厥脱而暴死。复反者轻，不反者甚，此正时人所谓卒倒暴仆之中风，亦即痰火上壅之中风，而不知实由于下虚也。然上实者假实也，其有甚者，亦稍为清理，下虚者真虚也，若无实邪可据，则速当峻补其下……详仲景论厥逆，颇与《内经》有异。盖以手足言之，在《内经》则有寒厥热厥之分，在仲景则单以逆冷者为厥。再以邪正言之，在《内经》则论在元气，故其变出百端，而在气在血，俱有危证。在仲景则论在邪气。故单据手足，而所畏者，则在阴进而阳退也，观成无己曰：厥为阴之盛也，义可知矣。（明·张介宾：《景岳全书·厥逆》）

厥逆之证，危证也。盖厥者尽也，逆者乱也，即气血败乱之谓也。故《内经》特重而详言之。如云卒厥暴厥者，皆厥逆之总名也，如云寒厥热厥者，分厥进之阴阳也。如云连经连脏者，论厥逆之死生也。再若诸经脏腑之辨，亦既详矣。又近世犹有气厥、血厥、痰厥、酒厥、脏厥、蛔厥等证，亦无非本之经义。（明·张介宾：《景岳全书·厥逆》）

·现代研究·

一、气滞血瘀，正虚欲脱是厥脱的基本病理特点。厥脱证从整体来说，虽缘阴阳之气不相顺接，必然导致气血不调，……其病理表现每多虚实夹杂，因热毒里陷势必伤阴耗气，阴寒内盛必致阳气虚衰，气可因阳衰气虚而滞，血可因阴亏血少而瘀，由此可知气滞血瘀，正虚欲脱，实是厥脱的重要病理基础。

二、求因辨证论治，是提高中医药治疗厥脱证的疗效关键……

三、行气活血，有助于改善循环。气滞血瘀，导致微循环障碍，组织器官有效灌注不足，是厥脱证的共同发病机制……

四、扶正固脱可以保护细胞功能。细胞功能与结构损伤，是厥脱阴竭阳亡的重要病理实质。因此我们在组方用药上，注意补阴益气，益气以养阴，以达到保护细胞结构和功能的目的……

五、行气活血，扶正固脱具有明显升压、稳压效应……实验研究发现，抗厥注射液能兴奋 α 和 β 受体。证明抗厥、救脱 1 号通过行气活血，扶正固脱可以达到升压、稳压的目的。（周仲瑛．中医药治疗厥脱证的研究．南京中医学院学报，1992：（1）:7-10.）

第十四论 论 咳

原 文

《素问·咳论》 黄帝问曰：肺之令人咳，何也？岐伯对曰：五脏六腑皆令人咳，非独肺也。帝曰：愿闻其状。岐伯曰：皮毛者，肺之合也，皮毛先受邪气，邪气以从其合也。其寒饮食入胃，从肺脉上至于肺，则肺寒，肺寒则外内合邪，因而客之，则为肺咳。五脏各以其时受病①，非其时，各传以与之②。

帝曰：何以异之？岐伯曰：肺咳之状，咳而喘息有音，甚则唾血。心咳之状，咳则心痛，喉中介介如梗状，甚则咽肿，喉痹。肝咳之状，咳则两胁下痛，甚则不可以转，转则两胠③下满。脾咳之状，咳则右胁下痛，阴阴④引肩背，甚则不可以动，动则咳剧。肾咳之状，咳则腰背相引而痛，甚则咳涎。帝曰：六腑之咳奈何？安所受病？岐伯曰；五脏之久咳，乃移于六腑。脾咳不已，则胃受之。胃咳之状，咳而呕，呕甚则长虫出。肝咳不已，则胆受之，胆咳之状，咳呕胆汁。肺咳不已，则大肠受之，大肠咳状，咳而遗失⑤。心咳不已，则小肠受之，小肠咳状，咳而失气⑥，气与咳俱失⑦。肾咳不已，则膀

---

① 五脏各以其时受病 指五脏在其所主之时（如肝主春，心主夏，脾主长夏，肺主秋，肾主冬），感受外邪而病。

② 非其时，各传以与之 在非肺所主之秋令而咳者，乃他脏以时受邪而传之于肺所致。

③ 胠（qū 区） 腋下胁肋部。

④ 阴阴 隐隐。

⑤ 遗失 《甲乙经》、《太素》均作"遗矢"。遗矢，即大便失禁。

⑥ 失气 亦称矢气，俗说放屁。

⑦ 气与咳俱失 咳与矢气同时发生。

胱受之，膀胱咳状，咳而遗溺。久咳不已，则三焦受之，三焦咳状，咳而腹满，不欲食饮。此皆聚于胃，关于肺①，使人多涕唾，而面浮肿气逆也。

《素问·生气通天论》　秋伤于湿，上逆而咳。

《素问·阴阳应象大论》　秋伤于湿，冬生咳嗽。

《素问·示从容论》　咳嗽烦冤者，是肾气之逆也。

讨　论

咳证虽多，无非肺病。但当分肺之自病而咳，与他脏病及于肺而咳之异。故《素问·咳论》有"肺之令人咳"与"五脏六腑皆令人咳"的论述。

一、肺令人咳

肺主气，司呼吸，外合皮毛，开窍于鼻。天气由鼻经肺系而入肺，故有"天气通于肺"之说。皮毛外与天气相应，内与肺气相合。故凡肺卫不固，皮毛受寒，则内传于肺。由于肺脉起于中焦，循胃口，上膈属肺，若其人饮冷，则寒气从肺脉上至肺，外内合邪，使肺气宣降失常，发为咳嗽。《灵枢·邪气脏腑病形》曰"形寒、寒饮则伤肺，以其两寒相感，中外皆伤，故气逆而上行"，正与此论互相发明。盖肺为清虚娇嫩之脏，外感各种邪气，通过皮毛或鼻皆可侵肺致咳。《内经》中除《咳论》、《邪气脏腑病形》所论因寒而咳外，《素问·生气通天论》有"秋伤于湿，上逆而咳"之因湿而咳；《素问·评热病论》有因劳致虚，感受风邪的劳风咳嗽；《素问·至真要大论》有"少阴司天，热淫所胜，民病……寒热咳喘"及"少阳司天，火淫所胜……民病……咳"之因火热而咳，有"阳明司天，燥淫所胜，民病……咳"之因燥而咳。说明六淫皆可阻碍肺气的宣肃而致咳，非独寒也。故《儒门事亲》有

---

① 此皆聚于胃，关于肺　指水饮停聚在胃，上逆于肺而为咳。言五脏六腑虽令人咳，而以肺胃关系最为密切。

"嗽分六气，毋拘以寒说"之专论。

外感咳嗽多为实证，然肺虚亦可致咳。如《素问·厥论》云："手太阴厥逆，虚满而咳，善呕沫。"《灵枢·胀论》亦曰："肺胀者，虚满而喘咳。"所以肺实可鸣，肺虚亦鸣。正如陈修园说："肺如钟，撞则鸣。风寒入，外撞鸣。痨损积，内撞鸣。"（《医学三字经·咳嗽》）

二、五脏六腑令人咳

肺朝百脉，为脏腑之华盖，百脉能将精气输于肺，亦可把病气传至肺，病气干之则令人咳矣。

心肺同居胸中，心属火而肺属金，在正常情况下，五脏生克有度，制化不息。一旦心火旺盛，则可熏灼肺金。《素问·咳论》所言心咳，即心火偏亢，乘肺而致。盖手少阴心经起于心中，出属心系，其支别从心系上夹咽喉。若心火旺盛，则火循经至咽喉，而致梗塞不舒，或咽喉红肿而痛。《血证论》亦有"心经火旺，不得安静，因而带出血丝，咳逆，咽痛"的类似记载，并指出可以用"导赤饮加黄连"治之。文中还补充了肺病及心的咳嗽，如"心主血脉，部居胸中，与肺为近，肺气咳逆，犹易牵动心部之血"，而出现咳嗽痰中带有血丝。治疗又当以清水之上源为主，认为"水不清而凝为痰，痰不降而牵动血"，所以提出"治肺之痰，又是治咯血捷法"，乃治病求本的又一验证。又，心主血，肺主气，心血之所以能在血管中正常运行，全赖气之推动，故有"气为血帅"之说。但血的运行正常与否，也直接影响着气。如唐容川说："人身气道，不可有塞滞，内有瘀血，则阻碍气道，不得升降，是以壅而为咳。"（《血证论·咳嗽》）由于致咳之因为心血瘀阻，瘀去则气道通，痰水消，咳自宁，主张以血府逐瘀汤治之。若其咳因心阳虚衰，心气不足所致，又当以益心阳，养心气为主，从速改善心脏功能，使肺中瘀血畅行，水饮运化，则肺气可望宣畅，咳嗽自然减轻。故临床常将心功能不全或心力衰竭所引起的咳嗽归于心咳。

　　肝主疏泄，具少阳春生之气，其性升。肺主气，司呼吸，主治节，宜降。两者升降适宜，方可维持肺气的正常呼吸功能。一旦肝气郁滞，疏泄失常，久而化火，灼肺刑金，阻碍肺气肃降，则可引起咳嗽。如秦昌遇说："木气怫郁，肝火时动，火盛刑金，则为咳喘。或肝经少血，肝气亏损，则木燥生火，亦为咳喘。"（《症因脉治·内伤咳嗽》）肝脉布于胁肋，肝气郁结，故症见"咳则两胁下痛，甚则不可以转，转则两胠下满"。这与现代医学中的干性胸膜炎，胸膜肥厚、粘连的表现相近似。

　　脾主运化，与胃同居中焦，为气机升降之枢纽。在正常情况下，"饮入于胃，游溢精气，上输于脾，脾气散精，上归于肺"。一旦脾虚不能散精微于肺，则肺失其养而虚，不能运化水湿，则水湿凝结为痰，痰聚于肺焉能不咳。故刘完素说："湿病痰饮入胃，留之而不行，入止于肺，则为咳嗽。"（《素问病机气宜保命集·咳嗽论》）脾与胃以膜相连，居在胁下，故云："咳则右胁下痛，阴阴引肩背。"不过临床较为少见，而以痰多色白为其主要表现。如王伦说："因痰而咳者，痰为重，主治在脾。"（《明医杂著·咳嗽证治》）

　　肾主纳气，肺司呼吸，肾为气之本，肺为气之主，两者功能协调，则呼吸正常。肾为水火之脏，内藏元阴元阳，是人体阴阳的根本。在正常情况下，肾水上滋则肺金不燥。若肾水匮乏，无以润肺，则肃降无权而为咳。赵献可认为"肾既受邪，则肺益病"，由于"肺金之气，夜卧则归藏于肾水之中，今肺受心火之邪，欲下避水中，而肾水不枯，有火无可容之地，于是复而上病矣"（《医贯·咳嗽论治》）。王伦指出："男子二十前后，色欲过度，损伤精血，必生阴虚火动之病，睡中盗汗，午后发热……甚则咳涎带血。"（《明医杂著·劳瘵》）现代医学中的浸润性肺结核、慢性纤维空洞型肺结核，多表现为肺肾阴虚的证候。肾阳下温，则肺金不寒。如命火不足，气不化水，则水邪上溢，泛渍于肺，而为痰、为饮，咳嗽气短，唾出涎沫。此证尤以老年为多，肾脉贯脊，无论肾阴、肾阳亏虚，均可发生"腰脊相引"。

至于六腑咳，系指由于六腑不调，上及于肺而咳。如胃气犯肺之胃咳，"咳而呕"；胆气上逆之胆咳，"咳呕胆汁"；大小肠传导失职的大肠咳"咳而遗失"，小肠咳"咳而失气"；膀胱失约的膀胱咳，"咳而遗溺"；三焦失和的三焦咳，以中焦为升降之枢，而见"腹满，不欲食饮"等。因其本在六腑，标在肺，故有治腑而咳止者，有腑与肺同治而咳止者，当视病情而定。

综上所述，脏腑有病可以传肺而咳，然肺咳日久，亦可累及脏腑，两者皆可称之为脏腑咳。但标本先后不同，其由他脏他腑传肺之咳，则他脏他腑为先、为本；若肺病日久，传及他脏他腑，则肺病为先、为本。宗急则治标，缓则治本的原则，而灵活应用之。

三、对"此皆聚于胃，关于肺"的理解

（一）强调肺胃在咳证中的地位

咳嗽虽与脏腑相关，但又与肺胃最为密切。张介宾认为："诸咳皆聚于胃，关于肺者，以胃为五脏六腑之本，肺为皮毛之合，如上文所云皮毛先受邪气及寒饮食入胃者，皆肺胃之候也。阳明之脉起于鼻，会于面，出于口，故使人多涕唾而面浮肿。肺为脏腑之盖而主气，故令人咳而气逆。"（《类经·疾病类·五十二》）就是说咳是肺病的主症，各种致病因素，通过不同途径，影响于肺，引起肺气上逆，发为咳嗽，故咳关于肺。以其胃为水谷之海，五脏六腑之本，与脾相表里。无论何种因素，只要影响脾胃的腐熟、运化功能，致使水谷不化精微，反成涕唾（指痰），涕唾经肺脉上犯于肺而为咳嗽。所以说脾为生痰之源，肺为贮痰之器。由于痰饮是导致咳嗽的主要因素，故河间立"治嗽治痰"之说。另肺胃在五行关系上存在子母相生的关系，脾胃属土，肺属金，土能生金。若脾胃虚弱，水谷精微无以养肺则肺虚，无以化湿则生痰，此时可用培土生金之法，以杜生痰之源，则咳自愈。

（二）指出肺胃壅闭是咳证的主要病理机制

人之肺气宜开不宜闭，胃气宜降不宜壅。若肺胃之气壅闭，必致肺气上逆而为咳。姚止庵指出："聚者壅也，关者闭也，言气壅闭于肺胃也。"（《素问经注节解·咳论》）临床上胃之"壅"与肺之"关"，往往相互影响。胃气壅遏不降，可导致肺气郁闭，而肺气郁遏关闭，又可影响胃气的和降，故而在治疗上宣肺有利于胃气的和调，降胃有助于肺气的肃降。所以调节肺胃的升降功能，对改善肺的宣降失常，治疗咳嗽有一定的作用。

虽然五脏六腑皆可令人咳，然在临床的咳证中，又以肺胃（脾）功能异常而致咳者为多，故《张氏医通·咳嗽》云："岐伯虽言五脏六腑皆令人咳，其所重全在肺胃。"

参考资料

· 文献摘录 ·

咳与嗽，一证也。后人以嗽为阳，咳为阴，亦无考据。且《内经·咳论》一篇，纯说咳也，其中无嗽字。由是言之，咳即嗽也，嗽即咳也。《阴阳应象大论》云：秋伤于湿，冬生咳嗽，又《五脏生成》云：咳嗽上气，又《诊要经终》云：春刺秋分，环为咳嗽，又《示从容》云：咳嗽烦冤者，肾气之逆也。素问惟以四处连言咳嗽，其余篇中，止言咳不言嗽，乃知咳嗽一证也。（元·张从政：《儒门事亲·嗽分六气毋拘以寒说》）

《素问·生气通天论》曰：秋伤于湿，上逆而咳，发为痿厥。《阴阳应象大论》曰：秋伤于湿，冬生咳嗽。秋湿既胜，冬水复旺，水湿相得，肺气又衰，故乘肺而为咳嗽……当秋之时，湿气大行，秋伤于湿，湿则干肺，肺以秋适旺，湿虽入之不能发，至冬肺衰，然后湿始动也。雨淫腹疾，则当发为下利，冬以阳气内固，湿气不能下行，故上逆而为咳嗽。秋者，清肃之气，收敛下行之体也。为湿所伤，是长夏之气不与秋令也。秋令不及，所胜妄行，故火得以炎上而剋金。心火既刑于肺，故肺气逆而为咳。所不胜者侮之，木气上行，与火同德，动而不息者也。所生者受病，故肾水亏也……不发于秋而发于冬者，以其六阴之极，肃杀始得其气故也。（元·李杲：《东垣十书·湿气所伤论》）

《素问·咳论》十一证：肝咳，小柴胡汤；咳呕胆汁，黄芩加半夏生姜汤；心咳，桔梗汤；小肠失气，芍药甘草汤；脾咳，升麻汤；胃吐长虫，乌梅丸；肺咳，麻黄汤；大肠遗矢，赤石脂禹余粮汤、桃仁汤，不止，猪苓汤分水；肾咳，附子细辛汤；膀胱遗溺，茯苓甘草汤；久咳不已，三焦受之，其状咳而腹满，不欲食饮，此皆聚于胃，关于肺，使人多涕唾，面浮肿，气逆也，钱氏异功散。（同上）

古人云：五脏六腑皆有咳嗽。夫嗽属肺，何以脏腑皆有之？盖咳嗽为病，有自外而入者，有自内而发者。风寒暑湿，外也；七情饥饱，内也。风寒暑湿，先自皮毛而入，皮毛者肺之合，故虽外邪欲传脏腑，亦必先从其合而为嗽，此自外而入者也。七情饥饱，内有所伤，则邪气上逆，肺为气出入之道，故五脏之邪，上蒸于肺而为嗽，此自内而发者也。然风寒暑湿，有不为嗽者，盖所感病重，径伤脏腑，不留皮毛。七情亦有不为嗽者，盖病尚浅，止在本脏，未及上攻。（明·戴思恭：《证治要诀·咳嗽》）

第十五论　论 喘 证

原　文

　　《素问·脏气法时论》　　肺病者，喘咳逆气，肩背痛，汗出，尻阴股膝、髀腨①胻②足皆痛，虚则少气不能报息③，耳聋嗌干。取其经，太阴、足太阳之外，厥阴内④血者。肾病者，腹大胫肿，喘咳身重，寝汗出，憎风……取其经，少阴、太阳血者。

　　《素问·阴阳别论》　　阴争于内，阳扰于外，魄汗未藏，四逆而起，起则熏肺，使人喘鸣。

　　二阳之病发心脾，有不得隐曲，女子不月。其传为风消⑤，其传为息贲⑥者，死不治。

　　《素问·平人气象论》　　颈脉动喘疾咳，曰水。

　　《素问·脉解》　　阳明……所谓上喘而为水者，阴气下而复上，上则邪客于脏腑间，故为水也。

　　少阴……所谓呕咳上气喘者，阴气在下，阳气在上，诸阳气浮，无所依从，故呕咳上气喘也。

　　《素问·生气通天论》　　因于暑、汗，烦则喘喝，静则多言，体若燔炭，汗出而散。

　　《素问·阴阳应象大论》　　阳胜则身热，腠理闭，喘粗为之俯仰，汗不出而热，齿干以烦冤。

　　《素问·脉要精微论》　　肝脉搏坚而长，色不青，当病坠

---

　　①　腨（chuài　踹）　指腓肠肌。
　　②　胻（háng　杭）　指脚胫。
　　③　不能报息　张介宾："息，复也。不能报复，谓呼吸气短，难以接续也。"
　　④　厥阴内　《甲乙经》"内"字下有"少阴"二字。
　　⑤　风消　因热生风而津液消渴。
　　⑥　息贲　为气涌于上而呼吸喘粗。

若搏，因血在胁下，令人喘逆。

《素问·经脉别论》　是以夜行则喘出于肾，淫气病肺；有所堕恐，喘出于肝，淫气害脾；有所惊恐，喘出于肺，淫气伤心；度水跌仆，喘出于肾与骨。

《素问·太阴阳明论》　故犯贼风虚邪者阳受之……阳受之则入六腑……入六腑则身热不时卧，上为喘呼。

《素问·逆调论》　有不得卧，卧而喘者，皆何脏使然？愿闻其故。岐伯曰……夫不得卧，卧则喘者，是水气之客也，夫水者循津液而流也。肾者水脏，主津液，主卧与喘也。

《素问·水热穴论》　故水病下为胕肿大腹，上为喘呼，不得卧者，标本俱病。故肺为喘呼，肾为水肿，肺为逆不得卧，分为相输①，俱受者，水气之所留也。

《素问·气交变大论》　岁火太过，炎暑流行，肺金受邪。民病疟，少气咳喘。

岁金太过，燥气流行……甚则喘咳逆气。

岁水太过，寒气流行……甚则腹大胫肿，喘咳。

《素问·至真要大论》　太阴之复②，湿变乃举，体重中满，食饮不化，阴气上厥，胸中不便，饮发于中，咳喘有声。

《灵枢·五乱》　清气在阴，浊气在阳，营气顺脉，卫气逆行，清浊相干，乱于胸中，是谓大悗。故气……乱于肺则俯仰喘喝，接手以呼③。

《灵枢·热病》　热病已得汗出，而脉尚躁，喘且复热，勿刺肤，喘甚者死。

讨　论

喘证是指以呼吸急促，甚至鼻翼煽动或张口抬肩，不能平

---

① 分为相输　指水能分行诸气，气与水相为输应。

② 复　报复之气。当应运不及，胜气司令之时，不及之运，则产生相生之气来抑制其胜气。这种所产生的相生之气，就是报复之气。

③ 接手以呼　指两手相接，按于胸前而呼吸。

卧为特征的一类病证。《内经》在喘证的病因、病机及与脏腑的关系上均有论述，以其散见于多篇之中而未成系统，今略加归纳，以期对此有较为全面的认识。

一、喘证的病因病机

《内经》认为喘证的发生与六淫所伤、七情所感及外伤劳倦有关。其感于寒者，如《素问·气交变大论》曰："岁水太过，寒气流行……甚则腹大胫肿，喘咳。"寒为阴邪，外使腠理闭塞，内令肺气郁遏，而致喘息。故《丹溪心法·喘病证治》曰："风寒伤者，必上气急，不得卧，喉中有声。"其因于暑热者，如《素问·生气通天论》曰："因于暑、汗、烦则喘喝。"暑为阳邪，其性上炎，上炎则气逆为喘。仲景《金匮要略·肺痿肺痈咳逆上气》所言肺痈之喘，乃感受风热所致。其因于湿者，如《素问·至真要大论》曰："太阴之复，湿变乃举……咳喘有声。"湿为阴邪，犯胃则极易化痰生饮，痰饮经肺脉上于肺，阻遏肺之气机则为喘。《金匮要略·水气病》所言之太阳病出现"身体反重而酸"者，为感受水湿之邪，如"咳而喘，不渴"为水寒犯肺。仲景称此为"脾（实为"肺"之误）胀"。

喘之由于情志者，《素问·经脉别论》曰"有所惊恐，喘出于肺"，张介宾指出："惊恐则神气散乱，肺藏气，故喘出于肺也。"（《类经·疾病类·五十三》）《素问·阴阳别论》曰："二阳之病发心脾，有不得隐曲……其传为息贲。"息贲者，呼吸急促，气奔迫于上，难以平息也。而引起息贲者，乃由难言之隐不能尽吐，郁于心脾，乃干阳明，进而灼金，金伤则气逆而息喘也。《医学入门·喘》中亦有"惊忧气郁，惕惕闷闷，引息鼻张气喘，呼吸急促而无痰声"的记载。

喘之由于外伤劳倦者，《素问·经脉别论》曰"有所堕恐，喘出于肝"，堕恐何以伤肝？张介宾说："有所坠堕而恐者，伤筋损血，故喘出于肝。"《素问·经脉别论》尚有"是以夜行则喘出于肾"，"度水跌仆，喘出于肾"的论述，"夜行"、"度水"皆可劳倦，"劳则气耗"（《素问·举痛论》），气耗于内，不能摄纳故喘。

二、喘与脏腑的关系

肺主气，司呼吸，故喘不离于肺，亦不止于肺，因为五脏有病均可影响肺的肃降功能而发生喘。但其中又与肺、胃、肾的关系最为密切。

（一）肺气逆为喘

肺以清阳上升之气，居于五脏之上，通荣卫，合阴阳，升降往来，无过不及。如受六淫七情所伤，则肺气壅遏，遏则上逆为喘。《素问·痹论》所言"肺痹者，烦满喘而呕"就是指外邪客于肺，使肺气郁闭而烦闷息喘。

（二）胃气逆为喘

胃为水谷之海，主纳主降。正常情况下胃中精气由脾转输于肺，经肺布散于全身。如果脾病不能为胃行其津液，则水留于胃，随热气留于胃则胃气逆，逆则喘。故《素问·示从容论》曰："喘咳者，水气并于阳明也。"至于引阳明气逆之因，除水之外，尚有指食积者，如对《素问·逆调论》所言之"阳明逆不得从其道，故不得卧也。《下经》曰：胃不和则卧不安"的解释，《内经》的本义是因为阳明之气上逆而不能安卧。并以《下经》"胃不和则卧不安"为引证。意即阳明之气所以上逆，乃由"胃不和"所致。而对"胃不和"，张介宾认为是指"过于饱食"。从而得出暴饮暴食可以引起胃气不和，不和则上逆为喘。至于后世将"胃不和"所致之"卧不安"释为"失眠"而用半夏秫米汤治之者，乃是对《内经》理论的再发挥。

（三）肾气逆为喘

肾为气之根，有摄纳肺所吸入的清气，并使其归藏的作用。故肾的摄纳有助于肺的肃降，从而使呼吸保持一定的深度。一旦肾的摄纳功能失常则呼吸表浅而为喘。肾为水脏，内藏元阴元阳。肾不纳气可以致喘，肾虚水泛亦可成喘。

《素问·逆调论》所言"夫不得卧，卧则喘"就是指的后者。而"是以夜行则喘出于肾"，及"度水跌仆，喘出于肾"的喘，似为肾阳不足，气不归元所致。以其夜为阴中之阴，"肾者，至阴也，至阴者，盛水也"（《素问·水热穴论》），故"夜行"、"度水"，极易伤及肾阳，使摄纳无权而呼吸浅表似喘。张介宾认为喘有真喘、似喘之分，他在《景岳全书·喘促》中说："其一为真喘，一为似喘。真喘者，其责在肺；似喘者，其责在肾。"

（四）五脏失调为喘

喘证的发生除与肺胃肾之气逆相关外，与心肝脾等脏的功能失调亦有一定联系。如《素问·脉要精微论》有因坠堕损伤肝脉而致喘者，文中指出"病坠若搏，因血在胁下，令人喘逆"。此喘逆的发生，源于坠堕或搏击。由于坠堕搏击致使瘀血停留胁下，胁为肝所主，肝藏血，肝经之瘀血贯膈而上注于肺，令肺失和降而喘逆。《素问·痹论》有因心气闭阻而致喘者，如"心痹者，脉不通，烦则心下鼓，暴上气而喘"。这里的喘是由于心气闭阻，闭阻之气通过心脉而上通于肺，故逆气暴上而为喘。正如《素问集注·卷五》所说："肺者，心之盖也，而心脉上通于肺，故逆气暴上，则喘而嗌干。"有心脾、阳明有病而致喘者，如"二阳之病发心脾……传为息贲。"如此等等均说明喘不离于肺，亦不止于肺。所以《难经·四难》说："呼出心与肺，吸入肾与肝，呼吸之间，脾受谷味也。"

《内经》对于喘证的发生尚有阴阳不相顺接而论者，如《素问·阴阳别论》曰："阴争于内，阳扰于外，魄汗未藏，四逆而起，起则熏肺，使人喘鸣。"正常情况下阴精应固藏于内，阳气当护卫于外，故曰"阴在内，阳之守也；阳在外，阴之使也"（《素问·阴阳应象大论》）。这里的"阴争于内"，指阴邪偏盛于内。"阳扰于外"，是阳邪偏胜于外。阳盛扰卫则魄汗外泄，汗泄伤阳，不能温煦四肢，故四肢厥冷。固有的内寒复加外寒，致使寒极而生热，虚阳浮越，逆于肺则喘。

三、喘证的辨证与治疗

《内经》所论喘证以热证、实证为多，如《素问·阴阳应象大论》的"阳胜则身热，腠理闭，喘粗为之俯仰"，与《素问·太阴阳明论》的"故犯贼风虚邪者阳受之……阳受之则入六腑……入六腑则身热不时卧，上为喘呼"均为里热炽盛，郁闭肺胃所致的热喘。而《素问·痹论》的"肺痹者，烦满喘而呕"，"心痹者，脉不通……暴上气而喘"，《素问·大奇论》的"肺之壅喘而两胠满"，《素问·调经论》的"气有余则咳喘上气"皆为实喘。其水停阳明的"上喘而为水者"（《素问·脉解》），与水停于肾的"水病下为胕肿大腹，上为喘呼"的喘也属于实证。至于寒喘、虚喘，《素问·气交变大论》的"寒气流行……喘咳"与《素问·阴阳别论》的"四逆而起……使人喘鸣"的喘证均为寒喘。而《灵枢·胀论》的"肺胀者，虚满而喘咳"属于虚喘。

《素问·经脉别论》所言的"是以夜行则喘出于肾，淫气病肺；有所堕恐，喘出于肝，淫气害脾；有所惊恐，喘出于肺，淫气伤心；度水跌仆，喘出于肾与骨"，可谓对喘证的定位。《内经》对喘证的定位尚有分标本者，如《素问·水热穴论》对"下为胕肿大腹，上为喘呼"的表现，认为是"标本俱病"。喘虽属肺，因为引起肺气上逆之本在于肾水上泛，故肾为本，肺为标。其在凭脉辨病上《素问·脉要精微论》有凭借"肝脉搏坚而长"而诊断喘证是由于"血在胁下"而致。

后世在"善诊者，察色按脉，先别阴阳"的基础上，结合"视喘息，听音声，而知所苦"（《素问·阴阳应象大论》），从呼吸的微粗、迟数上定寒热。如《河间六书·喘因》云："病寒则气衰而息微，病热则气盛而息粗。"有结合"邪气盛则实，精气夺则虚"（《素问·通评虚实论》），从邪正关系上定虚实，如《景岳全书·喘促》云："实喘者有邪，邪气实也。虚喘者无邪，元气虚也。"张氏又从症状特点上区别虚实之喘，他说："实喘者，气长而有余，虚喘者，气短而不续。实喘者胸胀气粗声高息涌，膨膨然若不能容，惟呼出为快也。虚喘者慌张气怯，声低息短，皇皇然若气欲断，提之若不能升，吞之若不相及，劳动则甚而惟急促似喘，但得引长一息为快。"

对于喘证的治疗，《内经》无具体方药，如上所述，喘证有寒热虚实之别，治法当离不开"寒者热之"，"热者寒之"，"虚则补之"，"实则泻之"。在《内经》治疗大法的指导下，仲景对外寒内饮之喘，用小青龙汤；对外寒内热之喘，用越婢加半夏汤；对内热壅肺之喘，用麻杏石甘汤；对肾虚水泛之喘，用真武汤。东垣对内外皆寒之喘，用参苏温肺汤。景岳对脾肺气虚之喘，用生脉散。李中梓对气不归元之喘，用八味丸，等等，可谓对《内经》治喘的补充。

参考资料

·文献摘录·

《素问》云：诸气皆属于肺，诸喘亦属于肺。是以人之一呼一吸谓之息，呼吸之间，脾受其气，通乎荣卫，合乎阴阳，周流一身，无过不及，然后权衡得其平矣。将理失宜，六淫所伤，七情所感，或因堕坠惊恐，度水跌仆，饱食过伤，动作用力，遂使脏气不和，荣卫失其常度，不能随阴阳出入以成息，促迫于肺，不得宣通而为喘也。（宋·严用和：《济生方·咳喘痰饮门·喘论治》）

喘者，促促气急，喝喝痰声，张口抬肩，摇身撷肚。短气者，呼吸急而不能接续，似喘而无痰声，亦不抬肩，但肺壅而不下。哮者与喘相类，但不似喘开口出气之多，而有呷呀之音。呷者，口开，呀者口闭，开口闭口，尽有音声，呷呀二音，合成哮字，以痰结喉间，与气相系，故呷呀作声。

按《内经》论喘，其因众多，究不越乎火逆上而气不降也。（明·李中梓：《医宗必读·喘病证治》）

余按喘与气短有分，则短气是虚，喘是实。然而喘多有不足者，短气间亦有有余者，新病亦有本虚者，不可执论也。
（明·赵献可：《医贯·喘论》）

第十六论　论　水　肿

原　文

《素问·水热穴论》　黄帝问曰：少阴何以主肾？肾何以主水？岐伯对曰：肾者，至阴①也。至阴者，盛②水也。肺者，太阴也，少阴者冬脉也。故其本在肾，其末在肺，皆积水也。帝曰：肾何以能聚水而生病？岐伯曰：肾者，胃之关③也，关门不利，故聚水而从其类④也。上下溢于皮肤，故为胕肿⑤。胕肿者，聚水而生病也。帝曰：诸水皆生于肾乎？岐伯曰：肾者牝脏⑥也，地气上者属于肾，而生水液⑦也，故曰至阴。勇而劳甚则肾汗出，肾汗出逢于风，内不得入于脏腑，外不得越于皮肤，客于玄府，行于皮里，传为胕肿，本之于肾，名曰风水⑧。所谓玄府者，汗空也……故水病，下为胕肿大腹，上为喘呼，不得卧者，标本俱病。故肺为喘呼，肾为水肿，肺为逆不得卧，分为相输⑨俱受者，水气之所留也。

《素问·评热病论》　帝曰：有病肾风者，面胕痝然壅⑩，

---

①　至阴　即阴中之阴。与称脾为最大之阴含义不同。

②　盛（chéng　呈）　作承受解。

③　关　《说文解字》："以木横持门户也。"这里引申为启闭之关键。

④　从其类　肾为水脏，水停于肾，故曰"从其类"。

⑤　胕肿　皮肤水肿。胕，与"肤"通。

⑥　牝脏　即阴脏。牝，雌性畜类。

⑦　地气上者属于肾，而生水液　人体之水液，由肾气蒸化，向上敷布而为气，因气化而生为水液。

⑧　风水　病名。因感受风邪所致的水肿病。因其病本在肾，故又称"肾风"。

⑨　分为相输　指上下分行，互相输应。高世栻注："谓肾气上升，肺气下降，上下分行，相为输布。"若"水气留聚，则不输布，致有水肿喘逆之病矣。"

⑩　面胕痝（máng　芒）然壅　形容面部浮肿明显。痝，肿起貌。壅，谓目下如卧蚕形。

害于言①，可刺不②？岐伯曰：虚不当刺，不当刺而刺后五日
其气必至。帝曰：其至何如？岐伯曰：至必少气时热，时热从
胸背上至头，汗出手热，口干苦渴，小便黄，目下肿，腹中
鸣，身重难以行，月事不来，烦而不能食，不能正偃③，正偃
则咳甚，病名曰风水。论在《刺法》中。帝曰：愿闻其说。
岐伯曰：邪之所凑，其气必虚。阴虚者，阳必凑之，故少气时
热而汗出也。小便黄者，少腹中有热也。不能正偃者，胃中不
和也。正偃则咳甚，上迫肺也。诸有水气者，微肿先见于目下
也。帝曰：何以言？岐伯曰：水者，阴也。目下，亦阴也。腹
者，至阴之所居，故水在腹中者，必使目下肿也。真气④上
逆，故口苦舌干，卧不得正偃，正偃则咳出清水也。诸水病
者，故不得卧，卧则惊，惊则咳甚也。腹中鸣者，病本于胃
也，薄⑤脾则烦不能食，食不下者，胃脘隔也。身重难以行
者，胃脉在足也。月事不来者，胞脉⑥闭也。胞脉者属心而络
于胞中，今气上迫肺，心气不得下通，故月事不来也。

　　《素问·气厥论》　肺移寒于肾，为涌水。涌水者，按腹
不坚，水气客于大肠，疾行则鸣濯濯⑦，如囊裹浆，水之
病也。

　　《素问·汤液醪醴论》　其有不从毫毛而生⑧，五脏阳以
竭⑨也，津液充郭⑩，其魄⑪独居，精孤于内，气耗于外⑫，形

---

　　① 害于言　妨害于言语。
　　② 不　通"否"。
　　③ 正偃　仰卧。
　　④ 真气　姚止庵作"火气"。
　　⑤ 薄（bó 搏）　侵犯。
　　⑥ 胞脉　胞宫的络脉。
　　⑦ 濯濯（zhuó 浊）　水激荡的声音。
　　⑧ 不从毫毛而生　指病从内生，非因外邪所致。
　　⑨ 竭　古音通"遏"，阻遏之意。
　　⑩ 津液充郭　指水邪充斥胸腹。郭，通"廓"，这里指形体及胸腹腔。
　　⑪ 魄　这里引申为阴津水液。
　　⑫ 精孤于内，气耗于外　指阴精水液在体内大量停聚，阳气受到遏伤而不
能正常布化。

不可与衣相保①，此四极急而动中②，是气拒于内而形施于外③，治之奈何？岐伯曰：平治于权衡④，去宛陈莝⑤，微动四极，温衣，缪刺⑥其处，以复其形，开鬼门，洁净府⑦，精以时服⑧，五阳已布，疏涤五脏⑨，故精自生，形自盛，骨肉相保，巨气乃平⑩。

《素问·六元正纪大论》　凡此太阴司天之政……感于寒湿，则民病身重，胕肿，胸腹满。

《灵枢·五癃津液别》　邪气内逆，则气闭塞而不行，不行则为水胀……阴阳气道不通⑪，四海闭塞，三焦不泻，津液不化，水谷并行肠胃之中，别于回肠，留于下焦，不得渗膀胱，则下焦胀。水溢，则为水胀。

《灵枢·论疾诊尺》　视人之目窠上微痈⑫，如新卧起状，其颈脉动，时咳，按其手足上，窅⑬而不起者，风水肤胀也。

《灵枢·水胀》　黄帝问于岐伯曰：水⑭与肤胀、鼓胀、肠覃、石瘕、石水何以别之？岐伯答曰：水始起也，目窠上微

---

① 保　适应。

② 四极急而动中　张介宾注："四肢者，诸阳之本，阳气不行，故四肢多阴而胀急也。胀由阴滞，以胃中阳气不得制水，而肺肾俱病，喘咳继之，故动中也。"

③ 气拒于内而形施于外　王冰注："水气格拒于腹膜之内，浮肿施张于身形之外。"

④ 平治于权衡　治疗时衡量阴阳虚实，以平调其偏盛偏衰。

⑤ 去宛陈莝　除去体内郁结陈久之物。宛，通"郁"，郁积也。陈，陈旧。莝，斩草。

⑥ 缪刺　病在左取右，病在右取左的刺络法。

⑦ 开鬼门，洁净府　指发汗、利小便法。鬼门，汗孔。净府，即膀胱。

⑧ 精以时服　张介宾注："水气去则真精服。服，行也。"

⑨ 五阳已布，疏涤五脏　指五脏的阳气得以敷布，恢复正常的疏通荡涤之功。

⑩ 巨气乃平　巨气，指正气。平，正常。

⑪ 阴阳气道不通　津液运行道路不通畅。

⑫ 痈　通"壅"，肿的意思。

⑬ 窅（yǎo 杳）　深也。凹陷的意思。

⑭ 水　指水胀。

肿，如新卧起之状，其颈脉动，时咳，阴股间寒，足胫瘇①，腹乃大，其水已成矣。以手按其腹，随手而起，如裹水之状，此其候也。黄帝曰：肤胀何以候之？岐伯曰：肤胀者，寒气客于皮肤之间，鼛鼛然②不坚，腹大身尽肿，皮厚，按其腹，窅而不起，腹色不变，此其候也。鼓胀何如？岐伯曰：腹胀身皆大，大与肤胀等也，色苍黄，腹筋起，此其候也。

《素问·阴阳别论》　结阳③者，肿四支……阴阳结斜④，多阴少阳，曰石水，少腹肿……三阴结，谓之水。

《素问·脉精微论》　脾脉……其耎而散，色不泽者，当病足䯒⑤肿，若水状也。

《素问·大奇论》　肾肝并沉为石水，并浮为风水。

《灵枢·邪气脏腑病形》　肺脉……大甚为胫肿……肾脉……微大为石水，起脐以下至小腹腄腄⑥然，上至胃脘，死不治。

讨　　论

《内经》有关水肿病的论述，除《灵枢·水胀》外，散见于各篇者亦复不少，如加以归纳，不难看出对水肿的形成、症状、治疗及与脏腑的关系上，都阐述得较为全面。其中有些精辟的论点，迄今仍有效地指导着临床。

一、水肿的形成

《内经》认为水肿的形成，其外因是受风、寒、湿、热等邪，如"肾汗出逢于风"之肿，为感风所致；"阴虚者，阳

---

　①　瘇　通"肿"。

　②　鼛鼛然　鼛（kōng　空），《集韵》："鼓声震也。"这里形容按其皮肤有中空振动感。

　③　结阳　邪气郁结于阳经。

　④　斜　同"邪"。

　⑤　䯒（háng　杭）　小腿。

　⑥　腄腄（chuí　垂）　重而下坠的意思。

（指阳热之邪）必凑之"之肿，是感热而成；浮肿"其脉大紧"（《素问·奇病论》）者，乃寒邪致病；"胕肿"而身重、胸腹满者，由湿邪为患。其内因则为"勇而劳甚"，有伤于肾，以及"邪气内逆"，使"阴阳气道不通"等。

　　《内经》对水肿病机的论述较为详细。如《素问·水热穴论》云："肾者，胃之关也，关门不利，故聚水而从其类也。"张介宾指出："关者，门户要会之处，所以司启闭出入也。肾主下焦，开窍于二阴……气化则二阴通，肾气不化则二阴闭。"（《类经·疾病类·三十八》）前阴既闭，水无出路，于是聚积内停。至于关门何以不利，乃"阴中无阳，则气不能化，所以水道不通，溢而为肿。"（《景岳全书·杂证谟·肿胀》）《素问·汤液醪醴论》所谓"五脏阳以竭"者，也是说明水本属阴，赖阳气以鼓舞，今阳气阻遏，不得伸于外，故"津液充郭"，"形不可与衣相保"；不得布于内，则"其魄独居"，"精孤于内"。罗国钢又从另一方面阐发了肾阴不足，真水不得其位，以致不能分清，也可是关门不利形成水肿的机理。又《素问·阴阳别论》云："三阴结，谓之水。"三阴为太阴，指肺脾二经。肺主一身之气，气行则水行；脾土本能制水，土病则水反侮之。肺脾之气郁结，不能转输四布，故水停为肿。肺与肾为母子之脏，病则可以互相影响。如《素问·气厥论》的"滴水"证，是"肺移寒于肾"，使肾阳不化于下，而水泛为邪。水客肺所合之腑，故肠中濯濯有声。《素问·水热穴论》的"下为胕肿大腹，上为喘呼"，则是肾先受病，水气上逆，自下而升，使肺气不降，咳喘难平。三焦不能输布，也是水肿病机的重要方面。《灵枢·五癃津液别》说："三焦不泻，津液不化，水谷并行肠胃之中，别于回肠，留于下焦……水溢则为水胀"。三焦为决渎之官，膀胱为津液之府，《难经》谓三焦是"水谷之道路，气之所始络"，"有原气之别焉"，所以三焦的气行疏畅，则水谷之道路通利无阻，若三焦气化不行，津液不化，则难免水溢而为水胀。

　　综上所述，可见水肿的病机与肺、脾（胃）、肾及三焦气化失司密切相关，因为肺主通调水道，脾主运化水湿，肾乃主水之脏，而三焦总司水道。只有这些脏腑功能协调，津液的输布运行自归正化。假如某一脏腑为邪所犯，功能失调，水液代谢障碍，即有发生水肿的可能。然其中尤以肾为重要，所以《内经》特别指出："其本在肾。"并加以阐明："肾者牝脏也，地气上者属于肾，而生水液也。"因此，"诸水皆生于肾"。《素问·逆调论》说："肾者水脏，主津液。"肾之所以能主津液，在于它的气化功能。肺为五脏之华盖，其位最高，故称"水之上源"。肺与肾除各自均有调节水液的作用外，两者在结构上亦有联系。如《灵枢·本输》曰"少阴（原本作少阳，据《太素》改）属肾，肾上连肺"，说明肾与肺通过足少阴经脉相互贯通，共同调节人体的水液平衡。故肺与肾无论何脏有病，均可影响对方。由于水肿本于肾脏，临床亦以肾病传肺为多见，故又有"其末在肺"之论，这里《内经》虽未明确提到脾的作用，但从《内经》有关藏象学说来看，脾与胃同为"仓廪之官"，而脾又"为胃行其津液"。胃主纳，脾主运，水谷入胃以后，必经脾之运化，方可吸收其精华，排去其糟粕。如果脾运失司，则水湿不化，而关门自亦不利了。所以《素问·至真要大论》曾指出："诸湿肿满，皆属于脾。"由此可知，在形成水肿的病机方面，从总体而言，是"其本在肾"，而"其末在肺"。张介宾在此基础上作了进一步阐发，他说："盖水为至阴，故其本在肾；水化于气，故其标在肺；水惟畏土，故其制在脾。"（《景岳全书·杂证谟·肿胀》）可谓要言不烦。

二、水肿的辨证

《内经》很重视对水肿的辨证，如在水肿的部位、属性和水与气的多少上，都有所论述。现分叙如下。

（一）辨水之表里寒热

《内经》虽未直接明言水之在表在里，然从字里行间可以悟知水停何处。从症状而言，如《素问·水热穴论》的"内

不得入于脏腑，外不得越于皮肤，客于玄府，行于皮里"，
《灵枢·水胀》的"水始起也，目窠上微肿，如新卧起之状"，
《素问·汤液醪醴论》的"形不可与衣相保"，均为水停在表。
《灵枢·水胀》的"腹乃大，其水已成"，《素问·气厥论》
的"水气客于大肠"，《灵枢·邪气脏腑病形》的"脐已下至
少腹䐴睡然"，均为水停在里。从脉象而言，如《素问·大奇
论》的"肝肾并沉为石水，并浮为风水"，是以沉脉主里，浮
脉主表，而定水之表里。张仲景在《金匮要略·水气病脉证
并治》中将水气病分为四水：恶风，脉浮者为"风水"；不恶
风而按之没指者为"皮水"；脉沉迟而喘者为"正水"；脉沉
而少腹坚满者为"石水"。风水、皮水为水在表，正水、石水
乃水在里。这是《内经》理论的继承与发展。

除水有在表在里之分外，《内经》还论及水有属寒、属热
之别。如《素问·气厥论》"肺移寒于肾"的"涌水"，是肺
中寒邪，传入于肾，肾阳受损，气不能化，因而水邪停聚，属
于寒证。《素问·评热病论》"阴虚者阳必凑之"的风水（亦
称"肾风"），是由于肾阴亏虚，因而阳热之邪内犯于肾，使
肾的气化失常，而水停为肿。故表现出"少气时热"等许多
热的症状，属于热证。从《内经》所载水肿证来看，以寒证
为多，热证较少，这可能与认为水为阴邪，易伤阳气有关。

（二）辨水、气之多少

《灵枢·水胀》以"水胀"、"肤胀"为例，阐明在肿胀
病中水胀以水为主，肤胀以气为主。其区别是水胀之肿，初期
以目窠和足胫浮肿明显，待水已成时"腹乃大"，由于腹中聚
水，故"以手按其腹，随手而起，如裹水之状"。而肤胀则
"鼕鼕然不坚，腹大身尽肿，皮厚"，《灵枢·胀论》也曾说
"气之令人胀"，"卫气并脉循分为肤胀"。正如张介宾所说：
"寒气客于皮肤之间，阳气不行，病在气分"，"气本无形，故
不坚。气无所不至，故腹大身尽肿。若因于水，则有水处肿，
无水处不肿。"张氏还从皮肤的厚薄、光泽上辨水、气之多
少，他说："有水则皮薄而泽，无水则皮厚。"（《类经·疾病

类·五十七》）至于以"按其腹，随手而起"为水胀，"按其腹，窅而不起"为肤胀，作为水胀与肤胀的鉴别，则并非定论。亦如张介宾所说："以手按其腹，随手而起者属水……此固然也。然按气囊者，亦随手而起……故未可以起与不起为水、气之辨。"（同上）证之临床确实如此。现代常用腹部扣诊，如有波动感和移动性浊音，是有水，否则便是无水，这是一种可靠的方法。至于《灵枢·论疾诊尺》所说："按其手足上，窅而不起者，风水肤胀也。"张仲景说："皮水……按之没指。"当视其凹陷程度的深浅，凹陷恢复的快慢，来区别水与气的多少，仍具有一定的诊断价值。因为气与水之间有着密切的联系，气滞则水停，水停则气亦滞，不过气与水有主次之分而已。

（三）辨水之阴阳

前述水之表里寒热，也属于阴阳的范畴，这里为什么再提辨水之阴阳？因为阴阳乃八纲的总纲，《素问·阴阳应象大论》指出："善诊者，察色按脉，先别阴阳。"可见一切疾病，辨阴阳是首务，水肿也不例外。如上为阳，下为阴。《素问·平人气象论》说："面肿曰风，足胫肿曰水。"故风水之病，先"目窠微肿"，脾虚之水，"当病足骭肿"。盖风为阳邪，其性上行，水为阴邪，其性下趋。"三阴结，谓之水"，是病发于阴；"结阳者，肿四支"，是病发于阳。石水脉沉，病起肝肾；风水脉浮，病由外入。后世在此基础上，提出了"阴水"、"阳水"之称，如严用和说："阴水为病，脉来沉迟。"（《济生方·水肿》）叶桂说："外来者为有余，即为阳水"，"内发者为不足，即为阴水。"（《临证指南医案·肿胀》）现代临床，一般认为："凡脾肾虚弱，不能化水制水而成的水肿，称为阴水。临床多见于下肢先肿"；"凡因肺失宣降，水不下行而引起呈热象的水肿，称为阳水。临床表现多见上部先肿。"（原中医研究院等：《中医名词术语选释》）溯流求源，是阴水、阳水之分，既本于《内经》，又是《内经》理论的概括，对于水肿的辨证，起着提纲挈领的作用，更具有指导意义。不过，也应了解：疾病是处于动态变化之中，水肿的表里、寒热、阴阳并非固定不移，如表里可以互见，寒热可以转化，阴阳可以兼病，临床当根据先后主次，加以分析，灵活掌握，才能做到正确地辨证而论治。

三、水肿的治疗

《内经》对水肿的治疗虽然所论不多，但已提出了一些重要原则和治法。《素问·汤液醪醴论》说："平治于权衡，去宛陈莝"，"缪刺其处……开鬼门，洁净府。""平治于权衡"，可谓水肿病的治疗总则。因为无论阴阳的偏盛或偏衰，都可以导致水液调节失常而成水肿。所以平调阴阳的盛衰，不使有轻重低昂，是一个重要的原则。至于"去宛陈莝"，即去除郁结陈久之物。去陈的方法，一是"开鬼门"，鬼门指汗孔。开鬼门即用发汗的方法，宣畅肺气，开其皮毛之闭，使在表之水，从汗外出。一是"洁净府"，净府指膀胱。洁净府即用利小便方法，通利膀胱，复其气化之功，使在里之水从尿下泄。这两种治法，对后世有极为深远的影响。张仲景在《金匮要略》中提出："诸有水者，腰以下肿，当利小便；腰以上肿，当发汗乃愈。"（《金匮要略·水气病脉证并治》）即本于此。直到现在，仍为治疗水肿病的重要方法。气能推动津液运行于周身，气病则不能运津，津聚则为肿。然气病有虚实之分，气过为实，可用"开鬼门"、"洁净府"，而使五阳输布。若为气虚水停，又当从《内经》"虚者补之"，"损者益之"之法中以求之。

据《素问·针解》"菀陈则除之者，去恶血也"之语，"恶血"即瘀血，菀陈还包括了活血化瘀之法。盖血之与水异名同类，皆由水谷所化生，两者在生理上密切相关，病理上互相影响。《灵枢·痈疽》曰："中焦出气如露，上注溪谷而渗孙脉，津液和调，变化而赤为血，血和则孙脉先满溢，乃注于脉络，皆盈，乃注于经脉。"提示津液是血液的组成部分，随着血液在脉中周而复始地运行。如果由于某种原因导致血液运行阻滞，则津液难以在脉中通畅运行，于是溢于脉外，而成水肿。故《素问·至真要大论》说："血脉凝泣，络满色变，或为血泄，皮肤否（通"痞"）肿。"张仲景也说，妇人"经水不通，经为血，血不利，则为水，名曰血分"（《金匮要略·水气病脉证并治》）。月经乃冲脉之血按期而下的生理表现，若血行不利，则血化为水，而为水肿，可用蒲灰散等方以治之。这种水肿，以其原本在于"恶血"，故治以活血化瘀之法，使瘀除络通，津液可以复归于经脉，而肿自消。山西中医研究院报导，用活血化瘀的益肾汤，治疗慢性肾炎、肝硬化腹水有效。认为该方能疏通微循环，使增生性病变软化或吸收，对消除尿蛋白，恢复肾功能，均有较好的效果，

水肿除药治外，《内经》尚有针刺之法。如《素问·汤液醪醴论》的"缪刺其处"，《灵枢·水胀》的"先泻其胀之血络，后调其经"，《素问·水热穴论》则更具体地指出治水的俞穴。为后世针刺治水奠定了基础。

"温衣"与"微动四极"，可谓是对水肿病提出的较早的护理方法。张介宾说："四极，四肢也。微动之，欲其流通而气易行也。温衣，欲助其肌表之刚，阴凝易散也。"（《类经·疾病类·十五》）这种护理方法，无论对阳气阻遏之肿，或阳虚水湿不运之肿，皆有裨益。故至今仍不失为护理水肿证的较好方法。

以上所论《内经》有关水肿的治则治法，对后世均有启示，随着医学的发展，治法亦日臻完善。如张仲景用越婢汤治风水之病；严用和用赤小豆汤治"结阳者，肿四支"之肿；用实脾饮治阳虚水肿之患；张介宾用禹动散治湿热水肿之证等等，这里不详加论述了。

参考资料

·文献摘录·

凡水肿等证，乃脾肺肾三脏相干之病，盖水为至阴，故其

本在肾；水化于气，故其标在肺；水惟畏土，故其制在脾。今肺虚则气不化精而化水，脾虚则土不制水而反剋，肾虚则水无所主而妄行，水不归经，则逆而上犯，故传入于脾而浮肿，传入于肺则气息喘急，虽分而言之，而三脏各有所主，然合而言之，则总由阴胜之害，而病本皆归于肾。《内经》曰：肾为胃关，关门不利，故聚水而从其类也，然关门何以不利也？经曰：膀胱者州都之官，津液藏焉，气化则能出矣。夫所谓气化者，即肾中之气也，即阴中之火也，阴中无阳则气不能化，所以水道不通，溢而为肿。故凡治肿者，必先治水，治水者，必先治气。（明·张介宾：《景岳全书·水肿论治》）

·现代研究·

现代医学药理研究证明活血化瘀药有扩张血管，增加血流量，促进血循环，改善局部缺血、缺氧状态，促使增生性病变软化或吸收作用，随着血流量的增加肾脏得到充足的供血，改善了营养状况，促进了肾小球肾小管的修复和再生，使纤维化逆转，消除炎症病灶，恢复肾功能，同时活血化瘀药和清热解毒药同用，有加强抑菌和减毒作用，而且不易形成抗药性。（邹治文．活血化瘀法为主治疗慢性肾炎．福建中医药，1982，(3)：16.）

第十七论 论 积 聚

原　文

《灵枢·百病始生》　黄帝曰：积之始生，至其已成奈何？岐伯曰：积之始生，得寒乃生，厥乃成积也。黄帝曰：其成积奈何？岐伯曰：厥气生足悗①，悗生胫寒，胫寒则血脉凝涩，血脉凝涩则寒气上入于肠胃，入于肠胃则䐜胀，䐜胀则肠外之汁沫②迫聚不得散，日以成积。卒然多食饮则肠满，起居不节，用力过度，则络脉伤……肠胃之络伤，则血溢于肠外，肠外有寒汁沫②与血相搏，则并合凝聚不得散而积成矣。卒然外中于寒，若内伤于忧怒，则气上逆，气上逆则六输③不通，温气④不行，凝血蕴里⑤而不散，津液涩渗⑥，着而不去，而积皆成矣。

《素问·举痛论》　寒气客于小肠膜原之间，络血之中，血泣⑦不得注于大经，血气稽留不得行，故宿昔⑧而成积矣。

《灵枢·邪气脏腑病形》　心脉……微缓为伏梁⑨，在心下，上下行，时唾血。

肺脉……滑甚为息贲⑩，上气。

----

①　足悗　悗（mán 瞒），闷也。足悗，指下肢痿困、疼痛、活动不利等症状。

②　汁沫　津液。

③　六输　六经之输。

④　温气　阳气。

⑤　里　《甲乙经》作"裹"。

⑥　涩渗　《甲乙经》作"凝涩"。

⑦　泣　同"涩"。

⑧　宿昔　经久。

⑨　伏梁　心积伏于上腹部，犹如屋梁一样，故名。

⑩　息贲　肺积呼吸急促喘息，故名。

肝脉……微急为肥气①，在胁下，若复杯。

肝脉……微缓为水瘕痹也。

脾脉……微大为疝②气，腹里③大脓血，在肠胃之外。

肾脉……微急为沉厥奔豚④，足不收，不得前后。

《素问·五常政大论》　卑监之纪⑤……其病留满痞塞。

《素问·六元正纪大论》　水郁之发，阳气乃辟⑥……痞坚腹满。

《素问·大奇论》　肾脉小急，肝脉小急，心脉小急，不鼓⑦皆为瘕……三阳⑧急为瘕。

《素问·骨空论》　任脉为病，男子内结七疝⑨，女子带下瘕聚。

《素问·玉机真藏论》　今风寒客于人……弗治，脾传之肾，病名曰疝瘕，少腹冤热而痛，出白⑩。

《灵枢·厥病》　肠中有虫瘕及蛟蛕⑪，皆不可取以小针。心肠痛恢，作痛肿聚⑫，往来上下行，痛有休止，腹热、喜渴、涎出者，是蛟蛕也。以手聚按而坚持之⑬，无令得移，以大针刺之，久持之，虫不动，乃出针也。

《难经·五十五难》　病有积、有聚，何以别之？然：积

---

①　肥气　肝积突出在胁下，如肌肉肥盛之状，故名。

②　疝　《脉经》作"痞"，与《难经》同。

③　腹里　《脉经》作一"裹"字。

④　奔豚　肾积气从少腹上至心下。如小猪奔突一样，故名。

⑤　卑监之纪　土运不及之年。

⑥　辟　同"避"。

⑦　不鼓　指脉沉。浮取时不鼓动搏击于指下。

⑧　三阳　指太阳。

⑨　七疝　有几种说法。根据《内经》，似以马莳"五脏疝及狐疝、癫疝"之说较当。

⑩　出白　尿浊、白带、滑精之类。

⑪　蛟蛕　即蛔虫。

⑫　心肠痛恢，作痛肿聚　《脉经》作"心腹痛，懊恢，发作肿聚"。文意较明，可从。

⑬　以手聚按而坚持之　并拢手指按其肿聚不使移动。

者，阴气也；聚者，阳气也。故阴沉而伏，阳浮而动。气之所积名曰积，气之所聚名曰聚。故积者，五脏所生；聚者，六腑所成也。积者，阴气也，其始发有常处，其痛不离其部，上下有所始终，左右有所穷处①；聚者，阳气也，其始发无根本，上下无所留止，其痛无常处，谓之聚。故以是别知积聚也。

《难经·五十六难》　五脏之称，各有名乎？以何月何日得之？然肝之积名曰肥气，在左胁下，如覆杯，有头足。久不愈，令人发咳逆，痎疟②，连岁不已。

心之积名曰伏梁，起齐上，大如臂，上至心下。久不愈，令人病烦心。

脾之积名曰痞气③，在胃脘，覆大如盘。久不愈，令人四肢不收，发黄疸，饮食不为肌肤。

肺之积名曰息贲，在右胁下，覆大如杯。久不已，令人洒淅寒热，喘咳，发肺壅④。

肾之积名曰贲豚，发于少腹，上至心下，若豚状，或上或下无时。久不已，令人喘逆，骨痿少气。

讨　论

积与聚，在《内经》中尚未严格区分，如《灵枢·五变》说："人之善病肠中积聚者……皮肤薄而不泽，肉不坚而淖泽，如此则肠胃恶，恶则邪气留止，积聚乃伤（《甲乙经》伤作"作"）。脾胃之间，温寒不次，邪气稍至，蓄积留止，大聚乃起。"即积聚并提。迨至《难经》方将积聚加以辨别。

积与聚，后世又称癥与瘕。据考查，《内经》有瘕字而无癥字。如《灵枢·水胀》"石瘕生于胞中"（见"论妇科病"）实即癥积之类。故《素问识》说："盖癥瘕分而言之：癥，积

---

① 穷处　有边缘的意思。
② 痎（jiē 皆）疟　即痎疟。疟疾的统称。
③ 痞气　脾积当胃脘，中焦痞塞。故名。
④ 肺壅　即肺痈。壅，通"痈"。一作肺气壅塞解，可参。

也；瘕，聚也，然癥积亦可称瘕。"（《素问识·大奇论》注）《金匮要略》云："此结为癥瘕，名曰疟母"（《金匮要略·疟病脉证并治》），亦癥瘕并称。《中藏经》虽提出"或聚或积，或癥或瘕……其状各异"（《中藏经·积聚癥瘕杂虫第十八》），但较含糊。而对癥瘕讲得比较明白的是《诸病源候论》："癥者……聚结在内，渐染生长块段，盘牢不移动者，是癥也。言其形态，可征验也。"（《诸病源候论·癥候》）"瘕病者……积在腹内，结块瘕痛，随气移动是也。言其虚假不牢，故谓之瘕也。"（《诸疾源候论·瘕病候》）以后对癥瘕的认识，大都均依于此。

一、积的病因、病机与治法

《内经》中有关积的论述较多，如《素问·平人气象论》虚里脉"积而横有积矣"，"寸口脉沉而横，曰胁下有积，腹中有横结痛"；《素问·四时刺逆从论》厥阴脉涩"则病少腹积气"，少阴脉涩"则病积溲血"，太阴脉涩"则病积心腹时满"，以及阳明、太阳、少阳脉涩病积；《素问·五脏生成》还有"积气在中"、"在胸中"、"在心下"、"在腹中"、"在小腹与阴"等。其中有的并非癥积，不过是气机郁结，但又有实属癥积而未称积的，如《素问·腹中论》的鼓胀，《灵枢·水胀》的肠覃等。

积的病因与病机，《灵枢·百病始生》论述较详，是由于感受寒邪，暴饮暴食，劳损血络，情志所伤等。因为寒性收引，经脉受邪，则挛缩拘急，气滞血涩；饮食过多，肠胃胀满，津液被迫凝聚，不得正常流行；用力过度，损伤肠胃血络，血液溢于肠胃之外，与津液相互凝结；情志不畅，气机郁结，血行不利，这种种原因，可以单独为患，也可以合并致病，使气血运行受阻，瘀塞经隧，日以渐积，终致形成癥病。

由于气血凝积不同部位，导致各种积病。但有其共同的症状特点，即《难经》所说："其始发有常处，其痛不离其部，上下有所终始，左右有所穷处。"就是说，积是有形的肿块，部位固定，四周可以触及边缘，亦即刘完素所说："癥者，腹中坚硬，按之应手。"（《宣明论方·积聚论》）至于说积推之不移，这是相对而言，并非丝毫不能移动，不过其可移性的范围小而已。所以《灵枢·百病始生》说："其着孙络之脉而成积者……不能句（同"拘"）积而止之，故往来移行肠胃之间。"

《灵枢·邪气脏腑病形》列举了五脏积病，《难经》基本以此为据，作了某些调整与补充，但其中有的亦非真正积病，将于下文讨论。

伏梁：伏梁一证，除《灵枢·邪气脏腑病形》外，尚有他篇论及。如《素问·腹中论》记载了两种伏梁证：一是"少腹盛，上下左右皆有根"，乃"裹大脓血，居肠胃之外"，如误治，"必下脓血，上则迫胃脘生膈，挟胃脘内痈"。并说，"居脐上为逆，居脐下为从"。一是"身体髀股胻皆肿，环脐而痛"，认为"此风根也，其气溢于大肠而着于肓，肓之原在脐下，故环脐而痛也。"此证也见于《素问·奇病论》。又《灵枢·经筋》："手少阴之筋……其病内结，心承伏梁……其成伏梁唾血脓者，死不治。"根据以上经文，"伏梁"这一病名，主要是从积的特征——大如臂，好像梁木横亘于腹内而定名，不仅指心积而言，所以张介宾说："是又不独以心积为伏梁也，盖凡积有内伏而坚强者，皆得名之。"（《类经·疾病类·七十二》）如从心积来说，当以《灵枢·邪气脏腑病形》所论为是，故《难经》从之。心主血脉，血脉瘀阻，故唾血。心为火脏，气滞血瘀，久则心火郁结，所以烦心。至于《素问·腹中论》的前一伏梁，实非积病，正如徐大椿所说："乃大臃肿，如肠胃痈之类。"（《难经经释》五十六难注）

息贲：息贲之证，《内经》亦有多处记载。如《素问·阴阳别论》："二阳之病发心脾……其传为息贲。"《灵枢·本藏》："肝高则上支贲切，胁悗，为息贲。"《灵枢·经筋》："手太阴之筋……甚成息贲，胁急吐血"，"手心主之筋……前及胸痛息贲。"此外，《素问·奇病论》还有"息积"一证，云："病胁下满气逆，二三岁不已，是为何病？岐伯曰：病名曰息积。此不妨于食，不可灸刺，积为导引服药，药不能独治也。"据其症状，似亦属息贲之类。本病主要症状是：右胁下有癥块，胁痛。肺主气，肺气不能下降，故咳嗽气喘。气郁血瘀，故吐血或酿而成痈。肺合皮毛，久病气虚，肺卫不固，故洒淅寒热。肺藏于右，故为肺积。然综合经文所论，可以是肺本脏之病，也可以是由心、脾、肝等脏疾病传变而成。

肥气：肥气为肝之积，在左胁下。左胁乃肝之分部，其脉微急，是肝气较盛，气机郁结之象。足厥阴之别脉，贯膈上注于肺，久病肝气上冲，故发生咳逆。疟多发于少阳，厥阴与少阳为表里，肝病及胆，因此寒热往来而为疟疾。

痞气：《灵枢·邪气脏腑病形》所论，与《素问·腹中论》"裹大脓血"的伏梁，似为同一病证。唯《素问·五常政大论》及《素问·六元正纪大论》所说"留满痞塞"，"痞坚腹满"，与《难经》所载痞气相似，但不如《难经》的论述明确。痞气的积块正当胃脘部，乃寒与水湿之邪困阻中焦，脾失运化之积，气血郁结而成。病久脾虚，肢体得不到水谷精气的滋养，故四肢不收，肌肉消瘦。如湿郁既久，则可氤氲而发为黄疸。

五脏积病：主要是依据它们的形态特征和发生部位而命名。五脏的分部：心位于上，肾居于下，肺藏于右，肝生于左，脾治于中，所以积块所在之处分别属之五脏，其实并不一定直接发生在五脏的实体解剖学位置上。同时还应综合临床表现及继发病候症状等情况，根据脏腑辨证理论进行诊断。

积病的治疗：《内经》有针刺、灸焫、导引和药物等。如《灵枢·经筋》治伏梁、息贲用"燔针劫刺"，散寒而通筋脉。《素问·奇病论》治息积，认为"不可灸刺，积为导引服药，药不能独治也"。张介宾指出，并不是绝对不可灸刺，"惟喘者忌灸，恐助火邪，赢者忌刺，恐泻胃气"。要坚持用导引方法"久久行之，以开其滞"，一方面"用药饵以和其气，二者并行，斯病可愈"（《类经·疾病类·七十四》）。《素问·水胀》对于石瘕的治疗，谓"可导而下"，即用下瘀血的方法。这应视病情的轻重缓急，或活血化瘀，或破瘀消坚。另外，后世还常用阿魏膏等外贴辅助治疗。以上诸法，可根据病情需要，配合运用。

癥积之病：从现在认识来看，诸如肝脾肿大、良性肿瘤、癌证等似均属于它的范围。中医学认为，它的形成不外乎气结、血瘀与痰凝，故多用行气、活血祛瘀和化痰软坚等法。病久则正气虚弱，五脏亏损，又当扶正养脏。应根据临床实际，辨证施治，或补气益血，或温阳养阴，视邪正之虚实，把攻补结合起来，灵活运用。李中梓曾提出初、中、末不同时期的治法，他说："按积之成也，正气不足而后邪气踞之，如小人在朝，由君子之衰也。正气与邪气，势不两立，若低昂然，一胜则一负，邪气日昌，正气日削，不攻去之，丧亡无及矣。然攻之太急，正气转伤，初、中、末之三法，不可不讲也。初者，病邪初起，正气尚强，邪气尚浅，则任受攻；中者，受病渐久，邪气较深，正气转弱，任受且攻且补；末者，病魔经久，邪气侵凌，正气消残，则任受补。盖积之为义，日积月累，匪朝伊夕，所以去之亦当有渐，太亟则伤正气，正伤则不能运化，而邪反固矣。"（《医宗必读·积聚》）这是很有道理的。此外，还应注意饮食起居的调护，心神情志的愉悦，再结合气功疗法，形、气、神兼调，缓缓图之。

二、聚的病因、病机与治法

《内经》的聚，有时称瘕，或瘕聚并称；而瘕又有时与疝相连系。其病因主要是风寒湿热外犯，精神情志内伤，以及食积、水积、虫积等，致令脏腑之气聚结逆乱，攻冲疼痛。病机主要在于气分，或聚或散，或上或下，或左或右，无定时，无定位。即《难经》所说："其始发无根本，上下无所留止，其痛无常处。"刘完素所说："瘕者，中虽硬，而忽聚忽散，无其常。"（《宣明论方·积聚论》）

《素问·骨空论》云："任脉为病，男子内结七疝，女子带下瘕聚。"《难经·二十七难》又指出"其内苦结"。任脉的循行，"起于中极之下，以上毛际，循腹里，至关元，至咽喉，上颐、循面、入目"（《素问·骨空论》），是奇经八脉之一，主要循于腹部。任脉受邪，气行不畅，故腹中急结不舒，腹痛而起包块，聚散无常。如湿热蕴结下焦，可见赤白带下。《素问·大奇论》主要从脉象来诊断，心、肝、肾脉如见小急不鼓，是瘕病的表观之一。小急为寒邪内侵之故，不鼓乃阳气不振之象。

《素问·骨空论》又说任脉之病，在男子为"七疝"。《素问·玉机真脏论》则说风寒之邪内入，由脾传肾，郁而化热，气机阻逆，而见少腹冤热疼痛，形成"疝瘕"之疾。考"疝"字，《说文解字》云："腹痛也。"《释名·释疾病》云："心痛曰疝。疝，诜也，气诜诜然上而痛也。"《急就篇》颜师古注："疝，腹中气疾，上下引也。"《灵枢集注》说："疝字从山，有艮止高起（按：《周易》："艮，止也。"艮为山）之象。"据上所引，疝是一种心、腹气病，发时疼痛，聚结高起，有移动性，并非专指男子阴囊肿大的疝气病。如《素问》中有"心疝"、"肺疝"（《素问·大奇论》）"脾风疝"、"肾风疝"，"肝风疝"（《素问·四时刺逆从论》）以及"狐疝"、"癫疝"等等。所以马莳说："后世但知病在下部者为疝，岂知五脏皆有疝；又但知男子有疝，岂知妇人亦有疝，盖皆不考《内经》故耳！"（《素问注证发微·骨空论》注）可见疝与瘕聚的病机有其相似之处，即均属于气病，时发时止，时聚时散，区别可能在于瘕聚发则有形，而疝主要是疼痛，或无形，或亦可高起，故《内经》有时疝瘕并提。

《灵枢·邪气脏腑病形》的"水瘕"，是由于土不制水，水积腹中所致。《灵枢·厥病》的"虫瘕"，则为蛔虫积于肠中，扭结成团而然。

奔豚：《内经》、《难经》均列于积病之类，然从其临床表现来看，当非积病，而应属于瘕聚，故移于此加以讨论。奔豚的主要症状是气从小腹上冲至心、胸，腹痛，交结成块，上下移动，既而冲气渐降，腹痛渐减，块赤渐小而消。《金匮要略·奔豚气病脉证治》亦有记载："奔豚病从少腹起，上冲咽喉，发作欲死，复还止。"根据这些论述，可见奔豚的结块，具有发作性，发则块见，止则块消，符合瘕聚的特征。其病因，从脉微、沉厥来看，乃寒邪为患。《金匮要略》也说："发汗后，烧针令其汗，针处被寒，核起而亦者，必发奔豚。"同时还指出，"皆以惊恐得之"，可知情志不调也是奔豚的致病因素之一。久病则肾虚，骨失所养而骨痿；气不能纳，则喘逆、少气。

聚病：时发时止，时聚时散，主要是气机郁结阻滞，而致逆乱妄行，故治法亦以调气、行气、平逆为主。前人常用大七气汤（《医学入门》：青皮、陈皮、桔梗、藿香、桂枝、甘草、三棱、莪术、香附、益智仁）、木香顺气散（《沈氏尊生书》：木香、青皮、陈皮、甘草、桂心、川芎、枳壳、川厚朴、乌药、香附、苍术、砂仁）、散聚汤（《三因极一病证方论》：半夏、当归、槟榔、杏仁、陈皮、炙甘草、桂心、茯苓、枳壳、附子、川芎、厚朴、吴茱萸、生姜）之类。根据辨证，可视其兼夹之邪，伍以消食、清热、利水、祛湿、化痰等。如属于虫积，可以治虫为主，佐以理气。如病久心虚，又应参用补益之法。仲景治奔豚有三方：奔豚汤，治兼有往来寒热者，故寒温并用；桂枝加桂汤，治因汗后受寒者，以温阳祛寒为主；茯苓桂枝甘草大枣汤，治汗后脐下悸者，以制水寒之邪。

最后，作一点说明：《难经》认为积为脏病，聚为腑病。其主要精神是以脏腑阴阳立论，脏属阴主静，腑属阳主动，所以说"积者，五脏所生；聚者，六腑所成"，以癥积固定不移，而瘕聚游动无定也。其实，脏亦可有聚，腑亦未尝无积。

参考资料

·文献摘录··

积聚之病，凡饮食、血气、风寒之属皆能致之，但曰积曰聚，当详辨也。盖积者，积垒之谓，由渐而成者也；聚者，聚散之谓，作止不常者也。由此言之，是坚硬不移者，本有形也，故有形者曰积；或聚或散者，本无形也，故无形者曰聚。诸有形者，或以饮食之滞，或以脓血之留，凡汁沫凝聚旋成癥块者，皆积之类，其病多在血分，血有形而静也。诸无形者，或胀或不胀，或痛或不痛，凡随触随发，时来时往者，皆聚之类，其病多在气分，气无形而动也。故《难经》以积为阴气，聚为阳气，其义即此。凡无形之聚，其散易；有形之积，其破难。临此证者，但当辨其有形无形，在气在血，而治积治聚，自可得其梗概矣。（明·张介宾：《景岳全书·积聚·论证》）

治积之要，在知攻补之宜，而攻补之宜，当于孰缓孰急中辨之。凡积聚未久，而正气未损者，治不宜缓，盖缓之则养成其势，反以难制，此其所急在积，速攻可也。若积聚渐久，元气日虚，此而攻之，则积气本远，攻不易及，胃气切近，先受其伤，愈攻愈虚，则不死于积而死于攻矣，此其所重在命，不在乎病，所当察也。故凡治虚邪者，当从缓治，只宜专培脾胃，以固其本，或灸或膏，以疏其经，但使主气日强，经气日通，则积痞自消，斯缓急之机，即万全之策也。（明·张介宾：《景岳全书·积聚·论治》）

着而不移，是为阴邪聚络，大旨以辛温入血络治之。盖阴主静，不移即主静之根，所以为阴也。可容不移之阴邪者，自必无阳动之气以旋运之，而必有阴静之血以散伏之，所以必籍体阴用阳之品，方能入阴出阳，以施其辛散温通之力也。又云：初为气结在经，久则血伤入络，辄仗蠕动之物，松透病根，是又先生化裁之妙，于古人书引伸触类而得。若夫荟朒之去热滞芥蛤之，豁凝痰不过为先生用古处也。（清·叶桂：《临证指南医案·积聚》姚亦陶论）

软治者，病有坚劲而不肯轻易散者，当用软治。如人生块于胸中，积痞于腹内是也。法用药以软之，心中生块，此气血坚凝之故，法当用补血补气之中，少加软坚之味，则气血活而坚块自消。倘徒攻其块，而不知温补之药，则坚终不得消。

……盖坚在于腹中，若徒攻其坚，必致腹中不和，而损伤胃气，法当用和解之中软以治之，则坚之性可缓，而坚之形可化，坚之气可溃，坚之血可消，否则有形之物，盘踞于中，无形之气，必耗于外，日除坚而坚终不得去也。（清·陈士铎《石室秘录·软治法》）

夫五积虽分属五脏，不过分其部位病形，使学者有所遵循耳。究在脏腑之外，乃寒痰汁沫瘀血凝结于膜窠曲折之处，因脏气不能运化，积年累月，受病非一途，先宜观其虚实，即形气实者，亦不可专于攻伐，况夫虚多实少……六聚较积轻浅，病在气分，营卫不和，气聚有形，必挟肝邪，疏肝和脾，以调气机自效。积聚之证，大抵寒多热少，虚多实少，桂枝、肉桂、吴茱萸为积聚之要药，能温脾疏肝，使气机通畅故也。盖气温则行，血寒则凝，运行其气，流通其血，为治积第一法。有热再佐连、柏之类，参以活变。（清·王旭高：《王旭高临证医案·积聚门》方仁渊按）

·现代研究·

近年来研究结果表明，恶性肿瘤患者大多均有脾虚气亏或肾虚等证，其细胞免疫功能及皮质醇均较正常人为低，通过中药健脾补肾，或重点以健脾益气，或重点以补肾固精，均能提高患病机体的细胞免疫功能和调整内分泌失调状态，使"卫气"得以恢复，抗癌能力增强，有利于病体的康复。金元李东垣首创"脾胃论"，强调内伤病与脾胃虚损有关，倡用温补脾胃法来治疗。晚期恶性肿瘤患者常因虚致病，又因病致虚，形成恶性循环。由于病邪日久，耗精伤血，损及元气，面削形瘦，削骨而立，气血双亏；或肿瘤病人经手术、放射治疗、化学药物治疗之后，大伤气阴，正气不支，亦表现为气阴两伤。正衰则邪盛，机体抗癌能力的降低，往往使癌瘤进一步播散扩展，这是晚期癌证治疗中的一大问题，故采用扶正与祛邪相结合，调理脏腑功能，补气养血，调动和增强机体内在抗癌能力，是当前恶性肿瘤治疗学中发展起来的一种常用的法则，有着重要的意义。

　　由于各种肿瘤的病因不一，每个患者的"内虚"状况又不相同，所以在临床上证情复杂，变化多端……例如，一个患者一方面有正虚、脏腑功能失调或气虚血亏，同时又表现有热毒壅盛，有的有气虚合并血瘀，有的有气滞合并痰凝，大多数患者都表现虚实夹杂，故必须根据中医理论给以辨证，"审证求因"，抓住每个患者的临床病理表现特点，根据患者的具体情况给予治疗，才能提高疗效。（郁仁存．中医肿瘤学．第1版．北京：科学出版社，1983.）

第十八论　论癫、狂、痫

原　文

《灵枢·癫狂》　　癫疾始生，先不乐，头重病，视举①目赤，甚②作极已而烦心，候之于颜③。

狂始生，先自悲也，喜忘苦④怒，善恐者，得之忧饥……狂始发，少卧不饥，自高贤也，自辩智⑤也，自尊贵也，善骂詈⑥，日夜不休……狂言、惊、善笑，好歌乐，妄行不休者，得之大恐……狂，目妄见，耳妄闻，善呼者，少气之所生也……狂者多食，善见鬼神，善笑而不发于外⑦者，得之有所大喜。

《素问·阳明脉解》　　帝曰：善。病甚则弃衣而走，登高而歌，或至不食数日，逾垣上屋，所上之处，皆非其素所能也，病反能者何也？岐伯曰：四支者，诸阳之本也，阳盛则四肢实，实则能登高也。帝曰：其弃衣而走者何也？岐伯曰：热盛于身，故弃衣欲走也。帝曰：其妄言骂詈，不避亲疏而歌者何也？岐伯曰：阳盛则使人妄言骂詈、不避亲疏而不欲食，不欲食，故妄走也。

《素问·病能论》　　帝曰：有病怒狂⑧者，此病安生？岐伯曰：生于阳也。帝曰：阳何以使人狂？岐伯曰：阳气者，因

---

① 视举　目上视。《难经·五十九难》作"直视"。
② 甚　《太素》、《千金要方》均作"其"。
③ 颜　天庭，即额部。
④ 苦　《甲乙经》作"善"。
⑤ 自辩智　自以为才华出众，能言善辩。辩，《难经》作"辨"。
⑥ 詈（lì 利）　即骂。
⑦ 善笑而不发于外　喜冷笑而不发出声音。
⑧ 怒狂　多怒之狂证。

暴折①而难决，故善怒也，病名曰阳厥。帝曰：何以知之？岐伯曰：阳明者常动②，巨阳、少阳不动③，不动而动大疾④，此其候也。帝曰：治之奈何？岐伯曰：夺其食即已。夫食入于阴，长气于阳⑤，故夺其食即已⑥。使之服以生铁洛⑦为饮，夫生铁洛者，下气疾⑧也。

《素问·大奇论》 心脉满大，痫瘛筋挛。肝脉小急，痫瘛筋挛。

二阴急⑨为痫厥。

《难经·五十九难》 狂癫之病，何以别之？然：狂疾之始发，少卧而不饥，自高贤也，自辨智也，自贵倨⑩也，妄笑，好歌乐，妄行不休是也。癫疾始发，意不乐，僵仆直视。其脉三部阴阳俱盛⑪是也。

《难经·二十难》 重阳⑫者狂，重阴⑬者癫。脱阳者见鬼⑭，脱阴者目妄。

---

① 暴折　突然受到大的精神刺激。

② 阳明者常动　马莳："《灵枢·动输》篇言足阳明独动不休，故凡冲阳、地仓、大迎、下关、人迎、气冲之类。皆有动脉不止，而冲阳为尤甚。"

③ 巨阳、少阳不动　张介宾："谓巨阳惟委中、昆仑，少阳惟听会、悬钟。其脉虽微动，而动不甚也。"

④ 不动而动大疾　王冰："不应常动，而反动甚者，动当病也。"

⑤ 食入于阴，长气于阳　张介宾："五味入口而化于脾，食入于阴也。藏于胃以养五脏气，长气于阳也。"

⑥ 夺其食即已　张介宾："食少，则气衰，故节夺其食，不使胃火复助阳邪。则阳厥怒狂可已。"夺其食，限制病人进食。

⑦ 洛　"落"的同音通假字。

⑧ 下气疾　降气效果快。下，降。疾，速。

⑨ 二阴急　心肾脉急。二阴为少阴，即手少阴心和足少阴肾。

⑩ 自贵倨　自以为尊贵而傲慢。

⑪ 三部阴阳俱盛　三部，指寸、关、尺。阴，指尺部。阳，指寸部。俱盛，都搏动有力。意谓狂病两寸俱盛，癫病两尺俱盛。

⑫ 重阳　两手寸部均见阳脉。重，重叠。

⑬ 重阴　两手尺部均见阴脉。

⑭ 见鬼　视觉错乱。

讨　论

　　癫、狂、痫是精神、神经方面的常见疾病。在殷商甲骨文中，即有心疾、首疾之称，《周礼》中亦有"狂"、"怪民"等记载，说明当时对精神、神经疾病已有初步认识。马王堆帛书《五十二病方》已明确提出了癫和痫的治法，如用雷丸治婴儿痫证，用鸡矢、犬矢外治癫证。《内经》时代对癫、狂、痫的认识逐步深入，在许多经文中除论及癫、狂、痫之外，《灵枢》更有专篇加以阐述，对其病因、病机、症状及治疗均有较详细的记载，这就为后世情志病的探讨奠定了初步的基础。

一、癫、狂、痫的病因与病机

　　《内经》认为六淫之邪和情志、饮食、起居等因素均可成为癫、狂、痫的病因。在外因方面，如《素问·宣明五气》云"邪入于阳则狂"，巢元方《诸病源候论·风狂病候》也认为"狂病者，由风邪入并于阳所为也"。但从现代临床来看，癫、狂、痫作为内伤杂病，其病因主要是内因和不内外因两方面。虽然在外感病过程中由于阳明热盛或热传心包，扰乱神明，可以引起躁狂之证，但在诊治上仍属外感范围，以治原发病为主，适当配合开窍醒脑、重镇安神等药物。

　　在内因方面，《内经》十分重视情志因素，认为诸如伤于恐惧、忧愁太过、悲衰不休、喜乐无极，均是引起癫狂的重要原因，痫证也可由某些情志因素导致发作。后世更联系到社会环境、病人人格等方面来探讨癫、狂的病因。如《证治准绳·癫狂痫总论》指出癫证"此志愿高大，而不遂所欲者多有之"。

　　癫、狂、痫的发生与酒和饮食也有关。明代李梴《医学入门·卷四·癫狂》中有"膏粱醉饱后发狂"的记载。临床上如酗酒、食厥常见类似症状外，还可以引起癫、狂、痫的发作。

《内经》已经认识到一些精神、神经疾病是生来即有的，如《素问·奇病论》将"人生而有病癫疾者"称为"胎病"（详见本书"论妇科病"），说明属胎中受病，与先天有关。这相当于现在某些有遗传倾向的精神病或妊娠过程中受不良影响所致的精神、神经疾病。

癫狂的发生，与月经、分娩也有一定关系。《寿世保元·产后》说"败血入心，烦躁发狂，言语错乱，或见鬼神似癫"，类似于今之与分娩有关的产后精神病。《医学入门·癫狂》中有"妇人月水崩漏过多，血气迷心……而言语错乱、神志不守者，此血虚神耗也"的记载，现代所称与月经周期密切相关的周期性精神病可有此种症状。

癫、狂、痫的病机，总不外乎阴阳、脏腑、经络、气血的失调，以及在此基础上所产生的病理产物蒙蔽心神，引起精神神志的失常。

1. 阴阳失调

人体是阴阳对立的统一体，机体阴阳保持相对平衡，是精神活动正常的基本条件。正如《素问·生气通天论》所说"阴平阳秘，精神乃治"。在上述病因作用下，或加之病人禀赋阴阳有所偏胜，则可能产生神志失常，引起癫、狂、痫证。《素问·生气通天论》所云"阴不胜其阳，则脉流薄疾，并乃狂"，正说明阴阳失调，偏盛偏衰，不能互相维系，以致升降失常，扰乱神明而发癫狂。由于阳主动，阴主静，故阴阳偏盛偏衰可以导致不同的精神病变，所以《难经》认为"重阳者狂，重阴者癫"。

2. 脏腑失调

五脏藏神，以五脏之精为神志活动的物质基础。七情刺激或起居不节，均能影响五脏的藏精藏神功能，诱发癫、狂、痫证。临床以心、肝、脾、肾引起者颇为多见，如郁怒、惊恐易伤肝肾，使精血损耗，心神失养，发为癫证。喜怒无常，暗耗心阴，使心火亢盛，扰乱神明，则发为狂。思虑过度，所欲不遂，心脾受损，心无所主，易成癫证。也可因脏腑同病，阴阳失调，升降失常所致，如叶桂《临证指南医案·癫痫》龚商年论道："推其病因，狂由大惊大恐，病在肝胆胃经，三阳并而上升，故火炽则痰涌，心窍为之闭塞；癫由积忧积郁，病在心脾胞络，三阴蔽而不宣，故气郁痰迷，神志为之混淆；痫由惊恐，或由饮食不节，或由母腹中受惊，以致内脏不平，经久失调，一触积痰，厥气内风，猝焉暴逆，莫能禁止，待其气返然后已。"脏腑功能与先天禀赋也有关系。禀赋充足，阴平阳秘，即使遭受一些精神刺激也不一定致病。禀赋不足者，则容易在一些环境、精神因素的作用下诱发癫、狂、痫。禀赋不足往往有家族性，这可以启发我们从脏腑功能方面来认识一些癫、狂、痫病证的遗传性。

　3. 经络失调

　《内经》多处阐述了经络失调与情志疾病的关系。《素问·厥论》指出："阳明之厥，则癫疾欲走呼，腹满不得卧，面赤而热，妄见而妄言。"可见实热燥火结于阳明经，可出现精神症状，并导致癫证。《灵枢·经脉》认为足阳明胃经病变见"恶人与火，闻木声则惕然而惊，心欲动，独闭户塞牖而处，甚则欲登高而歌，弃衣而走"。又如"膀胱足太阳之脉……是主筋所生病者，痔疟狂癫疾"等等，足以说明经络失调与癫狂有密切关系。由于经络有通行气血、联系内外、沟通脏腑、传递信息的功能，所以经络失调，使脏腑气血的流通和内外信息的传递失常，而致神志活动发生变异。

　4. 气血失调

　这是癫、狂、痫病理变化的重要内容。气血失调，一是气之逆乱，多表现为气郁、气逆、气虚等情况。如思虑太过，正气流行不畅，则脾气郁结，不能生化气血，能引起癫证。《内经》已认识到"少气"可导致狂证，说明气虚也与癫、狂、痫有关。"少气"何以能致狂？《素问·腹中论》云"石之则阳气虚，虚则狂"，《灵枢·九针十二原》也说"夺阳者狂"。所以这种狂是由于心阳受损，神不内守所导致的。"狂"有惑乱之意，如精神恍惚，或类似癫的症状等。

一是血之虚实。《灵枢·营卫生会》说"血者，神气也"，所以血的变化与癫、狂、痫的关系也相当密切。《素问·调经论》指出"血有余则怒，不足则恐"，又说"血并于阴，气并于阳，故为惊狂"，《灵枢·海论》指出血实者"血海有余，则常想其身大，怫然不知其所病"，血虚者"血海不足，亦常想其身小，怫然不知其所病"，反映了血实、血虚均可导致精神、感觉异常。清代王清任在《医林改错》中进一步指出："癫狂一症，哭笑不休，詈骂歌唱，不避亲疏，如同作梦一样。"（《医林改错·癫狂梦醒汤》），这说明癫狂之证与气血凝滞不畅有关。《内经》中多处载有用针刺出血方法治疗癫、狂、痫，也就是这个道理。

痰与火是癫、狂、痫病变过程中的病理产物。"痰迷心窍"的病机理论，金元以后已有深刻认识。痰浊为阴邪，能阻碍气机，闭塞神灵窍机。如元代朱震亨指出癫狂"大率多因痰结于心胸间，治当镇心神，开痰结"（《丹溪心法·癫狂》）。明代张介宾也说："癫病多由痰起，凡气有所逆，痰有所滞，皆能壅闭经络，格塞心窍。"（《景岳全书·杂证谟·癫狂痴呆》）强调了痰与癫狂的密切关系。临床上常以豁痰开窍法治疗情志病，就是这一理论的实际运用。至于痰的产生，既可因思虑忧郁损及心肝脾，气滞津凝而成，也可因气郁化火，或阴虚不能制火，煎炼津液所致，还可由脾运不健，津液不归正化，聚而为痰等。如《张氏医通·神志门》论痫时指出："痫证往往生于郁闷之人，多缘病后本虚，或复感六淫，气虚积痰之故。"

火在这里是指"内火"，主要因脏腑阳盛所致，也可由情志不舒，郁久化火而形成。火性躁动，火盛则扰乱神明，导致神志失常。故《素问·至真要大论》说："诸躁狂越，皆属于火。"后世又有所发展，如李梴在《医学入门·癫狂》中指出，狂证是"心火独盛，阳气有余，神不守舍，痰火壅成而然"，癫证则为"阴虚血少，心火不宁"所致。

综上所述，癫、狂、痫的病理变化涉及到脏腑经络、阴阳气血，病变过程中又能产生痰、火等病理产物，并互相影响，互为因果，机理是比较复杂的。

二、癫、狂、痫的辨别和治疗

癫、狂、痫的区分，在《内经》尚无明显的界限，症状描述有详有略。其中狂证的症状描述与后世一致，并一直作为辨病的依据。而所论痫证的具体症状较少，如《灵枢·经筋》说"足少阴之筋……病在此者，主痫瘛及痉"，《灵枢·寒热病》说"暴挛痫眩，足不任身"，《素问·大奇论》说"心脉满大，痫瘛筋挛；肝脉小急，痫瘛筋挛"，"二阴急为痫厥"。从这些经文来看，《内经》所论痫证，具有筋脉拘挛、肢体抽搐一类的症状。其病机主要为火热内盛，伤及心神，肝血肾阴被耗，筋脉失养，风阳内动，故脉满大或小急。《灵枢·癫狂》详细描述了所谓"癫疾"，大部分症状相当于后世所指的痫证，一部分相当于后世所指的癫证。所以，可以认为《内经》是把癫和痫混同起来论述的。《难经·五十九难》讨论了狂和癫的区别，但所论癫证仍包括了痫证症状，完全与《内经》一致。直至隋代《诸病源候论》，还是癫与痫混同。

唐宋以后，由于临床经验的不断积累，对癫、狂、痫有了新的认识。如元代朱震亨的《丹溪心法》论述已较清楚。明代龚廷贤对三者的区分已相当明确，他在《寿世保元》中指出："癫者，喜笑不常，颠倒错乱之谓也"，"狂者，狂乱而无止定也"，"大抵狂为痰火实盛，癫为心血不足。"（《寿世保元·癫狂》）并明确指出痫证的症状是"发则仆地，闷乱无知，嚼舌吐沫，背反张，目上视，手足搐搦，或作六畜声者是也。"（《寿世保元·痫证》）明清医家大多同意这种分类，并沿用至今。癫、狂、痫的辨别过程，说明了中医学术和其他学科一样，总是从无到有，从简单到复杂，从模糊到清晰，逐步发展起来。下面再就癫、狂、痫的辨证作一些补充。

癫证和狂证是临床较为常见的两种情志病，症状表现类似于现代精神病学中的精神分裂症、狂躁抑郁性精神病、某些反应性精神病以及情感性精神病等。其中癫证的症状特点是静而少言，如痴如醉，或悲或喜，语无伦次，起病或缓或急，病程多为迁移性。其表现以阴性症状多见，如精神抑郁，表情淡漠，寡言呆滞，或喃喃自语，动作怪异，秽洁不知，舌淡红、苔多薄白或腻或黄，脉多弦细或脉滑。狂证的症状特点是动而多变，狂躁刚暴，多怒不饥，骂詈歌笑，甚至毁物伤人。其表现以阳性症状为多见，如兴奋多言，喧扰不宁，不避亲疏，不知羞耻，不食或多食，或登高而歌，或弃衣而走，不受拘束，舌红、苔多黄腻，脉多弦大滑数。根据上述表现，一般不难辨别。然而癫证久郁化火，可转为狂证，狂证日久，气虚火微，可演变成癫证，故同一病人在不同时期可能出现或癫或狂的不同表现，临床上往往癫狂并称。

痫证是一种发作性神志异常的证候，相当于现代医学中的癫痫。临床特性表现为突然精神恍惚或昏仆，两目上视，四肢抽搐，口噤流涎，或有叫吼声，移时渐苏，醒后外观如常人，发无定时。少数病人症状较轻，仅有一时"失神"，表现为动作中断，呆木无知觉，不语不动，或伴有一些离奇小动作。或在发作中伴有情志紊乱，如哭笑吵闹，躁扰不安等。根据病史和发作特征，亦易于辨别。

此外，前人还依据癫痫病人发作时叫吼声的不同，以六畜声作比拟，把癫痫分为猪痫、羊痫、马痫等，这种分法已逐渐被淘汰。如《医家四要》中说："古人虽听五声，分五脏……其实不越痰火惊三字范围。"临床上癫痫辨证应根据四诊所得症状，综合分析。

以上对《内经》中有关癫、狂、痫的病因病机及鉴别诊断作了讨论。关于治疗问题，《内经》多采用针灸治疗，所取具体经穴和方法，以《灵枢·癫狂》、《素问·长刺节论》论述较多，具有一定指导意义。现代临床针刺治疗多以头部穴位为主，结合辨证在躯干、四肢配穴，这是实践中的发展。在药物治疗方面，《素问·病能论》中载治怒狂病的生铁落饮，有平肝、降逆、镇静作用，历代在此基础上积累了不少经验，创造了许多有效的治法和方剂，至今仍应用于临床。在中西医结合治疗精神病过程中，还运用了现代医学手段对清热降火、涤痰开窍、调气化瘀、养血安神等治法进行了研究，并逐步从临床研究发展到实验研究，肯定了中医辨证结合辨病治疗精神病的疗效。尤其值得指出的，《内经》极为重视对癫、狂、痫的心理治疗及防止复发的思想。如《素问·阴阳应象大论》所谓"悲胜怒"、"恐胜喜"等。从历代医家的一些医案来看，大多使用了劝说开导、暗示解释等以情胜情、移情易性的方法，取得了较好效果。当然古今社会情况不同，现代心理治疗技术正迅速发展，应该吸取现代心理学、社会学的知识，采取中西医结合的方式以期取得更好的疗效。

随着现代社会的高度发展，环境、心理因素对人们精神的影响日益增加，各种精神、神经疾病的发病率显著上升，因此有必要深入地研究。这对了解癫、狂、痫的产生、发展、预后均具有重要意义，并能为临床诊治提供思路。

参 考 资 料

· 文献摘录 ·

《难经》云：重阴者癫，重阳者狂，河间以癫狂一也，皆属痰火，重阴之说非也。但世有发狂一番，妄言妄语，而不成久癫者，又有痴迷颠倒，纵久而不发狂者，故取河间合一于前，《难经》分析于后。（明·李梴：《医学入门·癫狂》）

癫者或狂或愚，或歌或笑，或悲或泣，如醉如痴，言语有头无尾，秽洁不知，积年累月不愈，俗呼心风，此志愿高大而不遂所欲者多有之。

狂者病之发时，猖狂刚暴，如伤寒阳明大实发狂，骂詈不避亲疏，甚则登高而歌，弃衣而走，逾垣上屋，非力所能，或与人语所未尝见之事，如有邪依附者是也。

痫病发则昏不知人，眩仆倒地，不省高下，甚而瘈疭抽掣，目上视，或口眼㖞斜，或口作六畜之声。（明·王肯堂：
《证治准绳·癫狂痫总论》）

大抵狂为痰火实盛，癫为心血不足，多为求望高远不得志
者有之。痫病独主乎痰，因火动之所作也。治法痫宜乎吐，狂
宜乎下，癫则宜乎安神养血，兼降痰火。（明·虞抟《医学正
传·癫狂痫证》）

·现代研究·

一、精神病的诊断程序及鉴别诊断

1. 探询病史

了解诱发因素，是纯精神刺激，还是躯体疾患或是其他有
害因素的作用，有无家族精神病史等。发病过程、症状表现及
患者平素的思想、性格、生活习惯、工作、学习、劳动能
力等。

2. 体格检查

有无特殊体征或与某种躯体疾患相关的阳性体征。

3. 精神检查

包括患者的神志、言语、逻辑思维、计算、计数、记忆、
阅读、书写以及分析判断能力，对内外界的各种刺激反应等。
必要时可进行诊断性试验治疗。

4. 实验室检查

对躯体疾患性精神病诊断价值较大。

5. 中医辨证诊断

一般经过上述各项检查，进行诊断或鉴别诊断，根据具体
病情辨证施治。

二、鉴别诊断要点

1. 功能性与躯体疾患性精神障碍

功能性精神病除有明显的精神障碍表现外，体检时无特殊
阳性体征，实验室及特殊检查一般无异常发现。

躯体疾患性精神病除有不同程度及不同类型的精神症状

外，体检时可发现与疾患相应的阳性体征，实验室及特诊科检查亦见异常改变，如感染性精神障碍、各种中毒性精神障碍（一氧化碳、酒精及某些药物等）、内脏疾病性精神障碍、脑器质性疾患精神障碍（颅内占位性病变、脑外伤等），均可有不同的临床症状、体征及实验室检查的异常改变。

2. 精神病与神经官能症

精神病在临床上表现出精神活动异常，无自控能力，大多数患者无自知力，不主动求医，否认所患疾病，拒绝治疗，发病中无戏剧性变化，暗示无效。而神经官能症患者有自知力，积极求医，不少患者发病特点呈戏剧性变化，如因某种因素的刺激，患者立刻表现出大哭大叫，翻滚跑跳，或四肢乱抽动，牙关紧闭等，此时暗示治疗如得当可立即解除。除此之外，大多数病人还伴有植物神经系统方面的异常表现，如食欲不振，心慌胸闷，头晕头胀等。

3. 精神病与精神运动性癫痫

精神病在发病过程中，除少数有周期性发作外，大多数发病无规律，病态内容各种各样，脑电图无异常，抗精神病药物有效。精神运动性癫痫，发作时表现出精神运动性症状，每次发作时间短则几秒、几分钟，最多几小时，但发作过后，同正常人精神面貌几乎一样。发作有规律或无规律，脑电图大多数异常，抗癫痫药物有效。（伍后胜. 中西医结合治疗精神病. 第 1 版. 北京：人民军医出版社，1986.）

第十九论　论头痛、心痛

原　文

《灵枢·厥论》　厥头痛，面若肿起而烦心，取之足阳明、太阴。厥头痛，头脉痛，心悲善泣，视头动脉反盛者，刺尽去血①，后调足厥阴。厥头痛，贞贞②头重而痛，泻头上五行，行五③，先取手少阴，后取足少阴。厥头痛，意善忘，按之不得，取头面左右动脉④，后取足太阴。厥头痛，项先痛，腰脊为应，先取天柱，后取足太阳⑤。厥头痛，头痛甚，耳前后脉涌有热，泻出其血，后取足少阳。

真头痛，头痛甚，脑尽痛，手足寒至节，死不治。

头痛不可取于腧者⑥，有所击堕，恶血在于内，若肉伤，痛未已，可则刺⑦，不可远取也。头痛不可刺者，大痹为恶，日作者，可令少愈，不可已。头半寒痛⑧，先取手少阳、阳明，后取足少阳、阳明。

厥心痛，与背相控，善瘛，如从后触其心，伛偻者，肾心痛也，先取京骨、昆仑，发狂⑨不已，取然谷。厥心痛，腹胀

---

①　视头动脉反盛者，刺尽去血　观察头部血脉有郁结而跳动、暴露的刺出其血。

②　贞贞　《甲乙经》作"员员"。眩晕之意。

③　泻头上五行，行五　指头部正中线督脉、两侧足太阳和足少阳经，共五行，每行各五穴，取泻法。

④　头面左右动脉　指足阳明经。

⑤　后取足太阳　指本经下部俞穴。

⑥　不可取于腧者　可刺局部痛处，不可取远端的俞穴，因其不属气逆的头痛。

⑦　则刺　侧刺，即横刺。则，同"侧"。

⑧　头半寒痛　即偏头痛。

⑨　狂　《甲乙经》、《太素》均作"针"，为是。

胸满，心尤痛甚，胃心痛也，取之大都、太白。厥心痛，痛如以锥针刺其心，心痛甚者，脾心痛也，取之然谷、太溪①。厥心痛，色苍苍如死状②，终日不得太息，肝心痛也，取之行间、太冲。厥心痛，卧若徒居，心痛间，动作痛益甚，色不变，肺心痛也，取之鱼际、太渊。

真心痛，手足清③至节，心痛甚，旦发夕死，夕发旦死。

心痛不可刺者，中有盛聚④，不可取于俞。

《素问·奇病论》　帝曰：人有病头痛，以数岁不已，此安得之，名为何病？岐伯曰：当有所犯大寒，内至骨髓，髓者以脑为主，脑逆故令头痛，齿亦痛，病名曰厥逆。

《素问·通评虚实论》　头痛耳鸣，九窍不利，肠胃之所生也。

《素问·五脏生成》　心烦头痛，病在膈中。

《素问·脉要精微论》　夫脉者，血之府也……涩则心痛。

《难经·六十难》　头心之病，有厥痛，有真痛，何谓也？然：手三阳之脉受风寒，伏留而不去者，则名厥头痛；入连在脑者，名真头痛。其五脏气相干，名厥心痛；其痛甚，但在心，手足青者，即名真心痛。其真心痛者，旦发夕死，夕发旦死。

讨　论

头痛是临床常见的症状，心痛虽不如头痛之多见，然亦非少见。《内经》有关头痛、心痛的论述颇多，本节难以一一罗列，兹择其要加以讨论。

---

① 然谷、太溪　均足少阴穴。张志聪认为是漏谷、天溪之误，二穴属足太阴经，较合理。

② 死状　《千金要方》作"死灰状"，较好。

③ 清　《甲乙经》作"青"，与《难经》文同。

④ 盛聚　积聚。

一、头痛

头痛一症，可见于很多病证。其病因有内因、外因和不内外因；其证候有寒、有热，有虚、有实；其病程有新、有久。李杲说："内证头痛，有时而作，有时而止；外感头痛，常常有之，直须传入里实方罢。"（《内外伤辨·辨头痛》）是从头痛的作止特点，以辨内证和外感。徐春甫说："头痛自内而致者，气血痰饮、五脏气郁之病，东垣论气虚、血虚、痰厥头痛之类是也。自外而致者，风寒暑湿之病，仲景伤寒、东垣六经之类是也。"（《古今医统·头痛门》）这是说明导致各种头痛的病因。张介宾说："凡诊头痛者，当先审久暂，次辨表里。盖暂痛者，必因邪气；久痛者，必兼元气。"（《景岳全书·杂证谟·头痛》）是根据痛的久暂，以辨表里、虚实。读以上三家之说，对于头痛的病因、病证及病机，可以有一个比较概括的认识。推究这些论述，都与《内经》有着渊源关系。这里不作全面讨论，主要谈谈厥头痛和真头痛。

（一）厥头痛

厥头痛，厥是"逆"的意思，由于经脉受邪，气逆于上而令头痛。《灵枢·厥论》论述了足三阳和足三阴经气逆所发生的头痛。经脉内属于脏腑，在肢体有其一定的分布部位，某经之病，可在其循行之处或相关脏腑表现出一定症状，临床即据此进行辨证。《灵枢·厥论》指出，足阳明头痛，面部浮肿而心烦。足阳明之脉上行于面，循眼系入络脑，足阳明与足太阴为表里，足太阴的支脉注于心中，故不仅表现在本经，且影响及足太阴。足厥阴头痛，头部血脉跳动而有力，心情悲观而好哭泣。足厥阴经与督脉会于巅顶，肝藏血，主疏泄，气机郁结，故好悲泣，血随气逆，故脉动。足少阴头痛，头眩而重。足少阴属肾，此肾阴不足而阳亢于上所致。足太阴头痛，痛无定处，记忆力差。脾主藏意，故健忘。足太阳头痛，痛先起于项部，然后腰脊相应而痛。足太阳之脉上额交巅，循项而抵腰脊，故痛见于所循之部。足少阳头痛，痛势剧烈，耳的前后脉络怒张而热。足少阳之脉循行于耳前后，少阴相火旺盛，故上冲作痛。以上诸经气逆头痛，或寒、或热，或虚、或实，根据证情采取不同针刺方法：病在某经，即取本经，如足厥阴头痛；病涉表里之经，则两经同刺，如足阳明头痛；病涉阴阳之经，则数经同刺，如足少阴头痛。虚则用补法，如补足少阴；实则用泻法，如泻足阳明、刺出血等。十二经脉中三阳经均上达头部，三阴经唯足厥阴会于巅顶，其他阴经虽不直接上行于头，但通过表里经或经别、经筋的关系，也可影响头部。至于《素问·奇病论》中的厥逆头痛，似与真头痛相类，其实也是肾中阴寒之邪上逆，非直接脑病，故称为"厥逆"。《素问·通评虚实论》中的头痛，谓"肠胃之所生"，大都由于嗜食甘肥，痰热内蕴，腑气不畅，浊气不降所致，这对临床辨证，是很有启发意义的。后世对头痛的辨证论治，其源即本于《内经》，如头与项痛属太阳，两侧头痛属少阳，前额头痛属阳明。病因、病机有风、寒、湿、热和痰、瘀，以及气、血、阴、阳之虚等等。在治疗上，也常用针刺疗法，或根据分经及不同原因用药物治疗，虚者补之，实者泻之。

此外，《灵枢·厥论》还论及瘀血头痛、痹头痛及偏头痛。瘀血头痛是由于跌仆撞击等外伤，瘀血凝结，脉道不通，因非气逆，故用局部针刺以除瘀通络。现在脑震荡后遗症的头痛较为常见，可用王清任血府逐瘀汤或通窍活血汤（《医林改错》上卷）治疗，病程短的效果良好，如迁延日久，则需较长时间缓缓图之。痹头痛是风寒经痹引起，乃痹证的伴有症状，所以《灵枢·厥论》指出，用针刺方法，痛可暂时缓解，但不能治愈，必须治痹以图其本。偏头痛，病在手足少阳、阳明，四经均循耳上行头角，痛或偏于左，或偏于右。可先刺手经，后刺足经。姚济苍辑《证治辑要》中载有散偏汤，药用郁李仁、柴胡、甘草、川芎、白芷、白芍、香附、白芥子等，其特点重用川芎达到一两。现代临床报道，有较好疗效。

（二）真头痛

真头痛，是一种严重的疾病，头痛剧烈，感觉满脑皆痛，四肢厥冷。此乃阴邪直中髓海，不同于经气厥逆的头痛。脑为元神之府，厥头痛源于他经气逆，病情较轻，而真头痛病本在脑，手足寒至节，是元阳败竭之象，预后多不良。本病可能为现代医学的高血压脑病、蛛网膜下腔出血、颅内肿瘤之类。古代限于对疾病的认识和治疗的技术条件，故认为"死不治"。从现在来看，这些病死亡率虽高，但还不是绝对不可挽救的。

二、心痛

　　心痛，是心胸部疼痛。有人把心痛与胃痛混淆起来，明如朱震亨且误认为"心痛即胃脘痛"（《丹溪心法·心脾痛》）。程钟龄也说："当胸之下，岐骨陷处，属心之部位，其发痛者，则曰心痛。"（《医学心悟·心痛》）其实早在张仲景即对心与胃作了明确区分，如《金匮要略》说："胸痹而痛……知在上焦。"（《金匮要略·胸痹心痛短气病脉证治》）此即指心而言。至于胃，常以"心下"称之，如《伤寒论》"心下满而硬痛"，"胃中不和，心下痞硬"等（《伤寒论·辨太阳病脉证并治下》）。当然，后世许多医家已作过辨正。如陈士铎说，真心痛"其痛不在胃脘，亦不在两胁，恰在心窝之中"（《辨证冰鉴·心痛门》）。对于这一问题，现在已不会再有误解，不过，在古文献中，有的所说心痛，亦指胃痛，读时尚需注意。

　　心痛的病因，以内因为多，亦有由于外感者，如《素问·举痛论》说："寒气客于背俞之脉，则脉泣，脉泣则血虚，血虚则痛，其俞注于心，故相引而痛。"本证亦有寒、有热，有虚、有实，但多为本虚标实。其发病可直接在心，也可涉及其他脏腑，故《灵枢·厥病》有真心痛与厥心痛之分。

　　（一）厥心痛

　　厥心痛，是由其他脏腑疾病影响及心而发生的疼痛。张介宾指出："五脏逆气，上干于心而痛者，谓之厥心痛。"（《类经·针刺类·四十六》）因为心主血脉，循环周身，五脏经脉，又都行于胸膈，所以他脏病变，使经脉之气血流行不畅，心脉受阻，不通而痛。《灵枢·厥病》载有肾心痛、脾心痛、肝心痛、肺心痛和胃心痛。肾心痛，是肾中阴邪，上乘于心。足少阴之脉贯脊属肾，上贯膈入肺，寒性收引，故痛与背相控，有牵掣拘急之感；肾又主骨，肾虚腰脊失养，故伛偻。脾心痛，是脾不能运，逆气犯心。足太阴之脉上膈注心中，气滞血凝，痛甚如针刺，当见腹胀食少等症。肝心痛，是肝气郁结，横逆于上。足厥阴之脉上贯膈、布胁肋，其支脉管从肝别贯膈，上注肺，气机不畅，故欲太息以舒缓之而不得，肝主色，气滞血郁，不能上荣，故面色苍暗如死灰状，当同时胸胁疼痛。肺心痛，是肺气郁滞，治节不行。肺居胸中，司呼吸，为心之盖，安卧或休息时痛可缓解，如活动则痛加重，因病主要在气分，不在血分，故面色不变，可见咳喘等症。胃心痛，是胃失通降，气逆而上。足阳明之脉由缺盆下膈贯胃络脾，其支脉下循腹里，又"胃之大络，名曰虚里，贯膈络肺，出于左乳下"（《素问·平人气象论》），故腹部䐜胀，胸膈痞满。此外，在《灵枢·经脉》三阴经中，也多有心痛或胸满的病候。上文厥头痛为经气厥逆，故经脉见症多，这里厥心痛为脏病，故以脏病见症多，但与经脉亦有关。临床以所见症状辨其为何脏之邪侵犯于心，经文叙症较简单，可据一般五脏辨证方法进行观察。刺法的原则，也是根据寒热虚实取本经或表里之经，以补泻之。

　　《灵枢·厥病》同时又论述了积聚心痛、虫积心腹痛（见"论积聚"）。积聚乃气滞、血瘀、痰凝，以致血脉阻塞，形成硬块，心血运行不畅而痛。虫积之痛，主要在脐腹、上腹部，隆起上下移动，虫多可扭结成团，阻塞肠腔，有可能影响膈上，使气机不畅，而心胸部疼痛。

　　（二）真心痛

　　真心痛，是邪气直犯于心，邪深阴甚，心脉阻塞，疼痛剧烈，阳气衰竭，不达四肢，故手足色青，甚至厥冷而脱。它也不同于由其他脏腑气逆所致的厥心痛。心为君主之官，是一身的主宰，其病情极为严重，可能很快死亡，所以说："旦发夕死，夕发旦死。"根据经文所述，厥心痛似属胸痹之病，有类于现代医学的冠心病、肺心病、心肌炎等。《内经》从整体观念出发，认为病虽在心，但与其他脏腑相关，治疗不能局限于心，必须辨证论治。现代研究也证明其常与肝胆、脾胃及肾有内在联系，这些理论，对于指导实践有着重要意义，至于真心痛，似属急性心肌梗死，《内经》限于时代性，认为必死，然后人治以参附、四逆之类，有获生之机，现代临床亦多用之，并制成注射剂以救危急，有较好效果。

《素问·痹论》载有心痹证，是"痹之客于五脏"所致，可能为风湿性心脏病。在治疗上，仅原则地提出"循脉之分"，"各随其过"，针刺脏腑俞穴、合穴，未作具体论述。张仲景《金匮要略·胸痹心痛短气病脉证治》是胸痹心痛的专篇，其把理论与实践、辨证与治疗结合了起来，所列瓜蒌薤白白酒汤诸方，仍为现在临床常用的有效方剂。新中国成立以来，经中西医共同努力，对于胸痹病的理论、临床与实验研究，在继承的基础上，有了很大的发展。概括而言，其病有虚、有实，虚者脏腑阴阳气血之不足，实者气血痰瘀之阻滞，与其他脏腑关系上，如肝胆疏泄失常，脾胃运纳不健，肾之阴阳亏虚，水火之脏失调等，故大都表现为本虚标实之证。在治法上，主要有宣痹通阳、理气化痰、活血祛瘀、芳香开窍、益气养血、滋阴补阳。本虚标实者，应予标本兼顾；阳虚欲脱者，当以回阳救逆等。在药物剂型上，也作了许多改革，如有丸剂、片剂、口服液、胶囊剂、气雾剂、注射剂等。关于心痛的诊法，脉诊是一个重要方面，实证多见弦滑实数，或涩而有力，虚证多见濡弱细涩，或沉伏结代。还有呈现异常脉象的，如张介宾说："虽滑实有力者，固多实邪，虚弱无神者，固多虚邪，此其常也。然暴痛之极者，每多沉伏细涩，最似极虚之候，不知气为邪逆，气逆则脉道不行，而沉伏异常，此正邪实之脉，然于沉伏之中，细察之必有梗梗然弦紧之意，此必寒邪阻遏阳气者，多有是脉。"（《景岳全书·心腹痛·论痛脉》）这是应加注意的。

　　以上讨论了头痛与心痛病证，涉及的病很多，本节是以《灵枢·厥病》为主，着重讨论厥头痛、真头痛与厥心痛、真心痛，以经脉脏气厥逆者谓之"厥"，而直接脑病、心病者谓之"真"，这对于分辨其轻重缓急有一定意义。除此之外，经文还论述了瘀血头痛、痹头痛、偏头痛及积聚心痛、虫积心腹痛等，意在教人临证时必须加以区别。

参考资料

　　· 文献摘录·

　　凡头痛皆以风药治之者，总其大体而言之也。高巅之上，惟风可到，故味之薄者阴中之阳，乃自地升天者也，然亦有三阴三阳之异。故太阳头痛，恶风脉浮紧，川芎、羌活、独活、麻黄之类为主；少阳经头痛，脉弦细，往来寒热，柴胡为主；阳明头痛，自汗，发热，恶寒，脉浮缓长实者，升麻、葛根、石膏、白芷为主；太阴头痛，必有痰，体重，或腹痛为痰癖，其脉沉缓，苍术、半夏、南星为主；少阴经头痛，三阴三阳经不流行而足寒、气逆为寒厥，其脉沉细，麻黄、附子、细辛为主；厥阴头项痛，或吐痰沫、厥冷，其脉浮缓，吴茱萸汤主之。血虚头痛，当归、川芎为主；气虚头痛，人参、黄芪为主；气血俱虚头痛，调中益气汤少加川芎、蔓荆子、细辛，其效如神。白术半夏天麻汤，治痰厥头痛药也；清空膏，乃风湿热头痛药也；羌活附子汤，治厥阴头痛药也……是知方者体也，法者用也，徒执体而不知用者弊，体用不失，可谓上工矣。（金·李杲：《兰室秘藏·头痛论》）

　　经之论头痛，风也，寒也，虚也。运气论头痛十条，伤寒论太阳头痛一条，皆六气相侵与真气相薄，经气逆上干于清道，不得运行，壅遏而痛也。头为天象，六腑清阳之气，五脏精华之血，皆会于此。故天气六淫之邪，人气五贼之变，皆能相害。或蔽复其清明，或瘀塞其经络，与气相薄郁而成热，脉满而痛。若邪气稽留，脉满而气血乱，则痛乃甚。此实痛也。

寒湿所侵，真气虚弱，虽不相薄成热，然邪客于脉，外则血涩脉寒，卷缩紧急，外引小络而痛。得温则痛止，此虚痛也。（明·李中梓：《医宗必读·头痛》）

心为君主，义不受邪，若邪伤其脏而痛者，谓之真心痛。其证猝然大痛，咬牙噤口气冷，汗出不休，面黑，手足青过节，冷如冰，且发夕死，夕发旦死，不治。不忍坐视，用猪心煎，取汤入麻黄、肉桂、干姜、附子服之，以散其寒，或可死中求生。如但见爬床搔席，面无青色，四肢不厥，声尚出外，即非真心痛，乃心包络受邪作痛也。而包络之邪，皆由各脏腑经脉传来，如从胸痛至心，是肺心痛；从胃脘痛至心，是胃心痛；从胁痛至心，是肝心痛；从腰痛至心，是肾心痛，可类推之。盖五脏六腑任督各支脉，皆络于心，其邪气自支脉而乘心者，不易入于心，而但犯其包络也。于是气血为邪所滞，邪正相击，故痛矣。（清·何梦瑶：《医碥·心痛》）

　　·现代研究·

从中医的传统理论出发，探讨《内经》对冠心病的整体认识，有助于揭示出冠心病本证的病理机制。

《内经》认为，脏腑功能活动的协调必须由心来主持，通过心主血脉、司君火、藏神明等功能活动来实现对全身的整体性调节，故"心为五脏六腑之大主"，为"生之本"。同时，心的生理功能也有赖于肝气疏泄而助之，肾之阴精濡养以敛之，脾气运化转输以养之，肺气宣发肃降而调之。在病理上，脏腑的病变也是相互影响，不能把心病看成单一脏腑的疾病。心病大多不是心本身感受病邪所致，而多继发于其他脏腑疾病之传变。且《内经》常在"心痛"二字之前冠以其他脏腑之名，如脾心痛、肝心痛等，以示其疾病原发及临床证候的脏腑归属。根据病因、病机、病位及症状的不同，冠心病的本证可从以下几方面来认识。

①水火既济，心本乎肾。②木火相应，肝胆连心。③脾胃通心，心胃同治。④气血相依，心肺同病。（说明：以上四方面具体内容从略）

　　由上可见，冠心病是一种病标在心，其本和脾胃、肝胆、肺肾密切相关的全身性疾患。由于脏腑之病，穷必及心，故冠心病多是继发于其他各种原发性疾病。至于直接发于心者亦偶有之，如《灵枢·五邪》指出"邪在心，则病心痛"，多是由于心阳不足，风寒邪气内犯心之正经所致，表现为真心痛，起病暴急，病势严重，虚脱猝死。西苑医院周文泉等报道42例心绞痛患者，在本证中，入院时单独一脏虚损者仅1例（心阴虚），其余均两脏以上虚损同时存在，肝肾阴虚8例，肝郁脾虚13例，脾肾阳虚6例，心脾气虚8例，心肾阳虚6例。故在冠心病的诊疗上不可拘于心病治心，应行五脏分治。（陈耀青．浅谈冠心病脏腑相关的整体认识．天津中医，1988，（4）：31-33.）

第二十论 论 血 证

原　文

《素问·平人气象论》　臂多青脉，曰脱血。脉盛，谓之脱血①……

《灵枢·决气》　血脱者，色白，夭然不泽；脉脱者，其脉空虚，此其候也。

《灵枢·百病始生》　卒然多食饮则肠满，起居不节，用力过度，则络脉伤，阳络②伤则血外溢，血外溢则衄血③；阴络②伤则血内溢，血内溢则后血④。

《素问·阴阳别论》　结阴⑤者，便血一升，再结二升，三结三升。

《素问·厥论》　太阳厥逆，僵仆呕血，善衄，治主病者。

阳明厥逆，喘咳身热，善惊衄，呕血。

《素问·气厥论》　脾移热于肝，则为惊衄。

胆移热于脑……传为衄衊⑥。

《素问·四时刺逆从论》　少阴……涩则病积溲血。

《素问·大奇论》　脉至而搏，血衄身热者，死。

《素问·五常政大论》　少阴司天，热气下临，肺气上从……喘呕寒热，嚏、鼽、衄、鼻窒。

从革之纪……其病嚏、咳、鼽、衄，从火化也。

---

① 脱血　大出血。

② 阳络、阴络　在上在表的络脉为阳络；在下在里的络脉为阴络。

③ 衄血　鼻出血。这里泛指皮肤及五官七窍出血。

④ 后血　大便出血。这里泛指前后阴出血。

⑤ 结阴　邪气结于阴经。

⑥ 衄衊（miè 灭）　鼻出血。

《素问·气交变大论》 岁火太过，炎暑流行，肺金受邪，民病……咳喘、血溢血泄①注下……上临少阴少阳……下甚血溢泄不已。太渊绝者，死不治。

岁金太过，燥气流行，肝木受邪……咳逆甚而血溢，太冲绝者，死不治。

岁金不及，炎火乃行……民病……鼽嚏，血便。

《素问·六元正纪大论》 少阳司天之政，气化运行先天……其病气怫于上，血溢……血崩。

《素问·至真要大论》 岁少阳在泉，火淫所胜……民病……溺赤，甚则血便②。

少阴司天，热淫所胜……火行其政，民病……唾血血泄，鼽衄……病本于肺，尺泽绝，死不治。

太阴司天，湿淫所胜……咳唾则有血……病本于肾，太溪绝，死不治。

少阳司天，火淫所胜，则温气流行，金政不平，民病……咳唾血，烦心、胸中热，甚则鼽衄。病本于肺，天府绝，死不治。

太阳司天，寒淫所胜……血变于中……民病厥心痛，呕血、血泄、鼽衄……病本于心，神门绝，死不治。

少阳之复，大热将至……惊瘛咳衄……火气内发，上为口糜，呕逆血溢血泄……甚则入肺，咳而血泄，尺泽绝，死不治。

《灵枢·邪气脏腑病形》 心脉……微缓，为伏梁在心下，上下行时唾血……微涩为血溢。

肺脉……微急，为肺寒热，怠惰，咳唾血……微滑，为上下出血。涩甚，为呕血。

肝脉……大甚，为内痈，善呕衄。

《灵枢·玉版》 腹胀便血，其脉大时绝，是二逆也。咳

---

① 血泄 血由大便泄出。即便血。
② 血便 这里指血出于小便。

溲血，形肉脱，脉搏，是三逆也。呕血胸满引背，脉小而疾，是四逆也……如是者不及一时而死矣。

衄而不止，脉大是三逆也。咳且溲血脱形，其脉小劲是四逆也……如是者不过十五日而死矣。

《灵枢·热病》　热病七日八日，脉微小，病者溲血，口中干，一日半而死。脉代者一日死。

热病……汗不出，呕下血者死。

《灵枢·五禁》　淫而夺形身热，色夭然白，及后下血衃，血衃笃重，是谓四逆也。

讨　论

血证是指血液不循常道离经而行，或从九窍而出，或渗溢于肌肤的一类病证。《内经》对血证的病因病机及与五脏的关系均有论述，尤其络伤血溢的理论，更为后世所重视。现将有关内容整理于下。

一、血证的病因病机

《内经》认为血证的形成与外感时邪、内伤情志及饮食劳倦诸因相关。在七篇大论中，尤其突出了时令气候对血证发病的影响。如因火热而致者，《素问·至真要大论》曰"少阴司天，热淫所胜……民病……唾血血泄，衄蔑"，"少阳司天，火淫所胜，则温气流行……民病……咳唾血"，火热均为阳邪，其性上炎，邪热灼伤络脉，故咳血血泄，衄蔑诸恙作矣。河间在此理论的影响下，以暑火立论，他在《河间六书·鼻衄》中指出："衄者，阳热怫郁，干于足阳明而上。热甚则血妄行，而为鼻衄也。"严用和在《济生方·吐衄》中明言因热出血的机理，他说："夫血之妄行也，未有不因热之所发，盖血得热则淖溢，血气俱热血随气上，乃吐衄也。"其因寒而致者，如"太阳司天，寒淫所胜……民病厥心痛，呕吐血泄衄蔑"又"岁太阳在泉，寒淫所胜……民病……血泄。"（《素问·至真要大论》）寒为阴邪，血得之则凝而不行，离经而溢，故令人失血也。赵献可在《医贯·论血证》中说："六淫中虽均能病血，其中独寒气致病者居多。"并指出其理由为："盖寒伤荣，风伤卫，自然之理，又太阳寒水，少阴肾水，俱易感寒，一有所感，皮毛先入，肺主皮毛，水冷金寒，肺经先受。血亦水也。故经中之水与血，一得寒气，皆凝滞而不行，故咳嗽带痰而出。"其因湿而致者，如"太阴司天，湿淫所胜……咳唾则有血"，湿为阴邪，其性重浊。其单独导致出血者，戴思恭在《证治要诀·鼻衄》中有"伤湿而衄"。其兼风、兼热而出血者，如《素问·六元正纪大论》曰"太阴司天之政……初之气……风湿相薄……民病血溢"，指出太阴司天为湿化，初之气，春气正，风乃来，风邪与司天湿气相合侵入，可产生出血病证。至于湿与热合而致出血者，李梴在《医学入门·下血》中提到因湿兼热而下血者，用古连壳丸。其因燥而致者，如《素问·气交变大论》曰"岁金太过，燥气流行……咳逆甚而血溢"，盖阳明燥金，本气为燥，即便为六气所感，病入此经，无不化而为燥。故《血证论·鼻衄》云："阳明主合，秋冬阴气，本应收敛，若有燥火伤其脉络，热气浮越，失其主合之令，迫血上行，循经脉而出于鼻……或由酒火，或由六气之感，总是阳明燥气，合邪而致衄血。"

　　出血之咎于情志者，《素问·举痛论》有"怒则气逆，甚则呕血"，《素问·痿论》有"悲哀太甚则胞络绝（指心包络阻绝），胞络绝则阳气内动，发则心下崩，数溲血也"。指出无论是恚怒，或悲哀，均可导致气郁，故《医贯·论血证》曰："但郁之一字，不但怒为郁，忧亦为郁，怒与忧固其一也……郁火不得泄，血随火而妄行，郁于经络则从鼻而出。郁于胃则从吐而出。"郁于心，若移热于小肠，则从尿而出。至于因喜而致血汗的机理，《证治要诀·血汗》明确指出"病者汗出污衣，名曰汗血。皆由大喜伤心，喜则气散，血随气行"而致。

　　出血之因于劳倦、饮食所伤者，《灵枢·百病始生》曰：

"卒然多食饮则肠满，起居不节，用力过度，则络脉伤。"这一食饮伤络而血溢的理论对后世有一定影响。如戴思恭有因"饮食过多，及食热物"而致衄血者（《证治要诀·鼻衄》），《千金方·吐血》有因"饮食大饱之后，胃中冷不能消化"所致的吐血，《医学入门·下血》有因"内伤饮食"而致"糟粕与血同来"等。

出血之因于劳欲者，《素问·腹中论》所言血枯证的"先唾血"，"时时前后血"等出血症状，系由"得之年少时有所大脱血，若醉入房中"而致。《明医杂著·血病论》则直接指出："男子二十前后，色欲过度，损伤精血，必生阴虚火动之病……甚则痰涎带血，咯吐出血，或咳血、吐血、衄血。"

二、血证与经络、脏腑的关系

（一）血证与经络的关系

正常情况下，血在经脉中环周不休，运行不止。一旦不循常道，离经而溢出者，又有阳络伤与阴络伤的区别。故《灵枢·百病始生》言："阳络伤则血外溢，血外溢则衄血；阴络伤则血内溢，血内溢则后血。"这里的阳络是指在上、在表的络脉；阴络是指在下、在里的络脉。吐血、咯血、咳血、唾血、鼻衄、齿衄、耳衄及汗血、皮下出血均为阳络伤的血证，而便血、溺血、崩漏、血精等为阴络损伤的血证，故《类证治裁·血症总论》曰："为吐、为衄、为呕、为咯、为咳血唾血。经所谓阳络伤则血外溢也"，"为崩中、为漏下、为溺血、为便血、为肠风血痢。经所谓阴络伤则血内溢也。"

《素问》更有便血的轻重与阴经受邪的程度呈正相关者，如《素问·阴阳别论》说："结阴者，便血一升，再结二升，三结三升。"结阴，是指邪气结于阴经。至于何种邪气，《内经》没有阐明，只强调邪气郁结阴经的时间越长，程度越重，则便血越剧。

《内经》所云出血与经络的关系，除在总体上责之于阳络、阴络外，也非常重视具体经络厥逆而出血者。如《素

问·厥论》有"太阳厥逆，僵仆呕血，善衄"及"阳明厥逆
……善惊衄，呕血"的记载。

（二）血证与脏腑的关系

《内经》认为：血者，神气也。中焦受气取汁变化而赤乃
成。朱震亨归纳其与脏腑的关系为血"生化于脾，总统于心，
藏于肝脾，宣布于肺，施泄于肾"（《平治会萃·血属阴难成
易亏论》）。血的生成与五脏相关，而血证的发生焉能与之无
关乎！故楼英在《医学纲目》中明确指出；"经云：怒则气
逆，甚则呕血，故气上矣。又云：阳气者，大怒则形气绝，而
血菀于上，使人薄厥，此皆怒则伤肝气而呕血。"林珮琴则直
接将呕血定位于肝。他在《类证治裁·血症总论》中说："呕
血出于肝。"并明言其他血证与脏腑的关系为："吐血出于胃
……咯血出于心，痰涎之血出于脾，唾血出于肾。"至于何以
将咯血咎于心，唐容川在《血证论·咯血》中指出："咯血
者，痰带血丝也……谓心主血脉，咯出血丝，象血脉之形故
也。"而"痰涎之血出于脾，唾血出于肾"则与"脾为涎，肾
为唾"（《素问·宣明五气》）有关。鉴于血证的发生与脏腑的
关系是错综复杂的，临床单凭《内经》的某一理论定位，未
免失之机械，故后世又有将唾血归于脾，咯血归于肾的说法。

三、血证的辨证与治疗

《内经》对于血证辨证首先是对出血部位的确定。如血向
上向外溢者为阳络伤，血向下向里溢者为阴络伤。呕血因怒而
致者出于肝等等。至于以血色定寒热，从"热气生清、寒气
生浊"（《素问·阴阳应象大论》）中可悟出，其热者当色清而
红，寒者当色浊而紫。《灵枢·决气》的"血脉之清浊"，是
以清浊定虚实。一般说来血色清者为虚，浊者为实（瘀）。

《内经》对血证的治疗，其大法寓于"热者寒之"，"寒者
热之"，"阳病治阴"，"阴病治阳"，"血实宜决之"，"气虚宜
掣引之"之中。在具体方药上，有针对血枯所致的唾血、前
后血，而用四乌鲗骨一藘茹丸治之者。至于对其他血证的治

疗，后世亦有补充。如仲景以麻黄汤治因寒所致的鼻衄，河间以防风汤治因胆热移脑的鼻衄，赵献可以柴胡栀子清肝散治因怒气伤肝而成的吐衄，张介宾以平胃地榆汤治因结阴而致的便血等。

四、血证的预后

在对血证的预后判断上，从症状而言，认为出血而热不退者，为逆。如《灵枢·五禁》曰："淫而夺形，身热，色夭然白，及后下血衃，血衃笃重，是谓四逆也。"指出火热之邪致病，以其邪盛正虚，形体因失养而消于外，血液因热迫而溢于外，故为逆。外感热病无汗而出血者，病重，如《灵枢·热病》曰："热病……汗不出，呕下血者死。"热为阳邪，当逼津外泄而为汗，今身热无汗，邪热内蕴灼伤络脉而为血证，故病重。从脉象言，《灵枢·热病》有"脉微小，病者溲血，口中干，一日半而死。脉代者，一日死"。的记载，脉微小者正虚，代脉者脏绝，血液失于统摄而溲血难止。若血证而表现为脉大者，为病进。《灵枢·玉版》曰："便血，其脉大时绝，是二逆也"，"衄血不止，脉大是三逆也。"大者邪盛，邪盛则有继续出血之虞，故曰病进，或曰逆。正如张介宾所言："凡失血等证，身热脉大者，难治。身凉脉静者，易治。"（《景岳全书·吐血证治》）

参 考 资 料

·文献摘录·

《内经》云：荣者，水谷之精气也，和调于五脏，洒陈于六府，乃能入于脉也……注之于脉，少则涩，充则实，常以饮食日滋，故能阳生阴长，取汁变化而赤为血也。生化旺，则经络恃此而长养，衰耗竭，则百脉由此而空虚，可不谨养哉！故曰：血者神气也，持之则存，失之则亡。是知血盛则形胜，血弱则形衰，神静则阴生，形役则阳充，阳盛则阴必衰，又何言阳旺而生阴血者何哉？盖谓血气之常，阴从乎阳，随气运行于内，而无阴以羁束之，则气何以树立，故其致病也易，而调治也难，以其比阳常亏而又损之，则阳易充阴易乏矣……阴气一亏伤，所变之证妄行于上则吐衄，衰涸于外则虚劳，妄返于下则便红。稍血热，则膀胱癃闭。溺血渗透肠间，则为肠风。阴虚阳搏，则为崩中。湿蒸热瘀则为滞下，热极腐化则为脓血。（元·朱震亨：《平治会萃·血属阴难成易亏论》）

血乃水谷之精变成，生化于脾，主息于心，藏于肝，布于肺，施于肾……然阳道易亏，一有感伤，调理失宜，以致阳盛阴虚，错经妄行，火载则上升，挟湿则下行。是以上溢清道，从鼻而出为衄。留滞浊道，从胃脘而出为咳唾。渗入肠间，从下部而出为血痢。结于肠胃则成积，而为血瘕。分经言之：呕吐，胃也。咳、唾、衄，肺也。痰带血，脾也。咯血丝，肾也。溺血，小肠、膀胱也。下血，大肠也。牙宣，胃与肾虚火上炎也。又血从汗孔出者，谓之肌衄。从舌出者，谓之舌衄，心与肝也。从委中穴出者，谓之腘血，肾与膀胱也。（明·李梴：《医学入门·血门·总论》）

第二十一论 论　汗

原　文

《素问·阴阳应象大论》　阳之汗，以天地之雨名之。

《素问·阴阳别论》　阳加于阴谓之汗。

《素问·脉要精微论》　涩者，阳气有余也；滑者，阴气有余也。阳气有余，为身热无汗；阴气有余，为多汗身寒；阴阳有余，则无汗而寒。

《素问·平人气象论》　尺①涩脉滑，谓之多汗。

《素问·生气通天论》　因于暑，汗，烦则喘喝，静则多言。体若燔炭，汗出而散。

《灵枢·营卫生会》　人有热饮食下胃，其气未定，汗则出，或出于面，或出于背，或出于身半，其不循卫气之道而出，何也？岐伯曰：此外伤于风，内开腠理，毛蒸理泄②，卫气走之，固不得循其道……故命曰漏泄。

夺血者无汗，夺汗者无血。

《素问·评热病论》　黄帝问曰：有病温者，汗出辄③复热，而脉躁疾不为汗衰，狂言不能食，病名为何？岐伯对曰：病名阴阳交④，交者死。帝曰：愿闻其说。岐伯曰：人所以汗出者，皆生于谷，谷生于精⑤，今邪气交争于骨肉而得汗者，是邪却而精胜也。精胜，则当能食而不复热。复热者，邪气也。汗者，精气也。今汗出而辄复热者，是邪胜也，不能食

---

① 尺　指尺肤。

② 毛蒸理泄　皮毛受风热所蒸而腠理开泄。

③ 辄（zhé 哲）　犹"即"。

④ 阴阳交　阳邪入于阴分交结不解，邪盛正衰的一种危重证候。

⑤ 谷生于精　即谷生精。"于"作衬字，起音节作用。

者，精无俾①也。病而留者，其寿可立而倾也。且夫《热论》曰：汗出而脉尚躁盛者死。今脉不与汗相应，此不胜其病也，其死明矣。狂言者，是失志，失志者死。今见三死，不见一生，虽愈必死②也。

《灵枢·寒热病》 骨寒热者，病无所安，汗注不休。齿未槁，取其少阴于阴股之络③；齿已槁，死不治。

《素问·经脉别论》 故饮食饱甚，汗出于胃。惊而夺精，汗出于心。持重远行，汗出于肾。疾走恐惧，汗出于肝。摇体劳苦，汗出于脾。

《灵枢·邪气脏腑病形》 肺脉……缓甚为多汗；微缓为……头以下汗出，不可止。

讨 论

汗来源于水谷，其多少有无与气血精液、阴阳及脏腑功能密切相关。汗既是生理现象，又是病理表现，可以作为判断病情和治疗疾病的依据。

一、汗的来源及生理

汗由饮食水谷津液所化生，故《素问·评热病论》曰："人所以汗出者，皆生于谷，谷生于精。"在正常情况下，胃能纳谷，脾能运化，则水津充足，汗有化源。因为汗由汗孔排出，而汗孔的开阖，由卫气主司，如《灵枢·本藏》说："卫气者，所以温分肉，充皮肤，肥腠理，司开阖者也。"故人遇冷则腠理闭而无汗，逢热则毛孔疏而汗出。《灵枢·五癃津液别》云："天寒则腠理闭，气湿（《甲乙经》、《太素》均作"涩"）不行，气下流于膀胱，则为尿与气"，"天暑衣厚，则腠理开，故汗出。"这种天冷的无汗与天热的多汗，皆为生理

---

① 俾 通"裨"，补助、补充、补益也。
② 虽愈必死 病虽暂时好转，但因其精气已竭，邪气亢盛，故预后不良。
③ 少阴于阴股之络 指足少阴经的络穴大钟。

现象，是人体为了适应自然自我调节的表现。

人体的阴液藏于内，必借阳气宣发，方可外出皮肤而为汗。犹如地面之水，必得阳光蒸发，方可上升为云，然后下降为雨，是水之为雨，必由天气所蒸化，所以《素问·阴阳应象大论》曰："阳之汗，以天地之雨名之。"《素问·阴阳别论》亦云："阳加于阴谓之汗。"说明阴液与阳气是汗的两大要素，而阳气中又以卫气和心阳与汗的关系最为密切。因为卫气有肥腠理、司开阖的作用，只有卫气使"腠理发泄"之时，方可"汗出溱溱"。心主血，津液是血液的重要组成部分，而汗又为津液所化生，因此，血与汗凭借津液发生联系，故《素问·宣明五气》曰"心为汗"。心之与汗，除津血相关外，与心气、心阳亦有一定联系。盖血为阴，气为阳，血液之所以能在血管里正常运行，全赖心气的推动，心阳的鼓舞。故血中之津液，能成为汗之源者，与心气、心阳的作用是分不开的。由于津液的分布有血管内外之分，卫在脉外，以其"循皮肤之中，分肉之间，熏于肓膜，散于胸腹"（《素问·痹论》），故卫气仅蒸发脉外组织间隙中的津液，而血中的津液则赖心气，尤其是心阳的蒸腾，故汗是卫气与心阳共同作用的结果。

二、汗的病理

任何外感、内伤疾病在发展过程中，若影响气血津液或损及脏腑阴阳，可以引起多汗或无汗的病理变化。

（一）汗出多少与外邪性质的关系

外邪从皮毛而入，直接影响腠理的开阖，而出现多汗、无汗的病理变化。其汗之多少与感邪的性质密切相关。一般说来感受风、暑、湿邪容易出汗。其感于风者，因风性浮越故多汗，如《素问·风论》把"多汗恶风"列为五脏风的共有症。同时还分析了虽都为感受风邪，但汗的程度有所差异，"首风"仅表现为"头面多汗"，而"漏风"、"泄风"则为"身汗"，"衣常濡"及"汗出泄衣上"。其感于暑者，因暑为阳邪，迫津外泄而为汗，如《素问·举痛论》曰："炅则腠理开，荣卫通，汗大泄。"其感于湿者，因湿性濡润，故有汗，如《素问·痹论》曰："其多汗而濡者，此其逢湿甚也。"至于感受寒、燥之邪，往往表现无汗。其感于寒者，因寒主收引，使腠理闭塞故无汗。如《灵枢·刺节真邪》说："寒则地冻水冰，人气在中，皮肤致，腠理闭，汗不出。"其感于燥者，因"燥胜则干"，故无论温燥、凉燥大多无汗。

（二）汗之有无与阴阳盛衰的关系

《内经》认为阴阳的偏盛或偏衰，皆可产生有汗、无汗两种表现。其阳有余而无汗者，如《素问·阴阳应象大论》之"阳胜则身热，腠理闭，喘粗为之俯仰，汗不出而热。其阳有余而有汗者"，如《素问·生气通天论》之"因于暑，汗"。虽然"阳加于阴谓之汗"，阳热之气蒸腾阴液，才能外出肌肤而为汗，但若阳热之邪，只向内传而不向外熏发，尽管阴液尚未竭绝，亦可表现无汗。其阴气有余而无汗者，如《素问·汤液醪醴论》中"其有不从毫毛而生，五脏阳已竭"的水肿证，由于水邪内聚，阻遏阳气，阳气不得向上、向外伸展，岂能蒸津液而为汗，故文中用"开鬼门"之法以治之。其阴有余而多汗者，如《素问·阴阳应象大论》之"阴盛则身寒，汗出，身常清"，《素问·脉要精微论》之"阴有余则多汗身寒"。对于这类阴有余的多汗，注家多从阴盛而阳虚来解释，一般地说，单纯阴盛而多汗者少见，因为"阴胜则阳病"，所以此类阴盛，实包括阳虚的一面。

其阳气不足而无汗者，主要表现在阳气虚弱，难以蒸发津液外出而为汗。正如吴鞠通所说："盖汗之为物，以阳气为运用，以阴精为材料，阴精有余阳气不足，则汗不能自生。"（《温病条辨·杂说·汗论》）其阳气不足而多汗者，在于阳虚不能固摄，毛孔开泄，津液见开而出则为汗。《素问·生气通天论》之形弱而气烁的"魄汗"，即为阳虚自汗。若阳气虚脱欲绝，毫无固摄之力，则大汗淋漓，《灵枢·经脉》云："六阳气绝，则阴阳相离，离则腠理发泄，绝汗乃出。"之所以称"绝汗"者，乃阳气欲绝之时的大汗，即亡阳之汗。阴精不足而表现为无汗者，以其血亏津少汗无化源之故。如《素问·营卫生会》曰"夺血者无汗"。至于阴精不足，又何以表现有汗呢。盖阴精虽亏，未至竭绝之境，受虚热之气所扰，扰可为汗。阴虚之汗，以夜间外出为多，故又称盗汗或寝汗。这是因为卫气行于阴，阳入阴中，阴虚无以敛阳，阳不能内存，与阴虚所生之内热，共同逼津而为汗。

（三）汗之产生与脏腑失调的关系

人是一个有机的整体，机体每一组织各具功能，均与整体有千丝万缕的联系。以汗液而言，从水谷入胃，到汗出体表的过程，是整个机体功能的一部分。《内经》认为人体的生理是以五脏为中心的整体功能活动，所以汗液也是以脏腑为本的。只有在脏腑功能协调的前提下，生理性汗才能正常分泌。如果脏腑功能失常，就可能产生不同的汗证。《内经》把某些特殊情况下的汗出表现，常与脏腑的功能失调相联系。如《素问·水热穴论》"勇而劳甚"的汗出，《素问·经脉别论》"持重远行"的汗出，《灵枢·邪气脏腑病形》"入房过度"的汗出。因入房、劳甚、行久皆可伤肾，肾伤则失于固摄而汗出，故曰"汗出于肾"。《素问·经脉别论》还说"饮食饱甚，汗出于胃"，以水谷入胃，则阳明之气满盛，使津液外出而为汗；"惊而夺精，汗出于心"，以心主神明，惊则神气浮越，内夺精气而为汗；"摇体劳苦，汗出于脾"，以脾主肌肉、四肢，用力勤作则四肢肌肉皆动，阳越津泄而为汗；"疾走恐惧，汗出于肝"，以肝主筋而藏魂，疾走伤筋，恐惧伤魂，肝伤则气泄津出而为汗。总之，迫使汗出的原因很多，伤于何脏，即为何脏之汗，不必执一而论。后人对此曾作过简要的概括，如程国彭说："夫各脏皆能令人汗出，独心与脾胃主湿热，乃总司耳。"（《医学心悟·汗证》）王肯堂说："自汗之证未有不由心肾俱虚而得之。"（《证治准绳·自汗》）这些都可以作为辨证的参考。

三、汗在诊治与预后方面的意义

汗的多少有无，既有助于分析致病邪气的性质，又可了解患者的气血阴阳、脏腑功能的盛衰状况，掌握它无疑对疾病的诊治和预后是有裨益的。

（一）提供治疗依据

有汗、无汗是临床的两种表现，切不可见汗只知用涩，无汗径施发泄，必须究其机理，方能药中肯綮。有汗当别阴阳：如阴虚者多盗汗，阳虚者多自汗；定脏腑：根据脏腑的特有症状予以鉴别。无汗当识病邪：是感寒邪或燥邪；知津液：是津涸，还是津遏。《素问·热论》所言"暑当与汗皆出，勿止"之暑汗，为邪有外泄之路，此虽有汗，但不可止。若为湿热郁蒸之汗，则当以清利湿热为主。如《素问·病能论》有"病身热解墯，汗出如浴"的酒风，用"泽泻、白术各十分，麋衔五分"治之者。若系"勇而劳甚"的肾汗，又当在益肾的前提下，佐以收涩之品。如为"入房汗出"而又因伤寒汗止者，此虽表现为无汗，非荆防之类可以泄之，必借辛、附之透达，方能尽解。至于《素问·脉要精微论》所云"涩者，阳气有余也……阳气有余，为身热无汗"之无汗，是阳有余而阴不足所致，此虽无汗，不可轻投辛温发散之药，否则后患堪虞。

（二）判断疾病预后

《素问·玉机真脏论》云"身汗……则实者活"，是说热病表实无汗者，得汗则邪热外泄，病可告愈。《素问·评热病论》中"有病温者，汗出辄复热，而脉躁疾不为汗衰"的阴阳交病，以其阳热之邪太盛，迫津外出为汗，汗出热当退，复热者是"邪胜也"。阳盛耗阴，加之不能食，津液无以补充，则阴液更伤，阴伤则内火益甚，与阳邪共同煎熬津液，故汗出复热，脉躁难以平静，若不及时而有效地治疗，可导致阳盛阴绝，最后因阴阳相离而亡。《灵枢·热病》所言："热病已得汗而脉尚躁盛，以阴脉之极（阴虚之极）也，死；其得汗而脉静者，生。热病者，脉尚盛躁而不得汗者，以阳脉之极（阳盛之极）也，死；脉盛躁得汗静者，生。"意与前者相同，但补充了热病脉盛躁而不得汗者，是邪无出路，亦为逆。这些是把汗之有无与脉之躁静结合起来以判断热病的预后。即：汗出脉静身凉者，预后良好；汗出脉躁而热不退，或高热脉躁而无汗，其预后都不佳。

参考资料

·文献摘录·

伤寒自汗，何以明之？自汗者，谓不因发散而自然汗出者是也。《内经》曰：阳气卫外而为固也，言卫护皮肤，肥实腠理，禁固津液不得妄泄。汗者，干之而出，邪气干于卫气，气不能卫固于外，则皮肤为之缓，腠理为之疏，由是而津液妄泄。濈濈然润，絷絷然出，谓之自汗也。如发热自汗出而不愈，此卫气不和，风邪干于卫也。太阳中暍，汗出恶寒，身热而渴者，暑邪干于卫也；多汗出而濡，此其风湿胜者，湿邪干于卫也。是知卫气固护津液，不令妄泄，必为邪气干之而始出也……惟寒邪伤人，独不汗出，寒伤荣而不伤卫，卫无邪气所干，则皮腠得以密，津液得以固，是以汗不出也。（金·成无己：《伤寒明理论·自汗》）

伤寒盗汗，何以明之？盗汗者，谓睡而汗出者也……杂病盗汗者，责其阳虚也。伤寒盗汗者，非若杂病之虚，是由邪气在半表半里使然也。何者？若邪气一切在表，干于卫则自然汗出也，此则邪气侵行于里，外连于表，及睡则卫气行于里，乘表中阳气不致，津液得泄，故但睡而汗出，觉则气散于表而汗止矣。（金·成无己《伤寒明理论·盗汗》）

伤寒无汗，何以明之……无汗之由有数种：如伤寒在表，及邪行于里，或水饮内蓄，与亡阳久虚，皆令无汗……经所谓太阳病恶风，无汗而喘，及脉浮紧无汗，发热，及不汗出而烦躁，阳明病反无汗而小便利，二三日呕而咳，手足厥苦，头痛鼻干不得汗，脉浮无汗而喘，与刚痉无汗，是数者，皆寒邪在表而无汗者也。其邪气行于里无汗者……邪气内传不外熏发者，则无汗。经所谓阳明病无汗……伤寒发热无汗……皆邪行于里而无汗者也。其水饮内蓄而无汗者，为水饮散而为津液，津液布渗而为汗，既水饮内蓄而不行，则津液不足而无汗……其阳虚无汗者，诸阳为津液之主，阳虚则津液虚少，故无汗。经所谓脉浮而迟，迟为无阳，不能作汗，其身必痒，阳明病反无汗，其身如虫行皮中之状，此以久虚故也，皆阳虚而无汗者也。（金·成无己《伤寒明理论·无汗》）

　　诸古法云：自汗者属阳虚……盗汗者属阴虚……然以余观之，则自汗亦有阴虚，盗汗亦多阳虚也。如遇烦劳大热之类，最多自汗。故或以饮食之火起于胃，劳倦之火起于脾，酒色之火起于肾，皆能令人自汗，若此者，谓非阳盛阴衰者何？又若人之寤寐，总由卫气之出入，卫气者，阳气也，人寐时，则卫气入于阴分，以其时非阳虚于表者而何？（明·张介宾：《景岳全书·杂证谟·汗证·论证》）

第二十二论　论妇科病

原　文

《素问·阴阳别论》　二阳之病发心脾，有不得隐曲，女子不月……阴虚阳搏①谓之崩。

《素问·腹中论》　有病胸胁支满者，妨于食，病至则先闻腥臊臭，出清液，先唾血，四支清，目眩，时时前后血，病名为何？何以得之？岐伯曰：病名血枯，此得之年少时，有所大脱血，若醉入房中，气竭肝伤，故月事衰少不来也。帝曰：治之奈何？复以何术？岐伯曰：以四乌鲗骨一蘆茹②，二物并合之，丸以雀卵，大如小豆，以五丸为后饭，饮以鲍鱼③汁，利肠中，及伤肝也。

《素问·骨空论》　任脉为病……女子带下瘕聚……督脉为病……其女子不孕。

《灵枢·水胀》　石瘕④何如？岐伯曰：石瘕生于胞中，寒气客于子门⑤，子门闭塞，气不得通，恶血⑥当泻不泻，衃⑥以留止，日以益大，状如怀子……可导而下。

《素问·奇病论》　黄帝问曰：人有重身⑦，九月而瘖，此为何也？岐伯对曰：胞之络脉绝也。帝曰：何以言之？岐伯曰：胞络者系于肾少阴之脉贯肾系舌本，故不能言。帝曰：治之奈何？岐伯曰：无治也，当十月复。

---

① 阴虚阳搏　阴脉虚弱，阳脉盛大搏于指下。
② 蘆茹　应作"茹蘆"，即茜草。
③ 鲍鱼　张介宾注："今之淡干鱼也。"
④ 石瘕　生于子宫其坚如石的肿块。
⑤ 子门　宫颈口。
⑥ 恶血、衃（pēi 胚）　均指凝败之血。即瘀血。
⑦ 重（chóng 虫）　怀孕。

帝曰：人生有病癫疾①者，病名曰何？安所得之？岐伯曰：病名为胎病，此得之在母腹中时，其母有所大惊，气上而不下，精气并居②，故令子发为癫疾也。

《素问·六元正纪大论》 妇人重身，毒之何如？岐伯曰：有故无殒③，亦无殒也。帝曰：愿闻其故何谓也？岐伯曰：大积大聚，其可犯也，衰其大半而止，过者死。

讨 论

《内经》中所载妇科病，有不月、血崩、不孕、带下、石瘕和妊娠病、产后病等。有的论述较为全面，不但指出病因病机，而且有辨证要点、治疗方法及妊娠用药法度。这些理论为后世妇科的发展奠定了基础。

一、不月

不月，即月经不行或闭经。《内经》所论不月，有二阳病不月、气竭肝伤不月、肾脉微涩不月、肾风不月等。《素问·阴阳别论》曰："二阳之病发心脾，有不得隐曲，女子不月。"马莳注："女子有不得隐曲之事，郁之于心，故不能生血，血不能养脾，始焉胃有所受，脾不能运化，继则胃渐不能纳矣，故知胃病发于心脾也。由是则水谷衰少，无以化精微之气，而血脉遂枯，月事不能时下矣。"盖阳明为水谷之海，气血之源，若因情志抑郁，心脾不舒，则胃不思纳，血乏化源，导致闭经。正如寇宗奭所说："童年情窦早开，积悲在心，月水先闭。盖愁忧思虑则伤心，心伤则血耗竭，故经水闭也。火既受病，不能荣养其子，故不嗜食。"这种闭经在临床是常见的。《素问·腹中论》所言之不月乃由"年少之时，有所大脱血，若醉入房中，气竭肝伤"所致。盖血为阴，既能生气，又可

---

① 癫疾 泛指精神异常的疾病，或仅指癫痫病。
② 精气并居 精气与逆乱之气相并。
③ 殒（yǔn 允）死亡。

载气。血脱则阴精受损，气非但无所生，亦无所附，久则气随血去，气血俱伤，冲任失养，天癸不盈，故月事不行。或若数醉入房，酒性辛热，以致阳盛而纵肆无度，则阴精尽泄，精去则气亦衰。夫肾藏阴精，肝司阴器，房劳不唯伤肝，亦伤肾也。文中虽言"气竭伤肝"，但涵了肺、脾、肾在内。之所以突出"伤肝"，由于肝藏血，冲为血海。故有女子以血为本，以肝为先天之说。从经文所述血枯的临床表现上，也可以看出与肺、脾、肾的关系。如肺气腥，肝气臊，肝病及肺，故"先闻腥臊臭"；脾虚不能敷化津液，故"出清液"；脾阳不运，故"四支清"；肝血肾精不足，脾气不升，均可导致"目眩"。今肺脾肝肾俱虚，气既无生血之功，又乏行血之力，胞宫可因血虚无以滋养而失其用，冲任可因气虚无力载血以行而瘀滞，所以月事衰少不来。张介宾说："夫枯者，枯竭之谓，血虚之极也。"（《类经·疾病类·六十三》）由于冲任内竭，必不可用通经之法治之，而应"补养阴气，使其血充，则弗招自至"。若偏执闭者乃不通之候，而误投攻法，则"枯者愈枯矣，不危何待？"（同上）故方取乌鲗骨气味咸温，以其"咸味就下"，能达胞宫；雀卵气味甘温，能补益精血，温养肾阳；鲍鱼汁味厚益阴。三药均为血肉有情之品，乃"精不足者，补之以味"之意，合而用之能走下焦，养肝肾，填精血，益冲任。伍以茜草，活血调经，共济通补之效。《灵枢·邪气脏腑病形》所说"肾脉……微涩为不月"亦与血枯不月病机相符。从肾脉微涩，可知肾精不足。夫精藏于肾，血藏于肝。肾精充足则肝有所养，血有所充。今肾之阴精不足，则肝失其养，血无以充，冲血乏源，则月事难行。至于《素问·评热病论》的月事不来，乃因肾风所致。由于水气内停，使"心气不得下通"，则心所主之血，无以下达胞宫，而月事不能以时行。此类闭经，将随着肾风的治愈而自瘥。

二、带下、不孕

《素问·骨空论》曰"任脉为病……女子带下"，傅青主在此理论的启发下认为任脉为病可以直接产生带下病，亦可因累及带脉而致带下。如他在《傅青主女科》中说"夫黄带乃任脉之湿热也"，并分析其理为"任脉直上走于唇齿，唇齿之间，原有不断之泉，下贯于任脉以化精"，"惟有邪热存于下焦之间，则津液不能化精，而反化湿也……今湿与热合……变为黄色矣"。此黄带既源于任脉，当治以任脉，若不明此理，一味治脾，何能取效。所以傅氏又说"单治脾何能痊乎！法宜补任脉之虚，而清肾火之炎，则庶几矣"，用易黄汤。方取"山药、芡实，专补任脉之虚，又能利水，加白果引入任脉之中，更为便捷"。以"黄柏清肾中火也，肾与任脉相通以相济，解肾中火，即解任脉之热矣"。(《傅青主女科·黄带下》)至于任脉累及带脉而带下者，傅氏认为："夫带脉束于任督之间，任脉前而督脉后，二脉有力则带脉坚牢，二脉无力则带脉崩坠。"(《傅青主女科·产后肉线出》) 所以因任脉虚而固摄无力时，可以导致带脉约束无权，而带下绵注。

任脉有妊养胞胎之功，《内经》对不孕除归咎于冲任外，又指出与督脉相关。如《素问·骨空论》云："督脉……其少腹直上者，贯脐中央，上贯心入喉，上颐环唇……此生病……其女子不孕。"盖督脉统领一身之阳，若督脉阳虚，胞宫因失其温煦而寒，寒则不易受孕。督脉为病，叶桂主张"用鹿角以温煦"，张锡纯以温冲汤治不孕，虽名温冲，实冲、督皆煦，取鹿角胶者，乃温督是也。《内经》认为：督脉的前行支，与任脉相并而行，往往有人将此分支归于任脉，孰不知督、任功用各异。任脉者，阴脉之海也，总任一身之阴；督脉者，阳脉之海也，总督一身之阳。两者虽同源于胞中，然对胞宫的作用不一，一为养阴，一为养阳，不可混为一谈。故督脉阳虚之不孕，当主以温督也。

三、瘕聚

《内经》所论之"瘕"，泛指腹腔一切积块，无有形、无形之分。《灵枢·水胀》的"石瘕"为实质性包块，乃由"寒气客于子门，子门闭塞，气不得通，恶血当泻不泻，衃以留止"而成，随着时间的推移，逐渐增大，甚则如怀子之状，以其病在胞宫，故影响月经不得以时下。治疗上采取活血化瘀的"导下"法。已故名医蒲辅周以《内经》为依据，治愈陈姓女之石瘕（见本论"参考资料"），即为很好的验证。石瘕生于胞宫，无不关乎冲任，《素问·骨空论》又言"任脉为病……女子……瘕聚"，说明瘕聚的形成与冲任脉的关系尤为密切。所以叶桂在《临证指南医案》中补充"冲脉为病，男子七疝，女子带下瘕聚"的论点，并列举相关病案。更为可贵的是提出治疗奇经为病所致的瘕聚，应视虚实而立不同治法，实者当"辛香温通"，认为病在络脉，"非辛香何以入络"而"苦温可以通降"；其属虚者，又当"柔温辛补"。从而开创了奇经病变按虚实论治的先河。

　　张锡纯针对癥瘕的发生与奇脉有关，而拟理冲汤、丸以治癥瘕。他在《医学衷中参西录·治女科方》中用"三棱、莪术以消冲中瘀血"，配山药之类以益冲任之虚，也是通过调奇经而消癥积。

四、子瘖、胎病

　　子瘖是指妇女因怀孕而音哑不能言。《素问·奇病论》指出其机理为"胞之络脉绝"。胞中的络脉，亦即冲任之脉。胞络系于肾，足少阴肾脉系舌本，生理上"由肾间之动气，上出于舌，而后能发其音声，故曰：舌者，音声之机也。"（《黄帝内经素问集注》）怀孕九月，胞胎压迫肾脉，使肾间动气无以上达于舌则为瘖。《内经》认为无须施治，待胎儿娩出，压迫解除，音声自复，这提示了因孕而瘖与因病而瘖的区别。王燕昌在《内经》理论的基础上有所发展，他在《王氏医存》中说"胎证不一，或头晕、或呕、或泄、或疟、或咳、或倦卧、或食酸及偏嗜一味"，此乃因孕妇"脏腑生质偏有强弱虚实，或感受外病同时受孕，故孕妇之证有服药能愈者，有服药不能愈者，产后皆不药自愈也"。这对正确认识和治疗胎证有其启发意义。

胎病，即先天性疾病，俗称"胎里疾"。《素问·奇病论》所言之癫疾，是由于妇女怀孕期间倍受惊吓所致。因为母体精血本以养胎，今受大惊引起气机逆乱，干扰了养胎之精，影响了胎儿的正常发育，故云"精气并居"，这揭示了胎教的重要性。后世对此非常重视并有所发展，如曾世荣说："胎痫者，因未产前，腹内被惊，或母食酸咸过多……或为七情所泪，致伤胎气，儿生百日有者是也。"（《活幼心书·痫证》）罗国纲也说："孕妇七情，宜知自慎，喜怒忧思悲恐惧，一有所过，母气必伤，子气应之。母伤，则胎易堕；子伤，则脏气不完，病斯多矣。盲、聋、喑、哑之类，皆胎养之故也。"又说："古有胎教，言动必端，心思必慎。凡淫声艳色，不留耳目；异端邪教，勿入庭室。并不使之好逸恶劳，贪眠养骄，庶得清纯中正，和平长厚之道，以养胎孕。"（《罗氏会约医镜·胎前调养免至堕胎》）现代医学研究认为孕中期胎儿感觉器官逐渐形成，故声光、动作、情绪均对其有一定影响。通过多普勒测定，胎儿心跳对不同音响有不同反应，从另一侧面说明惊吓时的异常声音对胎儿的影响。

五、妊娠用药法度

《素问·六元正纪大论》曰："妇人重身，毒之何如？岐伯曰：有故无殒，亦无殒也。"有故，指有病。意谓妇人妊娠期间，感邪受病，应及时用药医治。有病则病当治之，不致损伤母体，亦不会影响胎儿。若恐其毒药碍胎而拒治，则有可能使病情进一步恶化，酿成不良后果。如《经方实验录》载："无锡华宗海之母停经十月，腹不甚大而胀，始由丁医用疏气行血药，即不觉胀满，饮食如常人。经西医考验，谓腹中有胎，为腐败之物压住，不得长大。欲攻而去之，势必伤胎。宗海邀余赴锡诊之，脉涩不滑……当晚与丁医商进桃核承气汤，晨起下白物为胶痰，更进抵当汤，下白物更多，胀满悉除，而腹忽大，月余生一女，母子俱安。"说明妊娠间患有某些疾病，如对胎儿的生长发育不利，必须进行治疗。但用药应该谨慎，所谓"衰其大半而止"，不可过用，否则也会造成不良后果。后世在《内经》理论的影响下，对妊娠用药有了明确规定，指出某些药物当禁用，即使病情需要，也应该禁忌；某些药物宜慎用，如在不得不用的情况下，可酌情使用。随着科学的发展，认识更加深入，某些药物过去虽未列入禁忌、慎用之列，但实验证明对胎儿有影响者，亦当禁用。

参考资料

·文献摘录·

陈姓女，23岁，某年春三月，午后来蒲老处求诊，自诉月经三月多未潮，渐渐腹胀疼痛，小腹硬，手不能近，连日流血，时多时少，坠胀难受，食欲减少，某医院检查，认为"是妊娠，已五六月"，而患者自知非孕，与第1、2次妊娠不同。观其颜青，舌色紫，扪其腹，拒按、大如箕，脉象沉弦涩，末次月经是去年十二月中旬，正在经期，随夫运货，拉车于旅途之中，自此月经停止，下月应至不至。蒲老指出："此病实非孕也，腹大如箕非三月孕形，腹胀痛而小腹坠甚，拒按而坚，亦非孕象，且连日流血而腰不痛，又不似胎漏。此必经期用力太过，兼之途中感受冬候严寒所致。"《灵枢·水胀》曰："石瘕生于胞中……可导而下。"此女体素健壮，主以当归饮、血竭散合剂……服1剂，下掌大黑血一片，痛稍减，坠胀不减，脉仍为故，乃以原方再进，并随汤药送化癥回生丹一丸。次日其妹来告："服药一时许，患者突然昏倒，不省人事，手足亦冷，见下衣皆湿，宽衣视之，皆为血块，大如碗者一枚，余如卵者数枚，色多瘀黑，不一会手足自温，神志渐清，今有恶心，不思食，昨日之药，能否再服？"……蒲老思之良久说："大积大聚，衰其大半而止，大毒治病，十去其六，况血海骤空，胃虚不纳，宜急扶胃气。"原方止后服，易以异功散加味……嘱服2剂。越三日，其妹来告："患者服药

后，胃口已好，睡眠亦安，已不流血，唯连下豆渣状物，今晨复下卵大硬块，色白，坚如石，弃之厕中。"（《蒲辅周医案·石瘕》）

第二十三论　论外科病

原　文

《灵枢·痈疽》　夫血脉营卫，周流不休，上应星宿，下应经数①。寒邪客于经络之中则血泣，血泣则不通，不通则卫气归之，不得复反，故痈肿。寒气化为热，热胜则腐肉，肉腐则为脓，脓不泻则烂筋，筋烂则伤骨，骨伤则髓消，不当骨空，不得泄泻，血枯空虚，则筋骨肌肉不相荣，经脉败漏，熏于五脏，脏伤故死矣。

痈发于嗌中，名曰猛疽。猛疽不治，化为脓，脓不泻，塞咽，半日死；其化为脓者，泻则合豕膏，冷食，三日而已。

发于胁，名曰败疵，败疵者，女子之病也。灸之，其病大痈脓，治之②，其中乃有生肉，大如赤小豆，剉蔆藟③草根各一升，以水一斗六升煮之，竭为取三升，则强饮，厚衣坐于釜上，令汗出至足已。

诸痈疽之发于节而相应者，不可治也。发于阳者，百日死；发于阴者，三十日死。

发于足指，名脱痈，其状赤黑，死不治；不赤黑，不死。不衰，急斩之，不则死矣。

黄帝曰：夫子言痈疽，何以别之？岐伯曰：营卫稽留于经脉之中，则血泣而不行，不行则卫气从之而不通，壅遏而不得行，故热。大热不止，热胜则肉腐，肉腐则为脓，然不能陷，

---

①　上应星宿，下应经数　是说营卫之气在经脉中运行，与天地间的日月星辰运动和江河水流相应。星宿（xiù 秀），指天空二十八宿。经数，指地面十二条河流。

②　治之　二字《甲乙经》在"大如亦小豆"之下。

③　蔆藟　蔆，菱。藟，连翘。

骨髓不为焦枯，五脏不为伤，故命曰痈。黄帝曰：何谓疽？岐伯曰：热气淳盛，下陷肌肤，筋髓枯，内连五脏，血气竭，当其痈下，筋骨良肉皆无余，故命曰疽。疽者，上之皮夭以坚，上①如牛领②之皮。痈者，其皮上薄以泽。此其候也。

《灵枢·玉版》 病之生时，有喜怒不测，饮食不节，阴气不足，阳气有余，营气不行，乃发为痈疽。阴阳不通，两热相搏，乃化为脓……脓已成，十死一生，故圣人弗使已成，而明为良方……故其已成脓血者，其惟砭石铍锋之所取也。

黄帝曰：愿闻逆顺。岐伯曰：以为伤者，其白眼青黑眼小，是一逆也；内③药而咽者，是二逆也；腹痛渴甚，是三逆也；肩项中不便，是四逆也；音嘶色脱，是五逆也。除此五者为顺矣。

《灵枢·寒热》 黄帝问于岐伯曰：寒热瘰疬在于颈腋者，皆何气使生？岐伯曰：此皆鼠瘘寒热之毒气也，留于脉而不去者也。黄帝曰：去之奈何？岐伯曰：鼠瘘之本，皆在于脏，其末上出于颈腋之间，其浮于脉中，而未内着于肌肉，而外为脓血者，易去也。黄帝曰：去之奈何？岐伯曰：请从其本引其末，可使衰去而绝其寒热。审按其道以予之，徐往徐来以去之，其小如麦者，一刺知，三刺已。

《素问·生气通天论》 汗出见湿，乃生痤痱④，高粱⑤之变，足⑥生大丁，受如持虚⑦。劳汗当风，寒薄为皶⑧，郁乃痤……陷脉为瘘，留连肉腠……营气不从，逆于肉理，乃生痈肿。

---

① 上 《甲乙经》作"状"。
② 领 颈项。
③ 内 同"纳"。
④ 痤痱 痤（cuò 错），小疖。痱（fèi 费），痱子。
⑤ 高粱 同"膏粱"。
⑥ 足 能够的意思。
⑦ 受如持虚 得病好像用空虚器具受物一样容易。
⑧ 皶 粉刺、酒皶鼻之类。

因而饱食，筋脉横解，肠澼为痔。

《素问·气交变大论》　岁火太过，炎暑流行……身热骨痛，而为浸淫。

岁水不及……寒疡流水。

《素问·六元正纪大论》　火郁之发……民病少气，疮疡痈肿。

《素问·至真要大论》　少阳司天，客胜则丹胗①外发，及为丹熛②疮疡。

《素问·气厥论》　肾移寒于肝③，痈肿少气；脾移寒于肝，痈肿筋挛。

《素问·病能论》　黄帝问曰：人病胃脘痈者，诊当何如？岐伯对曰：诊此者，当候胃脉④其脉当沉细，沉细者气逆，逆者人迎甚盛，甚盛则热。人迎者，胃脉也，逆而盛，则热聚于胃口而不行，故胃脘为痈也。

帝曰：善。有病颈痈者，或石治之，或针灸治之，而皆已，其真安在？岐伯曰：此同名异等⑤者也。夫痈气之息⑥者，宜以针开除去之；夫气盛血聚者，宜石而泻之，此所谓同病异治也。

《灵枢·官针》疾浅针深，内伤良肉，皮肤为痈；病深针浅，病气不泻，支⑦为大脓。

《灵枢·上膈》　黄帝曰：刺之奈何？岐伯曰：微按其痈，视气所行，先浅刺其傍，稍内益深，还而刺之，毋过三行，察其沉浮，以为深浅。已刺必熨，令热入中，日使热内，

---

① 胗　同"疹"。
② 丹熛（biāo　标）　丹毒之类。
③ 肝　新校正据全元起本应作"脾"，为是。
④ 当候胃脉　《太素·人迎脉口诊》候作"得"。注云："得胃脉者，寸口脉也。"是与下文"人迎甚盛"相比较的诊法。
⑤ 异等　证候差异。
⑥ 息　气结留止。
⑦ 支　《甲乙经》作"反"。

邪气益衰，大痈乃溃。伍以参禁，以除其内①，恬憺无为，乃能行气，后以咸苦，化谷乃下矣。

讨　论

　　《内经》中有关外科病的内容，除分散见于许多篇章外，亦有专篇论述，即《灵枢》的《痈疽》和《寒热》，其中以《痈疽》为详，所列疾病达18种之多。综合《素问》、《灵枢》来看，涉及到外科病的病因、病机、证候、诊断以及预后、治疗等，它奠定了后世外科学发展的基础。本节仅选辑了其中一部分，分别讨论于下。

一、外科病的病因与病机

　　《内经》指出，外科疾病的病因，有感于六淫和时行之气，有伤于情志失调，有缘于饮食不节，以及针刺不当等等。其因于外感者，《灵枢·痈疽》谓寒邪侵犯经络，留滞不去，形成痈肿；《素问·生气通天论》说当劳动汗出之后，感冒风寒，郁于肤腠，发生疿、痤；如汗出而受水湿之邪，则生痤、痱。若触犯时行之气，以火热邪毒最易罹患浸淫、丹疹、丹㾦、疮疡痈肿等疾，如《素问》的《气交变大论》、《五常政大论》、《至真要大论》诸大论所述。其因于内伤者，《素问·生气通天论》认为嗜食膏粱厚味，能导致大疔（痈）；多食过饱，可发生痔疮。由于情志失调，如《灵枢·玉版》所说"喜怒不测"，"乃发为痈疽"。还有因内寒所致者，如《素问·气厥论》言肾、脾、肝之寒相互传移。此外，在施行针刺治疗时掌握手法不当，如《灵枢·寒热病》"不中而去则致气"，就是说针未中病即去针，病不能愈而反使气结；《灵枢·官针》"疾浅针深，内伤良肉"，或"病深针浅，病气不泻"，都可能造成痈疽之患。它们的发病机制，在外感方面，

---

　　① 伍以参禁，以除其内　注意饮食起居各种禁忌，消除致病内因。伍以参，《太素·虫痈》作"以参伍"。注云："参伍，揣量也。"

风寒湿邪或侵于肌肤，或留于经络，使营卫运行不利，气血凝涩，脂液蓄积，郁而化热，终致腐败皮肤肌肉，化为脓液，甚至烂筋伤骨；火热之邪，则直接使气血热毒亢盛，伤害肌肤，腐烂化脓。在内伤方面，多食甘肥厚味之品，有如《素问·奇病论》所说"肥者令人内热，甘者令人中满"，以致妨害脾胃，阻碍消化，积滞于内，蕴久化热，而使气血凝结，发为痈肿。《素问·异法方宜论》还指出，居住滨海地区的东方人，嗜食鱼盐，因为"鱼者使人热中，咸者胜血"，也容易病患痈疡，饱食之后，肠胃胀满，使肠胃之间的气血津液运行受阻，郁结于肛门而成痔疮；情志不舒，气机郁结，气滞则血瘀，阻塞于经络肌肉，日久腐败，形成痈肿。其因针刺不当者，可能由于病邪留滞于内，或刺伤血络，血液溢于经脉之外，停积于肌肤之间，而致血败肉腐。至于内寒引起的脓肿，乃由阳气虚衰，血行迟滞，而致瘀结化脓，多成为疽证。总之，痈疽的发生，无论外感与内伤，其总的病机，都是由于气血阻滞，经脉壅塞，凝结于肌肉皮肤之中，久而腐败所成。正如《素问·气穴论》所云："肉分之间，溪谷之会，以行荣卫，以会大气，邪溢气壅，脉热肉败，荣卫不行，必将为脓，内销骨髓，外破大䐃"（《太素·气穴》䐃作"腘"，为是）。但是，脏腑为人体生命的根本，经脉气血的运行，肌肤筋骨的滋养，都有赖于脏腑的功能活动，因此，外科病的发生，或由于外来因素，影响气血及于脏腑，或脏腑本身功能减退，使气血运行不畅。《灵枢·寒热》虽只说"鼠瘘之本，皆在于脏，其末上出于颈腋之间"，其实一切外科疾患，或多或少在某种程度上均与脏腑有一定内在联系。这一论点，对于外科病的诊断、治疗，具有重要的指导意义。

二、外科病的辨证与预后

外科疾患的病证很多，《内经》所载不下数十种，其具体辨证亦有所论述，本节不拟一一罗列，仅从主要方面作一些讨论。在《灵枢·痈疽》中，首先提出了痈与疽的区别：痈证

"其皮上薄以泽"，局限于肌肤，不深入筋骨，伤害五脏；疽证"上之皮夭以坚"，下陷筋骨，累及五脏。后世在此基础上，通过不断实践，仔细观察，对于痈、疽的辨别，更加具体明确。概括起来说：痈证，色红焮热，硬肿高起，界限明显，疼痛剧烈，喜凉，化脓快而脓液稠厚，病位浅在肌肤；疽证，皮色不变，或苍白、紫暗，平塌或微肿而弥漫，界限不清，不痛或隐痛、酸痛，按之硬如石或软如绵，喜热，化脓慢而脓液稀薄，病位深在筋骨。总而言之，痈证为阳，属热、属实，而疽证为阴，属寒、属虚。从预后而言，痈证多良，疽证较恶。发于人体一些重要部位或阴侧面的疽，也较为凶险或难愈，如《灵枢·痈疽》中的"猛疽"，因其发生在咽嗌之中，这里是呼吸出入的门户，肿胀阻塞，气道不通，不急治疗，便有窒息而死的危险。又如"脑烁"，发生在颈椎骨上（《证治准绳》称为"脑疽"，在大椎骨上入发际处），项痛如刺，阳毒亢盛，很容易侵犯入脑而致死亡。《灵枢·痈疽》还指出，痈疽如果正当经脉腧穴，而且上下或左右相继发生，即所谓"发于节而相应者"，因为"节之交，三百六十五会"，是"神气之所游行出入"之处（《灵枢·九针十二原》），这种证候是比较严重的。假使发于肢体的阳侧面，病毒尚浅而在腑，危险性犹小；如发于阴侧面，病毒尤深而在脏，则危险性更大。所以后来外科学家都认为凡患于重要穴位如五脏俞、督脉穴等的痈疽，必须十分重视。至于发生在内脏的，称为"内痈"，它们在体表虽然不能观察到，但还是可以通过临床表现进行诊候的。如《素问·病能论》的"胃脘痈"，《素问·腹中论》的"伏梁"，当见脘腹疼痛，呕吐或便下脓血。又如《素问·大奇论》的"肺之雍（同"痈"）喘而两胠满"，肺在膈上，其脉的支别从肺系横出腋下，此肺气壅塞不降之象。"肝雍两胠满，卧则惊，不得小便"，肝脉布两胁，环阴器，主惊骇，此肝气失于疏泄之征。"肾雍脚（《甲乙经》作"胠"，为是）下至少腹满，胫有大小，髀䯏大跛，易偏枯"，肾在背胁之下，主水、主骨，其脉下行，此肾气不化，水道不利，久而肾虚骨弱之故。（具体证候可参阅后世有关外科文献）这些疾病直接损害脏腑，其严重性不言可喻了。

对于痈疽的预后，《灵枢·玉版》归纳为五种逆证：一逆，"白眼青黑眼小"，目为肝窍，黑眼亦属肝，白眼则属肺，今白眼色青，黑眼缩小，是肝、肺二脏均伤；二逆，"内药而呕"，是胃气败；三逆，"腹痛渴甚"，是脾气绝而津液亡；四逆，"肩项中不便"，肾主骨，肩项是三阳经及督脉所过之处，强直疼痛不能转动，是阴阳俱衰，髓脉空虚；五逆，"音嘶色脱"，肺主声，心主血，声音嘶哑，面白无华，是心、肺气俱衰，邪毒深入，五脏受伤，所以预后不良。又说"除此五者为顺矣"，但未作具体论述。后世医家有了补充发挥，概括为"五善七恶"，不过各家所述稍有出入，不尽相同。兹采张介宾之说于下，以供参考。《景岳全书·外科钤·善恶逆顺》载："痈疽证有五善七恶，不可不辨。凡饮食如常，动息自宁，一善也；便利调匀，或微见干涩，二善也；脓溃肿消，水浆不臭，内外相应，三善也；神采精明，语声洪亮，肌肉好恶分明，四善也；体气和平，病药相应，五善也。七恶者：烦躁时嗽，腹痛渴甚，眼角向鼻，泻利无度，小便如淋，一恶也；气息绵绵，脉病相反，脓血既泄，肿焮尤甚，脓色臭败，痛不可近，二恶也；目视不正，黑眼紧小，白眼青赤，瞳子上视，睛明内陷，三恶也；喘粗、短气，恍惚、嗜卧，面青、唇黑，便污，未溃肉黑而陷，四恶也；肩背不便，四肢沉重，已溃青黑，筋腐、骨黑，五恶也；不能下食，服药而呕，食不知味，发痉呕吐，气噎痞塞，身冷、自汗，耳聋、惊悸，语言颠倒，六恶也；声嘶、色败，唇鼻青赤，面目四肢浮肿，七恶也。五善者，病在腑，在腑者轻；七恶者，病在脏，在脏者危也。"总之，外科疾患，有内痈，有外痈，外痈虽生于外，但与脏腑气血相关，只要脏腑气血不衰，预后都是好的，否则即多凶险，必须密切注意。

三、痈疽的治疗

《内经》对于外科疾病的治疗，有两个重要的指导思想，一是在痈疽初起尚未形成脓肿时，尽可能争取设法消散它；一是五体内合五脏，外科疾病与内脏相关。如在《灵枢·玉版》中指出"脓已成"，是"积微之所生"，应该"弗使已成，而明为良方"，就是说一个高明的医生，必须采取各种"良方"，消散于未成脓之前。采取的方法，如《素问·病能论》治疗"颈痈"，当其开始气滞血郁之时，立即用针刺之法，以疏通经络，促使气血流行，达到"开除去之"的目的。又如《灵枢·寒热》治疗"瘰疬"，乘其初起尚小"如麦"的时候，用针刺之，较易治愈，所谓"一刺知，三刺而已"。《灵枢·痈疽》治疗"猛疽"，用细长的砭石稀疏而多处的进行砭刺，然后涂以"豕膏"（猪油），但不要包扎，使其邪气得以外泄，六天可愈。治疗"败疵"，则采取服药发汗的方法，用菱和连翘的草根煎汤乘热强饮，服后"厚衣坐于釜上"，促其汗出，二药有清热解毒作用，又通过出汗使热毒能够排泄。后来王维德集其家传的经验，提出"以消为贵"的论点，就是这种思想的体现。当然，如果已经化脓，又必须积极地进行切开手术，以排除脓液，否则就有可能使邪毒蔓延发展，造成不良后果。砭石、铍针就是古代所用的手术刀。特别是某些重要部位的脓肿，更要很快切开排脓，如前述嗌中"猛疽"，假使延迟了，半天就会气塞身亡。若疮中有死肉，必须除去，如发于足旁的"厉痈"，"急治之，去其黑者"，否则疮疡就会发展扩大。对于"脱痈"的治疗，在经治无效时，必须果断地采取"急斩之"即截指的手术。张介宾说："急当斩去其指，庶得保生，否则毒气连脏，必至死矣。"（《类经·疾病类·八十六》）

痈疽经过治疗，脓毒已除，新肉渐生，逐步愈合，此时仍不能掉以轻心，《内经》特又提出调护的要求，如《灵枢·上膈》所说"伍以参禁，以除其内"，即在饮食方面，既要注意营养，又应禁忌辛辣发物；生活起居方面，不要感风受寒，过多活动。并要保持心情舒畅，"恬憺无为"，有利气血运行，促进康复。还可根据情况需要，服用"咸苦"药物，因为咸能润，苦能泄，以保持大便通畅，排除余留的热毒之气。

以上这些措施，都是比较合理的。关于内治方法，《内经》主要提出外症与内脏的关系，具体论述不多，这在后世有了很大发展，认为疡虽外疾，但与脏腑相关，除外治外，并强调内治的重要性。如高秉钧说："夫外疡之发也，不外乎阴阳、寒热、表里、虚实、气血、标本，与内证异流而同源者也……明乎此义，则治证了然矣。"（《疡科心得集·疡科调治心法略义》）王肯堂说："未有不精乎内而能治外者也。"（《外科准绳·自序》）所以无论在外治和内治方面，都创制了许多方法与方药，内容极为丰富。总的来说，是根据一般发展过程，采取消、托、补三大法。消法用于早期，尚未化脓时，有使肿疡消散的作用；托法用于中期，见正不胜邪的情况下，扶助正气，以托毒外出；补法用于后期，邪毒已轻，呈现虚象时，以益气、养血、健脾、生津等，促进愈合恢复。可以看出，这些方法与《内经》一脉相承，体现了中医外科的长处与特色。

参考资料

·文献摘录·

凡疮疡之患，所因虽多，其要惟内、外二字；证候虽多，其要惟阴、阳二字，知此四者，则尽之矣。然内有内脏者，有内腑者；外有在皮肤者，有在筋骨者，此又其浅深之辨也。至其为病，则无非血气壅滞，荣卫稽留之所致。盖凡以郁怒忧思，或淫欲丹毒之逆者，其逆在肝脾肺肾，此出于脏而为内病之最甚者也；凡以饮食厚味、醇酒炙煿之壅者，其壅在胃，此出于腑而为内病之稍次者也。又如以六气之外袭，寒暑之不调，侵入经络，伤人营卫，则凡寒滞之毒，其来徐，来徐者其入深，多犯于筋骨之间，此表病之深者也；风热之毒，其来暴，来暴者其入浅，多犯于皮肉之间，此表病之浅者也。何也？盖在脏在骨者，多阴毒，阴毒其甚也；在腑在肤者，多阳毒，阳毒其浅也。所以凡察疮疡者，当识痈疽之辨。痈者，热壅于外，阳毒之气也，其肿高，其色赤，其痛甚，其皮薄而泽，其脓易化，其口易敛，其来速者其愈亦速，此与脏腑无涉，故易治而易愈也。疽者，结陷于内，阴毒之气也，其肿不高，其痛不甚，其色沉黑，或如牛领之皮，其来不骤，其愈最难，或全不知痛痒，甚有疮毒未形，而精神先困，七恶叠见者，此其毒将发而内先败，大危之候也。知此阴阳内外，则痈疡之概可类见矣。（明·张介宾：《景岳全书·外科钤·论证》）

证之根盘，逾径寸而红肿者谓痈，痈发六腑；若其形止数分，乃为小疖。按之陷而不即高，虽温而顶不甚热者，脓尚未成；按之随指而起，既软而顶热甚者，腹已满足。无脓宜消散，有脓勿久留。醒消（按：指醒消丸，方由乳香、没药、麝香、雄精等组成）一品，立即消肿止疼，为疗痈之圣药。白陷者谓疽，疽发五脏，故疽根深而痈毒浅。根红散漫者，气虚不能拘血紧附也，红活光润者，气血拘毒出外也；外红里黑者，毒滞于内也；紫暗不明者，气血不充，不能化毒成脓也；脓色浓厚者，气血旺也，脓色清淡者，气血衰也。未出脓前，腠理之间，痈有火毒之滞，疽有寒痰之凝；既出脓后，痈有热毒未尽宜托，疽有寒凝未解宜温。既患寒疽，酷暑仍宜温暖；如生热毒，严冬尤喜寒凉。然阴虚、阳实之治迥别，阅古方书，总觉未详，因畅其旨备览焉。诸疽白陷者，乃气血虚寒凝滞所致。其初起毒陷阴分，非阳和通腠，何能解其寒凝？已溃而阴血干枯，非滋阴温畅，何能厚其脓浆？盖气以成形，血以华色。故诸疽平塌，不能逐毒者，阳和一转，则阴分凝结之毒，自能化解。血虚不能化毒者，尤宜温补排脓，故当溃脓毒气未尽之时，通其腠理之功，仍不可缓。一容一纵，毒即逗留；一解一逐，毒即消散。开腠而不兼温补，气血虚寒，何以成脓？犹无米之炊也；滋补而不兼开腠，仅可补其虚弱，则寒凝之毒，何能觅路行消？且毒盛者反受其助，犹车粟以助盗粮矣。滋补不兼温暖，则血凝气滞，孰作酿脓之具？犹之造酒不暖，何以成浆？造饭无火，何以得熟？世人但知一概清火以解毒，殊不知毒即是寒，解寒而毒自化，清火而毒愈凝。然毒之化必由脓，脓之来必由气血，气血之化，必由温也，岂可凉乎？况清凉之剂，仅可施于红肿痛疖，若遇阴寒险穴之疽，温补尚虞不及，安可妄行清解，反伤胃气，甚至阳和不振，难溃难消，毒攻内腑，可不畏欤？盖脾胃有关生死，故首贵止痛，次宜健脾。痛止则恶气自化，脾健则肌肉自生。阳和转盛，红润肌生，惟仗调和补养气血之剂。若夫性寒之药，始终咸当禁服。（清·王维德：《外科证治全生集·痈疽总论》）

阴毒之证，皮色皆同，然有肿有不肿，有痛有不痛，有坚硬难移，有柔软如绵，不可不为之辨。夫肿而不坚，痛而难忍，流注也；肿而坚硬微痛，贴骨、鹤膝、横痃、骨槽等类是；不肿而痛，骨骱麻木，手足不仁，风湿也；坚硬如核，初起不痛，乳岩、瘰疬也；不痛而坚，形大如拳，恶核、失营也；不痛不坚，软而渐大，瘿瘤也；不痛而坚如金石，形如升斗，石疽也。此等证候，尽属阴虚，无论平塌大小，毒发五脏，皆曰阴疽。如其初起疼痛者易消，重按不痛而坚者，毒根深固，消之难速。治之之法，方有一定，学者览之了然。（清·王维德《外科证治全生集·阴疽论》）

盖以疡科之证，在上部者，俱属风湿、风热，风性上行故也；在下部者，俱属湿火、湿热，水性下趋故也；在中部者，多属气郁、火郁，以气火之俱发于中也。其间即有互变，十证中不过一二。（清·高秉钧：《疡科临证心得集·凡例》）

然则治之奈何？亦在审其脉以辨其证而已。大约疮疡未溃之先，脉宜有余；已溃之后，脉宜不足。有余者，毒盛也；不足者，元气虚也。倘未溃而现不足之脉，火毒陷而元气虚也；已溃而现有余之脉，火毒盛而元气滞也。按定六部之脉，细察虚实，其间宜寒、宜热，宜散、宜收，宜攻、宜补，宜逆、宜从，总以适事为故，未可鲁莽图治也……故毒入于心则昏迷，入于肝则痉厥，入于脾则腹疼胀，入于肺则喘嗽，入于肾则目暗、手足冷；入于六腑，亦皆各有变象，兼证多端，七恶叠见。经曰：治病必求其本。本者何？曰脏也，腑也，阴阳也，虚实也，表里也，寒热也。得其本则宜凉、宜温，宜攻、宜补，用药庶无差误，倘不得其本，则失之毫厘，谬以千里，可不慎诸！（清·王维德《外科证治全生集·疡证总论》）

疮疡之证，当察经之传受，病之表里，人之虚实，而攻补之。假如肿痛、热渴；大便秘结者，邪在内也，疏通之；焮肿作痛，寒热、头疼者，邪在表也，发散之；焮肿痛甚者，邪在经络也，和解之；微肿微痛，而不作脓者，气血虚也，补托之；漫肿不痛，或不作脓，或脓成不溃者，气血虚甚也，峻补之；色暗而微肿痛，或脓成不出，或腐肉不溃者，阳气虚寒也，温补云，若泥其未溃，而概用败毒，复损脾胃，不惟肿者不能成脓，而溃者亦难收敛，七恶之证蜂起，多致不救。（明·薛己：《外科枢要·论疮疡未溃用败毒之药》）

第二十四论　论气口脉

原　文

《素问·五脏别论》　帝曰：气口何以独为五脏主？岐伯曰：胃者，水谷之海，六腑之大源也。五味入口，藏于胃，以养五脏气，气口亦太阴也①，是以五脏六腑之气味皆出于胃，变见于气口。

《素问·玉机真脏论》　五脏者，皆禀气于胃。胃者，五脏之本也。脏气者，不能自致于手太阴，必因于胃气，乃至于手太阴也，故五脏各以其时自为而至于手太阴也。故邪气胜者，精气衰也。故病甚者，胃气不能与之俱至于手太阴，故真脏之气独见，独见者，病胜脏也，故曰死。

《难经·一难》　十二经皆有脉动②，独取寸口以决五脏六腑死生吉凶之法，何谓也？然：寸口者，脉之大会，手太阴之脉动②也。人一呼脉③行三寸，一吸脉③行三寸，呼吸定息，脉③行六寸。人一日一夜，凡一万三千五百息，脉③行五十度，周于身。漏水下百刻，荣卫行阳二十五度，行阴亦二十五度，为一周也，故五十度复会于手太阴。寸口者，五脏六腑之所终始，故法取于寸口也。

《难经·二难》　脉有尺寸，何谓也？然：尺寸者，脉之大要会也。从关至尺是尺内，阴之所治也；从关至鱼际④是寸口内⑤，阳之所治也。故分寸为尺，分尺为寸。故阴得尺内一

---

① 气口亦太阴也　这里的"太阴"，指足太阴。气口虽属手太阴，但胃气由脾散精才能上归于肺，所以说："亦太阴也。"

② 脉动　《脉经·辨尺寸阴阳荣卫度数第四》卷一作"动脉"。

③ 脉　《灵枢·五十营》均作"气"字。

④ 鱼际　手掌拇指侧肌肉隆起处称为鱼，鱼的边缘称为鱼际。

⑤ 寸口内　《千金翼方》作"寸内"，为是。一说仍从原文，可作参考。

寸，阳得寸内九分，尺寸始终，一寸九分，故曰尺寸也。

《难经·四难》　脉有阴阳之法，何谓也？然；呼出心与肺，吸入肾与肝，呼吸之间，脾受谷味①也，其脉在中。浮者，阳也，沉者，阴也，故曰：阴阳也。

《难经·五难》　脉有轻重，何谓也？然：初持脉，如三菽②之重，与皮毛相得者，肺部也。如六菽之重，与血脉相得者，心部也。如九菽之重，与肌肉相得者，脾部也。如十二菽之重，与筋平者，肝部也。按之至骨，举指来疾者，肾部也。故曰轻重也。

《难经·十八难》　脉有三部，部有四经③，手有太阴、阳明，足有太阳、少阴，为上下部，何谓也？然：手太阴、阳明金也，足少阴、太阳水也，水流下行而不能上，故在下部也。足厥阴、少阳木也，生手太阳、少阴火，火炎上行而不能下，故为上部。手心主④、少阳火，生足太阴、阳明土，土主中宫，故在中部也。此皆五行子母更相生养者也。脉有三部九候，各何主之？然：三部者，寸、关、尺也。九候者，浮、中、沉也。上部法天，主胸以上至头之有疾也；中部法人，主膈以下至脐之有疾也；下部法地，主脐以下至足之有疾也。审而刺之⑤者也。

《难经·八难》　寸口⑥脉平而死者，何谓也？然：诸十二经脉者，皆系于生气之原。所谓生气之原者，谓十二经之根本也，谓肾间动气也。此五脏六腑之本，十二经脉之根，呼吸之门，三焦之原。一名守邪之神⑦。故气者，人之根本也，根

---

①　受谷味　《难经经释》认为此三字是"赘字"，可参。

②　菽　豆的总称，此指大豆。

③　部有四经部　指寸、关、尺三部。十二经分别属于左右寸、关、尺，每部各有二经，两侧则为四经，如左寸是手少阴心与手太阳小肠，右寸是手太阴肺与手阳明大肠。

④　手心主　即手厥阴心包络经。

⑤　审而刺之　审察疾病是在何部，然后给以针刺治疗。

⑥　寸口　这里指寸脉。

⑦　守邪之神　防御外邪侵袭的功能。守，防御。神，功能。

绝则茎叶枯矣。寸口脉平而死者，生气独绝于内也。

《难经·十四难》　上部有脉，下部无脉，其人当吐，不吐者死。上部无脉，下部有脉，虽困无能为害。所以然者，人之有尺，譬如树之有根，枝叶虽枯槁，根本将自生。脉有根本，人有元气，故知不死。

讨　论

脉诊是中医诊断学具有特色的一种诊察疾病方法。《内经》论脉的内容很多，其诊察方法有三：一是气口诊法，即诊太渊脉（桡腕关节桡动脉）；一是三部九候诊法，即上部（头）、中部（上肢）、下部（下肢）各有三处动脉；一是气口、人迎比较诊法，即将气口脉与人迎脉（颈部）两相比较的诊法。后两种诊法，历代医家应用较少，现在临床也多用气口脉诊，故这里主要讨论这一诊法。

一、气口脉诊的机理

气口，又称脉口、寸口。张介宾说："气口之义，其名有三：手太阴肺经脉也，肺主诸气，气之盛衰见于此，故曰气口；肺朝百脉，脉之大会聚于此，故曰脉口；脉出太渊，其长一寸九分，故曰寸口。是名虽三而实则一耳。"（《类经·藏象类·十一》）《素问·五脏别论》提出了"气口何以独为五脏主"的问题，综观《内经》应从生理与病理两方面来加以理解。

生理方面：首先，看气口与肺的关系。脉的搏动，是由气推动血液的运行而产生。《素问·脉要精微论》说："夫脉者，血之府也。"《灵枢·决气》说："壅遏营气，令无所避，是谓脉。"《灵枢·本藏》说："经脉者所以行血气而营阴阳。"可见血脉是血液运行的管道，而血液之所以运行周身，除心、肺之气外，还有赖于血脉与经脉之气的作用。血脉、经脉之气相互联系、贯通，是有其一致性的。五脏、六腑，四肢、百骸都必须得到气血的滋养，而心主血、肺主气，故心、肺是推动气血运行的两个主要脏器。肺司呼吸，气口为手太阴肺经的循行之处，《灵枢·五味》说："其大气之抟而不行者，积于胸中，命曰气海，出于肺，循咽喉，故呼则出，吸则入。"《灵枢·邪客》也说："故宗气积于胸中，出于喉咙，以贯心脉，而行呼吸焉。"《素问·经脉别论》又说："脉气流经，经气归于肺，肺朝百脉。"血随气行，所以肺气对血液的运行，尤其具有重要作用。脉的搏动，与肺的呼吸息息相关。《难经》根据《灵枢》的《五十营》、《营气》、《营卫生会》等篇之意，又进一步阐发了这一机理，认为人体营卫气血随经脉运行全身，首先从肺经开始，"一呼脉行三寸，一吸脉行三寸"，一昼夜循环于身五十周次，"复会于手太阴"。因此说："寸口者，脉之大会，手太阴之脉动也。"尽管"十二经皆有动脉"，而强调指出"独取寸口"，其理即在于此。又说："呼出心与肺，吸入肾与肝，呼吸之间，脾受谷味也，其脉在中。"就是说，呼气自内而出，由下达上，出于上焦的阳分；吸气自外而入，由上达下，入于下焦的阴分；脾居中焦，介于阴阳上下、升降出入之交。通过呼吸，五脏之气相互贯通，没有间断，脉动也就不会停止。（据《难经汇注笺正》）

其次，看气口与胃的关系。胃为"水谷血气之海"（《灵枢·玉版》)，气血的生成来源于脾胃运化的水谷精气，所谓"五味入口，藏于胃，以养五脏气"。但五脏之气不能自行于手太阴，必须借助胃气并通过脾气的转输才能到达手太阴寸口。所以五脏之脉各按其应旺之时，随同胃气而表现春微弦、夏微钩、秋微毛、冬微石之象，就是脉有胃气。《灵枢·终始》云"谷（原作"邪"，据《甲乙经》改）气来也徐而和"；《素问·玉机真脏论》云"脉弱以滑"，都是指脉有胃气而言。《素问·平人气象论》说："人以水谷为本，故人绝水谷则死，脉无胃气亦死。"可见胃气与气口脉有着极其重要的关系。

再次，看气口与肾的关系。《难经·八难》指出"肾间动气"，是"生气之原"，"五脏六腑之本，十二经脉之根"。所谓"肾间动气"，指肾中所藏元阳之气，它是人体生命活动的根本，因此，十二经的脉动也与之有着密切的关系。故《难经·十四难》说："上部有脉，下部无脉，其人当吐，不吐者死。上部无脉，下部有脉，虽困无能为害。"上部指寸脉，属心、肺；下部指尺脉，属肾。尺部之脉，犹如树木之根。上部有脉而下部无脉，是邪实于上，一时气血壅闭，越而上逆，故病人当吐，既吐之后，气血得通，尺脉自见。假如并非由于邪壅所致，患者没有欲吐的反应，则为元气衰竭的表现，所以说"不吐者死"。反之，上部无脉而下部有脉，是脉有根本，元气未伤，即使病情比较严重，预后还是好的。《难经》此说，是后世所谓"脉贵有根"理论之所本。

脉有胃气为脉有根本，据现代脉学研究，从脉象图所描记的波形来看，证明了它们确实是各具特征的。（见本论"参考资料"）

病理方面：《素问·调经论》说："五脏之道，皆出于经隧，以行血气，血气不和，百病乃变化而生。"五脏既需要气血的滋养，同时气血的运行，又依靠五脏之气的作用，如果血气不和，就会发生各种疾病，反过来说，五脏有病，也必将影响到气血的正常运行。气血运行的失常，必然在脉象上反映出来。所以无论气血运行的正常与异常，都可"变见于气口"。《素问·离合真邪论》曾作过这样的比喻："夫邪气之入于脉也……亦如经水之得风也，经之动脉，其至也亦时陇起。"不同疾病，引起脉的陇起波动，呈现出各种脉象，因此可以作为诊察一切疾病的轻重、顺逆及预后的依据之一。所以《难经》说："以决五脏六腑（概指人体）死生吉凶之法。"

综上所述，诊察气口可以了解周身气血运行和胃气、肾气的状况，如五脏气血和调，则气口之脉浮、沉、大、小无乖，从容和缓而有胃气，寸脉与尺脉也表现正常。一有疾病，气血失和，即在气口反应为各种病脉。胃气的有无、多少，则是疾病轻重、善恶的表现。有胃气则生，无胃气则死。"无胃气"，即《素问·平人气象论》所说但见弦、钩、毛、石而毫无胃气之象的"真脏脉"，是为预后不良之兆。胃气即正气，病气即邪气，邪正相争，一胜则一负，它在脉象上的反应，就是胃气的多少，病轻的，胃气多而病气少，病重的，胃气少而病气多，从胃气多少的变化，可以知道病情的进退。《素问·平人气象论》曾论述了四时的平、病、死脉，如"春胃微弦曰平，弦多胃少曰肝病，但弦无胃曰死"。《难经》又阐发了尺脉与肾的关系，如尺部无脉，是脉无根本，也是极为危险的。从这里可以体会到胃气的有无多少和尺脉的有无在脉诊上的意义。

二、《难经》对气口脉诊的发展

气口脉诊是《内经》脉诊方法之一。不过，经中所言脉象之文，很多未曾说明系指三种脉诊中的哪一种，而后世注家则多从气口诊法作解释。至于明确指出寸口脉象主病的，主要见于《素问·平人气象论》："欲知寸口太过与不及，寸口之脉中手短者曰头痛……"一段。以及《灵枢·根结》"持其脉口，数其至也"，《灵枢·经脉》"经脉者，常不可见也，其虚实也以气口知之"等。其与人迎相对而言者，有《素问·六节藏象论》"人迎一盛，病在少阳"，"寸口一盛，病在厥阴"；《灵枢·禁服》"寸口主中，人迎主外"；《灵枢·五色》"脉之浮沉及人迎与寸口气小大等者，病难已"等。论三部九候法的，《素问·三部九候论》是一专篇，如说："九候之相应也，上下若一，不得相失。一候后则病，二候后则病甚，三候后则病危。所谓后者，应不俱也"，（即九候不能"若一"）"三部九候皆相失者死"，"察九候独小者病，独大者病，独疾者病，独迟者病……"等等。其他篇文则较少见。到《难经》才特为突出"独取寸口"的方法。且《内经》中又只统言寸口，未分寸、关、尺。不少注家在解释《素问·脉要精微论》"尺内两傍"、"中附上"、"上附上"时，认为即指寸、关、尺，但杨上善和王冰均说"尺"是指尺肤。丹波元简也说："明是尺即谓臂内一尺之部分，而决非寸、关、尺之尺也。寸口分寸、关、尺三部，昉于《难经》。"（《素问识》）《难经·二难》说："从关至尺是尺

内，阴之所治也；从关至鱼际是寸内，阳之所治也。故分寸
为尺，分尺为寸。故阴得尺内一寸，阳得寸内九分，尺寸终
始，一寸九分，故曰尺寸也。"意思是，从腕关节到肘关节
（层侧面）计长一尺一寸（"同身寸"），以关为界，关后到
肘中的尺泽穴长一尺，取其中的一寸为尺部；关前到鱼际长
一寸，取其中的九分为寸部。所以寸、关、尺共长一寸九
分，就是诊脉的部位。左右寸、关、尺六部，《难经》又把
它分别属于各个脏腑，以诊脏腑疾病（详见下文）。此外，
《难经》还论述了切脉时的指法，它以菽数的多少，如"三
菽"、"六菽"、"九菽"等，来说明下指的轻重。初按脉时，
先轻手浮取，然后逐渐加重指力，以体察不同深度的脉象变
化。因为肺主皮毛，心主血脉，脾主肌肉，肝主筋，肾主
骨，它们在肢体的层次，是由浅而深，所以可从不同深度来
了解五脏的状况，也就是《难经·十八难》中所说的"浮、
中、沉"法。寸、关、尺三部各有浮、中、沉，故称为"三
部九候"，亦即现在临床所常用的浮取、中取、沉取的指法。
这与《素问·三部九候论》所谓"三部九候"，名同而实
异，不能混淆起来。

三、寸、关、尺三部的经脉脏腑配属

《难经》提出"独取寸口"之说，它的依据是什么？按
《素问·经脉别论》说："肺朝百脉……气口成寸，以决死
生。"《灵枢·九针十二原》说肺"其原出于太渊"。《素问·
玉版论要》说："行奇恒之法，以太阴始。"（张介宾注："肺
为百脉之朝会，故脉变奇恒之辨，当以太阴始。"）肺既朝会
百脉，而太渊是肺原之所出，因此，《难经》认为"寸口者，
脉之大会……五脏六腑之所终始，故法取于寸口也"。寸口是
十二经脉之气总会合的地方，十二经脉内属于脏腑，所以也就
是五脏六腑气血循环开始与终止交合的处所，脏腑有疾，气血
运行失常，就会在寸口反映出来，因而诊察寸口之脉，便可以
了解脏腑疾病情况。左右寸、关、尺共有六部，经脉脏腑在寸

口又是怎样定住的呢?《难经·十八难》指出:手少阴心与手太阳小肠,居于左寸;手太阴肺与手阳明大肠,居于右寸;足厥阴肝与少阳胆,居于左关;足太阴脾与足阳明胃,居于右关;足少阴肾与足太阳膀胱,居于左尺;手厥阴心包络与手少阳三焦,居于右尺。《难经》这种经脉脏腑与六部的配属,是以五行相生为依据的。右尺心包络、三焦属火,生右关脾、胃土,土生右寸肺与大肠金,金生左尺肾与膀胱水,水生左关肝与胆木,木生左寸心与小肠火。如此循环相生,故曰:"此皆五行子母更相生养者也。"兹列表示意如下。

表1　《难经》经脉脏腑与六部的配属

三部 左右手	寸	关	尺
左	手少阴心 手太阳小肠　火 ←	足厥阴肝 足少阳胆　(生)木 ←	足少阴肾 足太阳膀胱　(生)水
右	手太阴肺 (生)金　手阳明大肠	足太阴脾 足阳明胃　(生)土	手厥阴心包络 手少阳三焦　(生)火

　　《难经》以后,历代不少医家对于左右寸、关、尺三部与经脉脏腑的配属方法上,有所差异,兹略举数家列表于下,以资参考。

表2　历代医家对寸关尺三部与脏腑配属的认识

脏腑配属 左右三部 医家著作	寸		关		尺	
	左	右	左	右	左	右
《脉经》	心 小肠	肺 大肠	肝 胆	脾 胃	肾 膀胱 命门	肾 膀胱 命门 三焦

脏腑配属三部／医家著作	寸		关		尺	
	左	右	左	右	左	右
《景岳全书》	心心包络	肺膻中	肝胆	脾胃	肾膀胱大肠	肾小肠命门三焦
《医宗金鉴》	心膻中	肺胸中	肝胆膈	脾胃	肾膀胱小肠	肾大肠命门

　　从《难经》与上表所列三家之说来看，五脏部位基本一致，但六腑部位略有不同。《难经》与《脉经》均为脏腑相合，以腑随脏，唯《脉经》将两尺均属肾与膀胱，并主命门，又将三焦配于右尺（卷一第七）；《景岳全书》是以金水相从之意，把大肠配于左尺，又从火居火位之意，把小肠配于右尺，三焦、命门均为火，故亦配于此（《景岳全书·脉神章中》），《医宗金鉴》则随左寸为心而将小肠属之左尺，右寸为肺而将大肠属之右尺，并将三焦分属于上、中、下三部（《四诊心法要诀》）。根据藏象学说，五脏是本，六腑为合，以腑配脏，似较合理。从临床而言，一脉可见于诸部，诸部亦有时可见不同之脉，这种配属方法，在一定情况下有其诊断意义。不过，一病可见多种脉象，一脉也可见于多种疾病，某脉究属何脏、何病，必须综合四诊进行分析，才能正确判断，是不能拘泥的。正如李时珍所说："两手六部，皆肺之经脉也，特取此以候五脏六腑之气耳，非五脏六腑所居之处也。"（《脉诀考证》）陈修园也说："当以病症相参，如大便秘结，右尺宜实，今右尺反虚，左尺反实，便知金水同病也。小便热淋，左尺宜数，今左尺如常，而右尺反数者，便知相火炽盛也。如两尺如

常，而脉应两寸者，便知心移热于小肠，肺移热于大肠也。一家之说，俱不可泥如此。况右肾属火，即云命门，亦何不可？三焦鼎峙于两肾之间，以应地运之右转，即借诊于右尺，亦何不可乎？"（《时方妙用·切脉》）

根据现代脉学研究，脉象图测查部位以寸口脉为最佳部位，测图既方便，且描图形态清晰。寸、关、尺六部分诊，在某些疾病中其脉图的波形确有不同。这是值得努力探索，进一步加以研究的。

参考资料

· 文献摘录 ·

脉者，血气之神，邪正之鉴也。有诸中必形诸外，故血气盛者脉必盛，血气衰者脉必衰，无病者脉必正，有病者脉必乖。矧人之疾病，无过表里寒热虚实，只此六字，业已尽之，然六者之中，又惟虚实二字为最要。盖凡以表证、里证、寒证、热证，无不皆有虚实，既能知表里寒热，而复能以虚实二字决之，则千病万病可以一贯矣。且治病之法，无逾攻补，用攻用补，无逾虚实，欲察虚实，无逾脉息。虽脉有二十四名，主病各异，然一脉能兼诸病，一病亦能兼诸脉，其中隐微，大有玄秘，正以诸脉中亦皆有虚实之变年。言脉至此，有神存矣。倘不知要，而泛焉求迹，则毫厘千里，必多迷误。故予特表此义，有如洪涛巨浪中，则在乎牢执柁干，而病值危难处，则在乎专辨虚实，虚实得真，则标本、阴阳万无一失。其或脉有疑似，又必兼证兼理，以察其孰客孰主，孰缓孰急，能知本末先后，是即神之至也矣。（明·张介宾：《景岳全书·脉神章中·脉神》）

持脉之要有三：曰举、曰按、曰寻。轻手循之曰举，重手取之曰按，不轻不重、委曲求之曰寻。初持脉轻手候之，脉见皮肤之门者，阳也，腑也，亦心、肺之应也。重手得之，脉附于肉下者，阴也，脏也，亦肝、肾之应也。不轻不重，中而取之，其脉应于血肉之间者，阴阳相适，中和之应，脾胃之候也。若委曲寻之，而若隐若现，则阴阳伏匿之脉也。（明·张介宾：《景岳全书·脉神章下·持脉》）

持脉之道，须明常变。凡众人之脉，有素大、素小，素阴、素阳者，此其赋自先天，各成一局也。邪变之脉，有倏缓、倏急、乍进、乍退者，此其病之骤至，脉随气见也。故凡诊脉者，必须先识脏脉，而后可以察病脉，先识常脉，而后可以察变脉。于常脉中可察人之器局寿夭，于变脉中可察人之疾病吉凶。诊家大要，当先识此。（明·张介宾：《景岳全书·脉神章中·常变》）

有是病必有是脉，乃病证之常也。乃有昨日脉浮，今日变沉；晨间脉缓，夕间脉数；午前细脉，午后脉洪；先时脉紧，后时脉伏；或小病而见危脉；或大病而见平脉；或全无病而今脉异于昔脉。变态不常，难以拘执。然既有变态，定有变故，惟在善用心者，详问其故，核对于先后所诊之脉之证，则其脉变之由，及新夹之证，皆洞明矣。或应原方加减，或应另方施治，自无误也。苟不详问脉变之故，而但据脉立方，鲜不误者！（清·王燕昌：《王氏医存·诸病脉有不可泥之时须察变故》）

《灵枢·邪气脏腑病形》以缓、急、大、小、滑、涩立纲，而以微、甚纬之，实开千古诊法之奥。后世有以浮、沉、迟、数分纲者，则其义浅而不备矣。今拟合二者共十字，而仍以微、甚纬之，则但于十字中纵横离合，而于二十八脉，不待拟议，而形状了然矣。然此特其形状耳，不足以尽脉理之妙也。滑氏曰"凡察脉，须识得上、下、去、来、至、止六字"，则脉之妙蕴几于无遗，而讲脉学者，可得所宗主矣。盖求明脉理者，须将位、数、形、势四字讲得真切，便于百脉无所不赅，不必立二十八脉之名可也。位者，浮、沉、长、短也。数者，迟、数也。形者，虚实清、涩也。势者，即滑氏所谓上、下、去、来、至、止也。四者为经，更纬之以微、甚、兼、独四字，百病之虚实虚热，全从此八字上分合剖析。每诊一人，即于各部中按此八字次第求之，反复寻之，则真假无遁情，而气分、血分之病，亦到指便见矣。此真泄天地之秘者也。指列脉上，即心先拟其脉浮耶沉耶？在寸在尺耶？继调其息，迟耶数耶？继察其体，长耶短耶？虚耶实耶？滑耶涩耶？审此三者，指下必已有定象，即就定象上揣其微耶甚耶？独见一脉耶？兼见何脉耶？至此而象更定矣。于是玩其上下起伏之盛衰，动止之躁静，而本原无不迸露矣。大抵诊脉以察来去之势为最要，此阴阳嘘吸之机也。（清·周学海：《脉简补义·诊法直解·求脉大指》）

·现代研究·

脉象图测查部位以"寸口脉"为最佳部位，测图方便，一般不受体位限制，可取卧位，也可取坐位，而其描图形态清晰，并能真实的反映受检查者的脉象情况。图4（略）是右关脉图与平行关脉的掌侧面正中点、尺侧点、手背侧面正中点及测得上肢血流图。图形显示以寸口关脉部图形最清晰，而且真实的反映病人脉象与病情。寸口脉、人迎脉与趺阳脉脉象图，在同一人体也有差异图3（略），也以寸口脉较好。人迎脉位居头部，测查不便，也难于固定，常影响测图效果。趺阳脉位居足背，固定也不简便，而且距心脏较远，脉波传导受影响因素较多，图形出现"拐足"相对较少，不利于脉象图形的鉴别。因此，脉象学中"独取寸口"的说法是科学的。（黄世林，孙明异．中医脉象研究．第1版．北京：人民卫生出版社，1986：28-29.）

胃指脉势和缓，结束从容，不快不慢，脉律不乱；神指脉道柔和，应指有力；根指脉位浮、中、沉取适位，寸、关、尺三部相应。（同上第40页）

脉象学中的胃、神、根是紧密相关的。胃气中有神态，神态中又含有根基，无根难有神，无神胃难存。脉形可分，胃气主要反映脉象的节律与血管的弹性；神态主要反映心脏的功能，心阳、心血的盛衰；根基主要反映血管状态与血容量的多少。因此，胃、神、根概括了心脏、血管和血液流动的功能状

态，即"心主血脉"的全面生理功能。（同上第43页。摘录说明：以上两段是胃、神、根脉象图特征的概括。图均从略）

测脉波时，将压脉波变换器置于六部定位的寸、关、尺切脉部位上，轻轻加压以测浮脉，以中等度压力测中脉，以比浮脉大3倍的压力测沉脉。压力的大小，用压强计读出。

（一）白塞病（50岁，男性）

经脉诊确定心包、肾、脾三经为虚脉，肝经为实脉。应用虚、实、补、泻原理进行针刺……

结果说明，虽均处于同一桡骨动脉上的邻近部位，但寸、关、尺的压脉波形各自不同，而且虽属同一部位，其浮、中、沉的压脉波形也各自不同，即十二经络的脉诊部位（六部定位）各有其各自的压脉波形。根据脉象，针刺（治疗）某个经络上的一定穴位，在同一经络的脉诊部位出现明显的压脉波变化，其影响有时也波及到其表里经络，显示出针刺可能调整脉象。（日·竹之内诊作夫，山下九三夫. 脉诊各观化的尝试. 国外医学·中医中药分册，1980，（3）：14-15.）

第二十五论　论四诊合参

原　文

《素问·玉机真脏论》　凡治病，察其形气色泽，脉之盛衰，病之新故，乃治之，无后其时①。形气相得，谓之可治；色泽以浮，谓之易已；脉从四时②，谓之可治；脉弱以滑③是有胃气，命曰易治，取之以时。形气相失，谓之难治；色夭不泽，谓之难已；脉实以坚，谓之益甚；脉逆四时，为不可治。必察四难而明告之。所谓逆四时者，春得肺脉，夏得肾脉，秋得心脉，冬得脾脉，其至皆悬绝沉涩④者，命曰逆四时。

《素问·平人气象论》　春夏而脉瘦⑤，秋冬而脉浮大，命曰逆四时也。风热而脉静，泄而脱血脉实，病在中脉虚，病在外脉涩坚者，皆难治。

《素问·三部九候论》　形盛脉细，少气不足以息者危；形瘦脉大，胸中多气者死；形气相得者生；参伍不调者病；三部九候皆相失者死。

《素问·五脏生成》　夫脉之小大滑涩浮沉，可以指别；五脏之象，可以类推⑥；五脏相音，可以意识⑦；五色微诊，可以目察。能合脉色，可以万全。

---

① 无后其时　不要延迟治疗的时机。
② 脉从四时　即春弦、夏钩、秋毛、冬石顺时之脉。从，顺也。
③ 脉弱以滑　脉来柔和而流利。
④ 悬绝沉涩　如悬物继绝而歇止，或沉涩不起，均无胃气之脉。
⑤ 脉瘦　脉来沉细。
⑥ 五脏之象，可以类推　五脏外合五体、五官等组织，五脏内病，症见于外，故可从外症以类比推断。
⑦ 五脏相音，可以意识　五脏与五音相合，如肝音角、心音徵等。闻声可以意会而识五脏之病。

《素问·阴阳应象大论》　　善诊者，察色按脉，先别阴阳。审清浊而知部分①；视喘息，听音声，而知所苦；观权衡规矩，而知病所主②；按尺寸，观浮沉滑涩，而知病所生。以治无过，以诊则不失矣。

《素问·脉要精微论》　　切脉动静而视精明③，察五色，观五脏有余不足，六腑强弱，形之盛衰，以此参伍④，决死生之分。

《素问·方盛衰论》　　是以形弱气虚，死；形气有余，脉气不足，死；脉气有余，形气不足，生。是以诊有大方⑤，坐起有常，出入有行⑥，以转神明⑦，必清必净，上观下观，司八正邪⑧，别五中部⑨，按脉动静，循尺⑩滑涩，寒温之意，视其大小⑪，合之病能，逆从以得，复知病名，诊可十全，不失人情，故诊之或视息视意⑫，故不失条理，道甚明察，故能长久，不知此道，失经绝理，亡⑬言妄期，此谓失道。

《难经·十七难》　　经言病或有死，或有不治自愈，或连年月不已，其死生存亡，可切脉而知之耶？然：可尽知也。诊病若闭目不欲见人者，脉当得肝脉强急而长，而反得肺脉浮短

---

① 审清浊而知部分　望面色的清浊可以了解病在阴分或阳分。清，明泽，在阳；浊，暗晦，在阴。

② 观权衡规矩，而知病所主　权，秤锤。衡，秤杆，秤物量具。规，圆形；矩，方形，用以校正圆形、方形的工具。这里喻作审察疾病阴阳、内外、轻重等准则。

③ 视精明　观察眼神。精明，指眼睛。

④ 参伍　彼此相互参证。

⑤ 大方　大法。

⑥ 行　品格德行。

⑦ 以转神明　运用精神进行思维。

⑧ 司八正邪　候察来自八方正向和反向的风邪。司，候察。

⑨ 别五中部　辨别五脏疾病部位。

⑩ 尺　尺肤。

⑪ 大小　指二便。

⑫ 视息视意　观察病人的呼吸情况和精神状态。

⑬ 亡　《吴注素问》作"妄"，似是。

而涩者，死也。病若开目而渴，心下牢①者，脉当得紧实而数，反得沉涩而微者，死也。病若吐血，复衄②衄血者，脉当沉细，而反浮大而牢者，死也。病若讝言妄语，身当有热，脉当洪大，而反手足厥逆，脉沉细而微者，死也。病若大腹而泄者，脉当沉细而涩，反紧大而滑者，死也。

《难经·六十一难》　望而知之者，望见其五色，已知其病。闻而知之者，闻其五音，以别其病。问而知之者，问其所欲五味，以知其病所起所在也。切脉而知之者，诊其寸口，视其虚实，以知其病，病在何脏腑也。经言以外知之曰圣，以内知之曰神，此之谓也。

讨　论

望、闻、问、切四诊，是中医学传统的诊察疾病的方法。临床上，通过四诊从各方面详尽地了解病情，然后加以综合分析，作出阴阳、表里、寒热、虚实和各种具体的不同证候的判断。因此四诊必须合参，是缺一不可的。关于四诊的具体方法，本文不作论述，鉴于前人常脉、证并列，这里主要讨论脉与证的关系和顺逆、从舍，以及四诊合参的意义。

一、脉与证的关系

脉与证是相对而言。脉指脉象，证则包括望、闻、问三诊所获得的症状、体征和病情。在《内经》中往往把脉色联系在一起，如《素问·阴阳应象大论》说："善诊者，察色按脉，先别阴阳。"《素问·五脏生成》说："能合脉色，可以万全。"但从其文意来看，实际是以"色"来概括了证。及汉张仲景则明白的在每种疾病篇名中写入"脉证"二字，如《伤寒论》的"辨太阳病脉证并治"、《金匮要略》的"疟病脉证并治"等等，并说："观其脉证，知犯何逆，随证治之。"（第

---

① 牢　坚硬。
② 衄（qiú　求）　鼻塞。

16 条）后来朱震亨的《脉因证治》和秦昌遇的《证因脉治》，更以脉证题作书名，其内容和仲景一样，从证、因、脉到治，形成完整的辨证论治体系，这就告诉我们，治的前提是辨其脉证。那么，为什么要辨脉证，脉与证又是什么关系？《灵枢·外揣》，曾以鼓与桴、形与影来比喻"内外相袭"（相应的意思），指出外部五音五色的异常，是内部"五脏波荡"所致，必须"司（同"伺"，诊察之意）外揣（推测）内"。后世大概根据这一理论，认为脉与证即内与外的关系。疾病的形成，是由于各种致病因素侵犯机体，导致脏腑气血失调。各种症状，就是内部病理变化在外部的表现，而脉乃血之府，血以气而行，脏腑病变，必致气血运行的失常，脉的搏动形象，正是内部脏腑气血盛衰及其运行状况的反映。张介宾说："夫脉者，本乎营与卫也。而营行脉之中，卫行于脉之外，苟脏腑和平，营卫调畅，则脉无形状之可议矣。或者六淫外袭，七情内伤，则脏腑不和，营卫乖谬，而二十四脉之名状层出而叠见矣。"（《景岳全书·脉神章下·矫世惑脉辨》引汪石山）并引陶节庵之语："问病以知其外，察脉以知其内。"（明·张介宾：《景岳全书·脉神章中·四诊》）也就是"有诸内必形诸外"的道理。由此可见，脉与证是密切相关的。不过，虽然前人把脉与证分为内外，其实脉象也是证的一个方面，所以现在关于证候的概念，一般都将脉象包括在内。

　　如上所述，病脉与症状，都是脏腑气血病理的反映。一般地说，脉与证是一致的，如表寒证脉浮紧，症见恶寒、无汗；表热证脉浮数，症见恶热、有汗；里虚证脉细弱，症见身倦、神疲；里实证脉实大，症见胸闷、腹胀等。但是，疾病是复杂的，可以表里同病，寒热互见，虚实相兼，因此，表证不一定概见浮脉，里证不一定概见沉脉，寒热、虚实之证，也不一定概见迟、数、细弱、实大之脉。《素问·刺志论》说，"脉实"者应"血实"，"脉虚"者应"血虚"，但也有"脉盛血少"、"脉少（作"小"理解）血多"者。又如《伤寒论》阳明腑实证有见脉迟者（第208条），少阴里证有见反发热、脉沉者

（第301条），都是脉证不相一致的例子。

总之，脉证一致，反映了病情比较单纯，而脉证不一致，则说明了病情的复杂性，如体质有强有弱，病证有虚中夹实，实中夹虚；或内外病异，上下证殊；或有旧恙，又兼新病；或病初起，脉证未定，等等。但是，尽管有此种种脉证不符的情况，然从其病理机制来说，必有其内在的联系，只要我们能够仔细诊察，加以综合分析，就可以明了脉与证之间的真实关系是怎样的，从而得出正确判断。

二、脉与证的顺逆

脉与证都是病情的反映，临床上不仅要凭脉证诊断疾病，而且也可从脉证推测预后，尤其在脉证不一致的情况下，更是分析疾病顺逆的依据。概括地说，脉证是正与邪相互斗争的表现，脉证的不相符合，主要是：或为正气过弱，或为邪气过盛。《素问·玉机真脏论》云："形气相得，谓之可治；色泽以浮，谓之易已；脉从四时，谓之可治；脉弱以滑，是有胃气，命曰易治。"《素问·三部九候论》亦云："形气相得者生。"即凡形体的强弱与气的有余不足一致，如形体壮实，表现气的有余，形体瘦弱，表现气的不足，就叫做"形气相得"，见面色浮润光泽，脉和缓有胃气，这是气血未衰之象，正足以抗邪，预后多良好，是顺证。反之，如果"形气相失"，或"色夭不泽"，"脉实以坚"，"脉逆四时"，即凡形体的强弱与气的有余不足不一致，如形体虽尚壮实，而表现出气的不足，形体虽已瘦弱，而表现出气的有余，或面色暗滞枯槁，脉坚实无胃气，这是邪气方盛，而正气已虚，难以抗邪，预后多不良，即是逆证。《素问·三部九候论》所说"形盛脉细，少气不足以息者危"，亦即形体虽尚未见瘦弱，而脉象却微细，气短、气少，甚至不能接续；"形瘦脉大，胸中多气者死"，即形体已瘦弱，而脉象却实大，胸宇痞窒，这些都是邪气盛实，而正气已衰，正不能胜邪的严重证候。至于"参伍不调"，亦属病甚的表现，"三部九候皆相失"，更是脏腑气血

衰弱甚至败竭的象征。《素问·平人气象论》还指出春夏阳当
旺而脉见沉细，秋冬阳应藏而脉见浮大，脉与四时相反，机体
丧失了对自然环境的应激功能；风热病脉宜浮大或数，而反沉
细，便泄、失血脉应虚细，而反实大，这些都是脉证相反的逆
证。《难经》更举病例作了具体论述：肝开窍于目，据《难
经·五十一难》称脏为阴、主寒，病欲得温，不欲见人。这
里是指肝病阴寒之证，闭目不欲见人，脉强急而长，亦即弦紧
之脉，此属肝脉，脉证相符，为顺；浮涩而短为肺脉，肝病而
见肺脉，是金胜木，脉证相反，为逆。病人眼开而口中作渴，
心胸部以下坚硬，乃阳热实证，见紧实而数之脉，是阳证阳
脉，脉证相符，为顺；如见沉涩而微的阴脉，是脉证相反，为
逆。病人吐血、衄血，失血多必虚，脉见沉细，是脉证相符，
为顺；如见浮大而牢之脉，是证虚脉实，脉证相反，则为逆。
病人谵言妄语，多见于热病阳证，身热、脉洪大，是脉证相
符，为顺；如见四肢逆冷，脉沉细而微，是脉证相反，则为
逆。病人腹部胀大，大便泄泻，是脾肾阳虚，脉微细而涩，脉
证相符，为顺；如见紧大而滑的实脉，脉证相反，则为逆。总
之，虚证见虚脉，实证见实脉，这是病理之常，即使证情较严
重，预后一般较好。如虚证见实脉，实证见虚脉，均为邪盛正
虚，正不胜邪，预后往往不良。

　　以上《内经》、《难经》经所论，是从原则上作出的提示。
在临床诊治时，还应根据具体情况进行分析。如失血患者，出
血之后，脉自当沉细。然当出血之初，气火上升，脉来浮大有
力，又属常理，如治疗恰当，气火得平，脉即可安清，只有在
大吐大衄之后，脉仍实大弦劲，则确为危证。张介宾对脉证顺
逆曾作过这样的概括："不足之证，忌见阳脉，如浮洪紧数之
类是也；外入有余之病，忌见阴脉，如沉细微弱之类是也……
暴病脉来浮洪数实者为顺，久病脉来微缓软弱者为顺。若新病
而沉微细弱，久病而浮洪数者实，皆为逆也……轻者亦即延
绵，重者即危亡之兆。(《景岳全书·脉神章中·逆顺》) 这些
对于分析脉证顺逆，都具有指导价值。

三、脉与证的从舍

脉证的从舍，是对治疗而言。有的疾病要根据证候进行治疗，即"舍脉从证"；有的疾病要根据脉象进行治疗，即"舍证从脉"。脉与证有相符，有相反。脉证相符，其病的性质是一致的，不存在从舍问题，唯对脉证相反的疾病，是从脉论治，还是从证论治，就值得仔细推敲，慎重考虑了。那么，究竟在什么情况下从脉，什么情况从证呢？我们知道，脉证不符的疾病，情况是很复杂的。简要言之，当据其表里虚实轻重缓急等不同进行处理。一般地说，表里证同见，应先解表，然后攻里。如《伤寒论》"病人烦热……日晡所发热者，属阳明也……脉浮虚者，宜发汗。"（第240条）脉浮虚（应作"缓"理解），说明表证未罢，属阳明，是虽已向阳明转属，但里证尚不急，故用桂枝汤解表。又云："病发热头痛，脉反沉……身体疼痛，当救其里。"（第92条）发热、头痛、身疼，是太阳表证，但脉不浮而反沉，据伤寒例此必有下利清谷的里虚寒证，所以用四逆汤温阳救里。因为里证较重较急，不救其里，徒攻其表，不仅不能达到发汗的目的，反而更虚其里。两者都是表里同病，其脉证互异，虽均从脉，但一治其表，一治其里。仲景曾指出："伤寒，医下之，续得下利，清谷不止，身疼痛者，急当救里，后身疼痛，清便自调者，急当救表。"（第91条）就是这个道理。或据脉证的真假而定。前人认为脉有真假，证也有真假。所从者是真脉真证，所舍者是假脉假证。其实并没有什么假脉假证，所谓假，不过从其表面现象而言，实质上它们也是反映一定病机的。如前述《伤寒论》阳明腑实证而见迟脉，仲景根据腹满而喘、汗出、潮热等症状，断为"大便已硬"，用大承气汤主之。其脉迟是因为邪聚热结，气血郁滞，脉道不利所致，不同于虚寒证的迟脉。《伤寒论》还说："发热七八日，虽脉浮数者，可下之。"（第257条）既云"可下之"，必有可下之证，而脉浮数，乃阳盛而热的表现，并非表证之浮。这些都是从证舍脉。再如太阳病误下，邪陷阳明的热利（第 34 条），和伤寒手足厥逆（第 349 条），均见促脉，前者之促是阳热，故用葛根黄芩黄连汤以清之，是从脉；后者之促是阴寒，故用灸以温之，是从证。临床上这种脉证不符的情况，并非少见。如肌肤发热，似为热证，而脉微弱，这种热乃虚火外浮；脘腹胀满，似为气滞，而脉微细，这种胀满，乃脾胃气虚不行。又如寒邪内伤，或食滞内停，可见结脉，此气滞气结之故，不是气血之虚；伤寒四肢厥逆、畏寒，而脉见滑数，此邪热内郁，阳不外达之故，不是阳虚之证。诸如此类，不乏其例。关于脉象名称，历代文献所载繁多，大都采用李时珍《濒湖脉学》27 种，现在中医高等院校《诊断学》教材则载 28 种。然而疾病证候，何啻百千，因此一种脉象，可见于多种病证，而一种病证，也可见多种脉象。寒热虚实的证候，既可出现同一种脉象，也可出现同一种症状，有些似乎相反，而实质是一致的。如上文所举例证，同为迟脉、促脉，然实证必有力，虚证则无力；脘腹胀满，实证必拒按，虚证多喜按。所以脉与证之间均有其内在的病机联系，只要仔细诊察，并非不可分辨，治疗是从脉还是从证，也就不致莫知所措了。

四、四诊合参的意义

从上文所论，可知脉与证无论其相符或不符，必有其内在的病机联系：四诊所获得的信息，各反映了某一方面的病情，因此只有综合四诊所得，进行全面分析，才能作出合乎逻辑的诊断，四诊合参的重要意义即在于此，这正是整体观在诊断学上的体现。《内经》非常强调临证必须四诊合参，如《素问·阴阳应象大论》既要求"察色按脉"，又要求"视喘息，听音声"，"观权衡规矩"，《素问·脉要精微论》除"切脉动静"外，还要"视精明，察五色，观五脏有余不足，六腑强弱，形之盛衰"，《素问·征四失论》说："诊病不问其始，忧患饮食之失节，起居之过度，或伤于毒，不先言此，卒（同"猝"）持寸口，何病能中？"《素问·方盛衰论》指出必须

"上观下观"，"视息视意"等等。这些论述虽较原则，但已概括了四诊的基本内容。在《灵枢·邪气胜腑病形》中更教人："知一则为工，知二则为神，知三则神且明矣"，"能参合而行之者，可以为上工，上工十全九，行二者，为中工，中工十全七，行一者，为下工，下工十全六。"只有能够做到"参合而行之"，才是一位高明的医生，否则不过是"中工"，甚至是"下工"，就不可能诊断正确，治疗得当。《难经》也说："望而知之谓之神，闻而知之谓之圣，问而知之谓之工，切而知之谓之巧。"这对每一位医生来说，都是必须认真履行的职责。但是，在临证时要真正做到四诊合参，也不是一件容易的事，因为在实际工作中，有可能由于某些疏忽而致漏诊，或对四诊在认识上有偏差，如关于脉诊问题，可有两种倾向：一是故神其说，似乎奥妙莫测。张介宾就说过，世人"惟以诊脉而试医之能否"，现在这种情况虽然比较少见，但并非绝对没有，造成这种错误观点的原因，在一定程度上与医生的夸张自诩不无关系；另一种倾向是有人认为脉不过是一条血管，主要与心脏相关，怎能反映许多疾病，往往不予重视。当然，切脉是一种很精细的诊察工作，《内经》称其"微妙"（《素问·脉要精微论》）。王叔和说："脉理精微，其体难辨"，"在心易了，指下难明。"（《脉经·序》）但只要细心体察，积累经验，亦非不可掌握。所以《素问·脉要精微论》强调："持脉有道，虚静为保。"轻视脉诊，或者过分强调脉诊，都是片面的。脉与证固有相符与不符的情况，即症与症之间，也常有不相一致者，如既见虚的症状，同时又见实的症状；既见寒的症状，同时又见热的症状等等。这说明病理变化和机体对疾病应激反应的多面性与多层次性，也说明了脉、症、证之间关系的复杂性。如果望之不审，闻之不确，问之不详，切之不真，都很难获得真实信息，特别是一些微小的变化，更容易忽略，《素问·阴阳应象大论》所说"见微得过"，就是要从微细的征兆中，发现疾病的某种趋势。现代有条件运用化验检查等技术，可以弥补四诊之不足，有助于诊断。由此言之，四诊合参，不仅要掌握四诊的知识技能，更需要专心致志地周密观察，具有高度责任感，方不致发生误诊，为治疗提供正确的依据。

参考资料

· 文献摘录 ·

凡诊病之法，固莫妙于脉。然有病脉相符者，有病脉相左者，此中大有玄理。故凡值疑似难明处，必须用四诊之法，详问其病由，兼辨其声色，但于本末先后，中正之以理，斯得其真。若不察此，而但谓一诊可凭，信手乱治，亦岂知脉证最多真假，见有不确，安能无误？且常诊者知之犹易，初诊者决之甚难。此四诊之所以不可忽也。故《难经》以切居四诊之末，其意深矣。（明·张介宾《景岳全书·脉神章中·四诊》）

望、闻、问、切，名曰四诊，医家之规矩准绳也。四诊互证，方能知其病源，犹匠之不能舍规矩而成器皿也。盖望者，望面色之明晦，舌苔之有无，以辨病邪之轻重进退。闻者，闻声音之怯壮，语言之伦次，以辨神气之爽昧强弱也。问者，问得病之由，痛苦之处，以辨内伤外感、脏腑经络，尤为紧要也。切者，切脉之浮、沉、迟、数、有力、无力，以辨虚实阴阳，而与外证参合逆顺吉凶也。是故圣贤垂法，首重四端，明哲相传，从无二致。奈何习俗相沿，往往不肯尽言病情，若妇女藏于帏幕，不能望其神色，便伸手就诊，欲试医者之术。殊不知一脉所主非一病，一病所现非一脉，若不察外证，而凭脉用药，未有不误人性命者。假如脉浮弦数动，症现恶寒、身热、头痛，则为外感之邪；倘无畏寒、身热等症，则为阴虚内伤。此一脉所主，非此一病矣。又如病热者，其脉则数，若热甚伤气，其脉反迟。此一病所现，非止一脉矣。有实证而脉反微弱似虚者，以其邪气壅遏也；有虚证而脉反强旺似实者，以其元气发露也。由此类推，难以枚举。故有舍脉从证者，审其脉假而证真也；有舍证从脉者，审其证假而脉真也。设不互相参合，焉能辨其为假为真？真假不辨，虚虚实实，害即随之。

（清·章楠：《医门棒喝·望闻问切》初集）

　　人之患病，不外七情、六淫。其轻重死生之别，医者何由知之？皆必问其症，切其脉，而后知之。然症脉各有不同，有现症极明，而脉中不见者；有脉中甚明，而症中不见者。其中有宜从症者，有宜从脉者，必有一定之故，审之既真，则病情不能逃，否则不为症所误，必为脉所误矣。故宜从症者，虽脉极顺，而病危，亦断其必死；宜从脉者，虽症极险，而脉和，亦决其必生。如脱血之人，形如死状，危在顷刻，而六脉有根则不死，此宜从脉不从症也。如痰厥之人，六脉或促或绝，痰降则愈，此宜从症不从脉也。阴虚咳嗽，饮食起居如常，而六脉细数，久则必死，此宜从脉不宜从症也。噎膈反胃，脉如常人，久则胃绝而脉骤变，百无一生，此又宜从症不从脉也。如此之类甚多，不可枚举。总之，脉与症分观之，则吉凶两不可凭；合观之，则某症忌某脉，某脉忌某症，其吉凶乃可定矣。（清·徐大椿：《医学源流论·症脉轻重论》）。

第二十六论　论经脉气绝

原　文

《灵枢·经脉》　手太阴气绝，则皮毛焦，太阴者，行气温于皮毛者也，故气不荣则皮毛焦，皮毛焦则津液去皮节①，津液去皮节者则爪②枯毛折，毛折者则毛③先死。丙笃、丁死，火胜金也。

手少阴气绝，则脉不通。脉不通则血不流，血不流则髦④色不泽，故其面黑如漆紫者，血先死。壬笃、癸死，水胜火也。

足太阴气绝者，则脉不荣肌肉，唇舌者，肌肉之本也，脉不荣则肌肉软，肌肉软则舌萎、人中满，人中满则唇反，唇反者肉先死。甲笃、乙死，木胜土也。

足少阴气绝，则骨枯，少阴者，冬脉也，伏行而濡骨髓者也，故骨不濡则肉不能着⑤也，骨肉不相亲则肉软却，肉软却故齿长⑥而垢，发无泽，发无泽者骨先死。戊笃、己死，土胜水也。

足厥阴气绝，则筋绝，厥阴者，肝脉也，肝者筋之合也，筋者聚于阴气⑦而脉络于舌本也，故脉弗荣则筋急，筋急则引舌与卵，故唇青、舌卷、卵缩则筋先死。庚笃、辛死，金胜木也。

---

①　节　指孔穴所在处。即《灵枢·九针十二原》所说："节之交，三百六十五会……所言节者。神气之所游行出入也，非皮肉筋脊也。"

②　爪　《难经·二十四难》作"皮"。

③　毛　《难经·二十四难》作"气"。

④　髦　《说文解字》："发也。"

⑤　着　此下《难经·二十四难》有"骨"字。

⑥　齿长　因牙龈萎缩而齿显露，似乎变长。

⑦　气　《素问·诊要经终论》王冰引此文作"器"。

五阴气俱绝则目系转，转则目运，目运者为志先死，志先死则远一日半死矣。六阳气绝，则阴与阳相离，离则腠理发泄，绝汗乃出，故旦占夕死，夕占旦死。

《素问·诊要经终论》 太阳之脉，其终也，戴眼①反折，瘛疭，其色白，绝汗乃出，出则死矣。

少阳终者，耳聋，百节皆纵，目瞏②绝系③，绝系一日半死，其死也，色先青白，乃死矣。

阳明终者，口目动作，善惊、妄言、色黄，其上下经盛④，不仁则终矣。

少阴终者，面黑，齿长⑤而垢，腹胀闭，上下不通而终矣。

太阴终者，腹胀闭不得息，善噫、善呕，呕则逆，逆则面赤，不逆则上下不通⑥，不通则面黑、皮毛焦而终矣。

厥阴终者，中热、嗌干，善溺、心烦，甚则舌卷、卵上缩而终矣。此十二经之所败也。

讨 论

经脉分布于人体内外上下，是运行气血津液的通道。所谓"经脉气绝"，概指经脉的气血津液衰竭，它在临床上均有一定的表现，可以据之来判断疾病的所在及其预后，这是《内经》诊断方法之一。《内经》中关于经脉诊法的记载很多，而具体论述经脉气绝的有三篇，即《灵枢》的《经脉》、《终始》和《素问》的《诊要经终论》。三篇所述，虽详简不同，并略有差异，但基本内容一致，可以互相补充。后来《难经》

---

① 戴眼 目上视不动。

② 目瞏（qióng 琼） 目直视如惊貌。

③ 系 目系。《灵枢·大惑论》云："肌肉之精为约束，裹撷筋骨血气之精而与脉并为系，上属于脑，后出于项中。"

④ 上下经盛 头、颈、手、足阳明之脉皆躁动而有力。

⑤ 齿长 因牙龈萎缩而齿显露，似乎变长。

⑥ 不逆则上下不通 气不上逆而痞塞于中，故上下不通。

也作了讨论。

一、《内经》、《难经》关于经脉气绝论述的同异

　　上文已说，《内经》、《难经》关于经脉气绝的内容，基本相同，略有差异。从总体来看，《灵枢·经脉》详于三阴经，对三阳经只作了概括论述。《素问·诊要经终论》具述了三阳经症状，虽未分手经、足经，但实际包含在内。三阴经亦未分手、足，叙症较《灵枢·经脉》为简，似重在足经，述脏腑症状较多。《灵枢·终始》与《素问·诊要经终论》几乎完全相同。至于《难经》，则基本同于《灵枢·经脉》之文。从其排列次序来看，《灵枢·经脉》五阴经是从营气出于中焦，首从手太阴运行的理论，按太、少、厥排次，《难经》则首列足少阴，按少、太、厥序列，可能与《难经》十二经脉"皆系于生气之原"，即"肾间动气"（《难经·八难》）的思想有关。《素问·诊要经终论》的三阴次序是少、太、厥，盖按阴气的多少，排少阴在前，太阴居次，厥阴为阴之尽故列于后；而《灵枢·终始》则按少、厥、太排列，大概是取本篇上文"厥阴在中"之意。从具体内容来看，其中有的仅文字上小异，无关紧要。有的涉及具体症状，这里就此作一些比较。

　　从下表所列症状的不同点对照比较，试简作评议。总括而言，《素问》、《灵枢》与《难经》互有长短：手太阴，"爪枯"与"皮枯"，爪为肝之华，皮为肺之合，以《难经》为当；"毛"与"气"，肺主气，合皮毛，二者均可，但从文例看，似以"毛"较合理。手少阴，心主血脉，其华在面，发为血之余，《灵枢·经脉》面与发并提较全；"黑如漆柴"与"黑如黧"都是形容色黑而不润泽，用词不同而已。足太阴，脾之华在唇，其脉连舌本，故以《灵枢·经脉》唇、舌同言为长；"肌肉软"与"肌肉不滑泽"，可以互作补充。足少阴，骨髓既需肾精之"濡"，也要肾气之"温"，故濡与温可互补；齿为骨之余，骨失养则齿枯，"枯"

似较"垢"为妥；《难经》在"着"下加"骨"字，文意较明。足厥阴，根据文例，《灵枢·经脉》云"则筋意"为是，《难经》"引卵与舌卷"且与下文重；肝脉环阴器，"阴气"自不如"阴器"之确；肝色青，《灵枢·经脉》多"唇青"一症，亦可。五阴，目系是五脏精气的集合而上连于脑者，既为五脏阴气俱绝，所以"目系转"较"目眩转"更为恰当；目运是眩晕昏花，目瞑是视物不明，两者之意略同。六阳，《难经》补"大如贯珠，转出不流"，是对"绝汗"的解释。太阳，足太阳为诸阳主气，与足少阴为表里，皮腠居周身之最表层，须得营卫津液的滋养，六阳俱绝，则阳不外固，腠理弛张，故绝汗出，《灵枢·终始》加"绝皮"二字，含义深刻。少阳，"目睘（qióng 琼）"，目直视如惊貌，《素问·诊要经终论》多此一症，描写更觉逼真。阳明，《灵枢·终始》说"其上下之经盛而不行"，仅指经脉而言，不如《素问·诊要经终论》作"不仁"为好，阳明主肌肉，阳明终故肌肉不仁。以上见解，供读者参考。

表3　《内经》《难经》关于经脉气绝论述的同异

内经 \ 难经篇章 经脉	经脉	终始	诊要经终论	二十四难
手太阴	爪枯、毛先死			皮枯、气先死
手少阴	髦色不泽，故其面黑如漆柴			色泽去，故其面黑如鬎
足太阴	唇舌者、肌肉软、舌萎			口唇者、肌肉不滑泽
足少阴	濡骨髓、肉不能着齿长而垢			温于骨髓、肉不着骨齿长而枯

续表

经 脉 \ 内经、难篇章 经 脉	经 脉	终 始	诊要经终论	二十四难
足厥阴	则筋绝、聚于阴气唇青			则筋缩引卵与舌卷、聚于阴器
五（三）阴	*则目系转，转则目运			则目眩转目瞑
六阳	则绝汗出			则绝汗出，大如贯珠，转出不流
太阳		绝皮乃绝汗，绝汗则终矣	绝汗乃出，出则死矣	
少阳		目系绝	目𥉉绝系	
阳明		其上下之经盛而不行则终矣	其上下经盛不仁则终矣	

凡有"."的为不同处。

*注 《经脉》称"五阴"，因缺手厥阴经；《难经》称"三阴"，笼统言手、足经，实际也缺手厥阴。

二、经脉气绝诊法的理论依据

五脏、六腑在胸腹之内，五体、五官、九窍在躯体之表，经脉居于其中。在生理上，脏腑是生命活动根本，体窍是感觉运动器官，而经脉则运行营卫气血，以通达内外上下。人是一个开放的有机整体，外部致病因素，可以损害躯体各组织，并通过经络影响及脏腑；同样，脏腑病变也可通过经络反映于体表，这就是经脉诊法的基本理论依据。《内经》中有关经脉诊法的论述很多，可以说俯拾皆是。《灵枢·经脉》详细叙述了五阴、六阳十一条经脉内外循行线路，并罗列了它们病变时所表现的各种病、证及症状。由于每条经脉各内属、络于某一脏或腑，外有一定的分布区域，因此，脏腑病变就会在相应的部位反映出来，可以作为临床诊断的依据之一。本篇作了比较系统全面的论述，是《内经》经脉诊法的集大成。唯缺手厥阴心包络一经，这是因为心包乃心脏外面的包膜，是心的臣使之官。在《灵枢·邪客》中有补充论述，"心主之脉（手厥阴心包络经的另一名称），出于中指之端，内屈循中指内廉，以上留于掌中，伏行两骨之间，外屈出两筋之间，骨肉之际，其气滑利，上二寸，外屈出行两筋之间，上至肘内廉，入于小筋之下，留两骨之会，上入于胸中，内络于心脉（《甲乙经》脉作"包"）"，这就是手厥阴心包络经的循行路线。又说"故诸邪之在于心者，皆在于心之包络"，就是说，心包代心受邪，心包络的病变与心脏的病变是基本一致的。本节所论经脉气绝的诊法，是经脉诊法的一部分，它们的理论依据是同一的。在病理改变上，它不同于一般的经脉病变，而是经脉之气已经终绝、疾病濒于危急的表现。其病机均与其分布及相应脏腑有关，可参阅本篇上文，这里不作逐条分析。而从其总的情形来说，不外以下几个方面：色泽表现，面黑如漆柴、色光青白等，这不仅是色的改变，而且枯槁不荣；五体情况，如皮毛焦、肌肉软、筋急、骨枯等；官窍反应，如舌萎、舌卷、唇反、戴眼、目瞏、目运、耳聋等；脏腑症状，如善惊、妄言、心烦、善噫、善呕、腹胀闭等。特别是五阴与六阳气绝，以致阴阳相离，亡阴或亡阳，则尤为严重。同时，还须理解到，经脉辨证应结合脉诊进行。《灵枢·终始》说："终始者，经脉为纪，持其脉口、人迎，以知阴阳有余不足，平与不平，天道毕矣。"《灵枢·经脉》在论述每一经脉病候之后，也都提到人迎、寸口的盛、虚、大、小，因为"十二经皆有动脉"（《难经·一难》），所以《素问·三部九候论》详述了上、中、下三部，天、地、人九候的诊脉方法，至于散见其他篇章的脉诊也很多，都可以作为我们学习研究的资料。

三、经脉气绝诊法的临床意义

经脉辨证，是《内经》辨证的重要组成部分，也是临床常用的辨证方法，这里不多讨论，主要说明经脉气绝在诊断、预后上的重要意义。从《内经》、《难经》的论述来看，凡表现了经脉气绝的症状时，预后大都不良，但它们还有一定差别，如仅属于经脉的气绝，病证较轻，尚有延缓之机，所谓"丙笃、丁死，火胜金"等等，不过是从五行相胜理论来推测其预后而已，未必都是"死"证，只有当五阴、六阳之气俱绝，病理损害不限于经脉，已危及脏腑，发展到了极为严重的程度，其危险性在于阴阳相离。阴阳本是相互依存的，无论哪一方的衰竭，另一方亦不能单独存在，最终必然是阴阳俱亡。故《灵枢·经脉》指出五阴气俱绝者，目系转而目运，是"志先死"，因为"五脏六腑之精气皆上注于目"（《灵枢·大惑论》），目是人体精、气、神的集中反映；五脏均藏志，而心神为其主导，《灵枢·大惑论》说："目者，心使也，心者，神之舍也。"所以五脏精气告绝，心神亦必随之而亡。六阳气绝，则主要表现为绝汗出，是亡阳、亡阴的征象。因此说："旦占夕死，夕占旦死。"脏腑是本，经脉是标，经脉的气绝，病尚在标，而脏腑的气绝，则动摇其根本了。例如中风病，仅见偏枯之证，是经脉气绝的表现，犹可带病延年，假若猝倒昏迷，口开、目合，撒手、遗尿，大汗淋漓，四肢逆冷，则为脏腑气绝，危在旦夕矣。又如痿证，开始肢体某些局部软弱无力，继之逐渐扩展加重，最后四肢痿废，卧床不起，此证病程较长，发展比较缓慢，与本节经文所言虽不尽相同，然其基本病机却是相类的，经脉之气逐渐虚弱，五脏精气日趋衰竭，其预后也往往是不良的。《素问·脉要精微论》所说"五脏者，身之强也……得强则生，失强则死"，也是这种意思。再如外感疾病，《伤寒论》中的四逆汤、通脉四逆汤、白通汤、白通加猪胆汁汤，《温病条辨》中的一甲、二甲、三甲复脉汤及大、小定风珠等证，不也都是脏气衰竭、阴阳相离的危殆证候吗？虽然，随着医学的发展，治疗技术的提高，《内经》认为"死"者，在今天来说，并不是绝对不可逆的，但是，《内经》的这些辨证方法和基本理论，仍然有其指导作用和临床价值，是应该予以重视的。

参考资料

·文献摘录·

此论脏腑阴阳之合并也。所论五脏之气者，三阴之所主也。三阴之气，与三阳交并，阳气先至，阴气后至，合于十二经脉，内络脏腑，外络形身，外内出入，循环无端。故曰：诊合微之事，追阴阳之变，不知并合，诊故不明。阴阳并交，至人之所行，当知五行而生三气，三而三之，合为六气，六六之气，以应十二经脉，一经之气已终，是不复阴阳相贯，而环转无端矣。（清·张志聪：《素问集注·诊要经终论》注）

此论三阴、三阳之气终也。皮、脉、肉、筋、骨，脏腑之外应也。脏腑者，雌雄之内合也。阴阳六气，本于脏腑之五行所生，气先死于外，而后脏腑绝于内也。（清·张志聪《灵枢集注·经脉》注）

谚云：学医不知经络，开口动手便错。盖经络不明，无以识病证之根源，究阴阳之传变。如伤寒三阴三阳，皆有部署，百病十二经脉，可定死生。既讲明其经络，然后用药径达其处，方能奏效。昔人望而知病者，不过熟其经络故也。俗传遇长桑君，授以怀中药，饮以上池之水，能洞见脏腑。此虚言耳！今人不明经络，止读药性、病机，故无能别病所在，漫将药试，偶对稍愈，便尔居功，况亦未必全愈，若一不对，反生他病，此皆不知经络故也。（宋·窦材：《扁鹊心书·当明经络》）

肝者，与胆为表里，足厥阴、少阳是其经也。王于春，春乃万物之始生……肝病则头痛、胁痛、目眩，肢满、囊缩，小便不通，十日死。又身热、恶寒，四肢不举，其脉当弦长而

急，反短而涩，乃金克木也，十死不治。（《中藏经·论肝脏虚实寒热生死逆顺脉证之法》）

心者，五脏之尊号，帝王之称也，与小肠为表里，神之所舍，又主于血，属于火，王于夏，手少阴是其经也……又真心痛，手足寒，过节五寸，则旦得夕死，夕得旦死……又心病则心先痛，而咳不止，关膈不通，身重不已，三日死……又心病，狂言，汗出如珠，身厥冷，其脉当浮而大，反沉濡而滑，其色当赤，今反黑者，水克火，十死不治……阴系于阳，阴起阳伏，伏则生热，热则生狂，冒昧妄乱，言语错误，不可采问，心已损矣。扁鹊曰：其人唇口赤即可治，青黑即死，（《中藏经·论心脏虚实寒热生死逆顺脉证之法》）

脾者，土也，谏议之官，主意与智，消磨五谷，寄在其中，养于四旁，王于四季，正王长夏，与胃为表里，足太阴是其经也……脾病，面黄、体重，失便，目直视，唇反张，手足爪甲青，四肢逆，吐食，百节疼痛，不能举，其脉当浮大而缓，今反弦急，其色当黄而反青，此十死，不治也……脾绝，则十日死。又脐出者亦死。唇焦枯，无纹理，而青黑者，脾先绝也……又口噤唇黑，四肢重如山，不能自收持，大小便利无休歇，食饮不入，七日死……又脾病，则舌强语涩，转筋卵缩，牵阴股引髀痛，身重，不思饮食，鼓胀，变则水泄，不能卧者死，不治也。（《中藏经·论脾脏虚实寒热生死逆顺脉证之法》）

肺者，魄之舍，生气之源，号为上将军，乃五脏之华盖也，外养皮毛，内荣肠胃，与大肠为表里，手太阴是其经也……又肺病吐衄血，皮热、脉数、颊赤者死也。又久咳而见血，身热而短气，脉当涩，今反浮大，色当白，今反赤者，火克金，十死不治也……肺死则鼻孔开而黑枯，喘而目直视也……又阳气上而不降，燔于肺，肺自结邪，胀满喘急，狂言瞑目，非常所说，而口鼻张，大、小便头俱张，饮水无度，此由热伤于肺，肺化为血，不可治，则半岁死。（《中藏经·论肺脏虚实寒热生死逆顺脉证之法》）

　　肾者，精神之舍，性命之根，外通于耳，男以闭精，女以包血，与膀胱为表里，足少阴是其经也……肾病手足逆冷，面赤、目黄，小便不禁，骨节烦疼，小腹结痛，气上冲心，脉当沉细而滑，今反浮大而缓，其色当黑，今反黄，是土来克水，为大逆，十死不治也。又肾病面色黑，其气虚弱，翕翕少气，两耳若聋，精自出，饮食少，小便清，膝下冷，其脉沉滑而迟，为可治……又阴缩，小便不出，出而不快者亦死。（《中藏经·论肾脏虚实寒热生死逆顺脉证之法》）

第二十七论　论五郁治法

原　文

《素问·六元正纪大论》　帝曰：善。五运之气，亦复岁①乎？岐伯曰：郁极乃发，待时而作也。帝曰：请问其所谓也？岐伯曰：五常之气②，太过不及，其发异也。帝曰：愿卒闻之。岐伯曰：太过者暴，不及者徐，暴者为病甚，徐者为病持③。

有怫之应，而后报也，皆观其极而乃发也。

气有多少，发有微甚，微者当其气，甚者兼其下，征其下气而见可知也④。

帝曰：善。郁之甚者，治之奈何？岐伯曰：木郁达之，火郁发之，土郁夺之，金郁泄之，水郁折之。然调其气，过者折之，以其畏也，所谓泻之。

讨　论

木郁、火郁、土郁、金郁、水郁，合称五郁。五脏化生于五行之气，故五行实际代表了五脏。五郁即指五脏之气因郁滞不畅而发生的疾病。

五郁之说，是《内经》运气学说的重要组成部分，在

---

①　复岁　复，报复。岁，岁气。五运之气有所胜制，必受怫郁，郁极便会发生报复。

②　五常之气　五行司运之气。

③　持　缠绵延久。

④　微者当其气，甚者兼其下，征其下气而见可知也　郁极而发的复气，轻微的但见本气的变化，严重的兼见下承之气（如水位之下，土气承之；土位之下，木气承之等。下承之气，都是相胜之气）的变化，因此，只要了解所承之气，便可征验而知复气的微甚了。

《素问·天元纪大论》等七篇大论及遗篇里虽未每篇都提到它，但其思想理论则贯穿于全文之中。五运六气，是以五行、六气、三阴三阳等理论为基础，来说明自然界气候变化对人体生理、病理影响的学说。运气有太过与不及，气候由此发生变化，而太过与不及又相互关联制约，故《素问·天元纪大论》说"有余而往，不足随之；不足而往，有余从之"，所以气候便有寒热温凉的交替。但是，正如王冰注云："若余已复余，少已复少，则天地之道变常，而灾害作、苛疾生矣。"就是说，由于岁运的超常太过和不及，从而产生胜复的变异。所谓"胜"，即胜气，为五行相胜之气；"复"，即复气，为五行报复之气。有胜便有复，当某气过胜时，另一种气便会起而作出报复，以图克复它，这样气候就会发生异常，影响到人体，引起五脏之气的不平，同样产生胜复之变而为疾病。例如凡逢甲年，是土运太过，可发生脾病；土能胜水，又发生肾病；为了克服土的胜气，水之子木便会起而报复，则发生肝病。凡逢己年，是土运不及，也发生脾病；木来胜土，又发生肝病；为了克服木的胜气，土之子金便会起而报复，则发生肺病。五运之气被胜制后，由于抑郁过甚，因而复气发作，称为"郁发之气"。所谓五郁，便是由这种郁发之气而产生的疾病。其郁甚的则发病急暴而较重，郁微的则发病徐缓而较轻。五郁治法，就是针对这些郁发之病而建立的。随着医学的不断实践，后世有关郁病及其治法也有了新的发展。下面拟分别加以讨论。

一、《素问》五郁治法的运用

《素问·六元正纪大论》云："木郁达之，火郁发之，土郁夺之，金郁泄之，水郁折之。"这就是治疗五郁的方法。五郁虽分别指五脏之郁，但从实际来看，某郁并非限定于某脏，如木郁可及脾胃，火郁不止于心。再则，根据本篇所述五郁病证而言，五法有其一定的适应范围，又不能以某一治法通施于某一郁发疾病的始终，这里应该抓住一个"郁"字，即当气机被郁的情况下使用，假若因郁而亢盛，如木郁之变，风火内动，那就不宜再用"达"法以外散了。

达、发、夺、泄、折五字虽简，然其内涵却深，历代注家对此有不同认识与理解，这里参考各家意见，结合临床，作一简要分析。

（一）木郁达之

木郁指肝郁。肝为风木之脏，职司疏泄，性喜条达，一有抑郁，拂逆其性，便成肝郁之证。临床所见，以情志失调所致者居多。如郁怒伤肝，气机不畅，胁肋胀痛，胸闷噫气，咽间如窒等。在妇女常患少腹胀痛，月经不调。气郁久则化火，可见口苦、吞酸、目赤、舌红等。肝与胆为表里，胆附于肝，同具疏泄之功，故肝病常累及于胆，如湿热之邪蕴于肝胆，不能疏泄，见胁痛、口苦，甚则身发黄疸。这些病证，均宜疏肝、理气及利胆等法，所谓"达之"，即畅达之意，疏利肝胆，是达法的主要含义，也是临床常用之法。属于肝气郁结者，主以疏肝理气，如四逆散、柴胡疏肝散之类；气郁化火，则佐以泄热，如加味逍遥散之属；湿热内蕴而致肝胆郁结，当以疏利肝胆，渗泄湿热，湿热去则郁可解。王履说"又如久风入中为飧泄，及不因外风之入而清气在下为飧泄，则以清扬之剂而散之"（《医经溯洄集·五郁论》），也是达之之法，如痛泻要方之用防风，即取其外散肝郁的作用。王旭高治肝三十法中有"疏肝通络"法，由于肝气郁结，以致"营气痹窒，络脉瘀阻"，故"宜兼通血络"，因为如果络脉不通，郁亦难除。还有"泄肝和胃"法，由于肝气郁结，每易乘胃，见脘痛、呕酸等症，即宜于疏肝之中兼以和胃。（《王旭高医书六种》）可见肝郁不舒，总以疏畅气机为其治疗的主要方面。王冰注云："达谓吐之，令其条达也。"王履指出："虽然木郁固有吐之之理，今以吐字总该达字，则是凡木郁皆当用吐矣，其可乎哉？"（《医经溯洄集》）这一意见，是有道理的。

（二）火郁发之

火郁指心郁。心为火脏，主血脉、藏神，为君主之官。外感温热，内伤情志，心气不舒，则火郁于内。发是宣发，开发之意。火热之证，固有清之、泻之之法，但如郁结不解者，不宜仅凭苦寒直折，而应用"发之"的方法。《伤寒论》发汗、吐、下后，虚烦不得眠，或烦热胸中窒者，此邪热郁于胸中，仲景用栀子豉汤治疗，豆豉辛、甘、微苦，其性升浮，故用以散热解郁。温热之邪，内陷心包，蒙蔽清窍，神昏谵语，用安宫牛黄、至宝、紫雪之类，以清心开窍，方中使用了麝香、丁香、安息香等多种香药，芳香能行气化浊，也是取其"发"的作用，故吴瑭说："使邪火随诸香一齐俱散也。"（《温病条辨·上焦》）王冰注："发谓汗之，令其疏散也。"如外感初起，腠理闭塞，邪热怫郁，用解表取汗以散之；又如风热疫毒之邪入于血分，上攻头面的"大头瘟"，用普济消毒饮，在清热解毒之中，伍以升、柴，这些都是"发之"的一个方面。火郁之证，还可见于其他脏腑，如脾胃郁火，即是临床常见的证候。钱乙以泻黄散治疗火热郁伏脾胃，而致口疮、口臭，方中用防风、藿香；李杲以升阳散火汤治疗"胃虚过食生冷，抑遏阳气于脾土"（《脾胃论·调理脾胃治验》）的四肢发热、肌热等，方中用防风、升麻、葛根，亦均取"火郁发之"之意。张介宾说："凡火所居，其有结聚敛伏者，不宜蔽遏，故当因其势而解之、散之、升之、扬之，如开其窗，如揭其被，皆谓之发。"（《类经·运气类·二十三》）此解堪称精当。

（三）土郁夺之

土郁指脾郁。脾主运化，转输水谷，与胃肠密切相关，其性喜燥而恶湿。邪壅中焦，脾气阻遏，枢机之用失司，则致脘腹胀满，上可为呕吐，下可为泄痢。如水湿之邪内停、外溢，还可见痰饮、水肿等证。夺是夺取、强取而去之的意思。有形之邪，积于中焦，而用吐下消积等以排除之，均属于夺法。故张介宾说："土畏壅滞，凡滞于上者夺其上，吐之可也；滞于中者夺其中，伐之可也；滞于下者夺其下，泻之可也。凡此皆谓之夺。"《类经·运气类·二十三》如痰涎、宿食停滞上脘，用瓜蒂散以涌吐之。阳明实热，燥矢结于肠中，用三承气以攻下之。积滞内停，湿热蕴聚，而成痢疾，用木香槟榔丸、枳实导滞丸之类，以攻积导滞。或食积于中，脘腹胀满疼痛，用保和丸以消食化积等，也可以说是"夺之"的范围。如因水湿之邪阻滞，以致饮积、水停，或留胸腹，或溢肌肤，而使腹胀水肿，可用攻逐水饮法如十枣汤之类，使水从大、小便排出。不过这种病证，多本虚标实，可暂施不可常用，以免反伤正气。

（四）金郁泄之

金郁指肺郁。肺为华盖，主一身之气，又为娇脏，不耐邪侵。故内外之邪，均易致肺气膹郁。泄是发泄，它包括多方面作用，可以向外、向上宣畅透达，也可以向内、向下疏通渗利，使郁遏的气机得舒，而邪气以去。天气通于肺，肺司呼吸，开窍于鼻而合皮毛，其性宜宣、宜降。六淫之邪乘袭，多从皮毛鼻窍而入，风寒犯肺，则外窍闭塞，皮毛紧束；风热犯肺，则肺气不清，郁闷不畅。前者宜以辛温散寒以发之，后者宜以辛凉清气以泄之。燥邪犯肺，或温或凉，又宜于轻宣之中，佐以润燥。邪热伏肺，或热痰、寒饮留肺，则肺气壅塞，不得下降，以致咳嗽、喘促，则或以清热泻肺，或以清化痰热，或以温药和饮。如痰饮壅盛，咳唾胸胁引痛，呼吸迫促，不得平卧，又可以攻逐之法以排除之。肺与大肠相表里，又主通调水道，下输膀胱。因此，肺气郁闭，往往使二便不利，而二便不利，也常使肺气不降。如热郁于肺，发热咳喘，大便秘结者，宜清肺通腑兼施；热结阳明，大便不通，腹满而喘者，宜通便以使气降。肺气不畅，水道不利，则小便癃闭，宜宣上以通下；或肾与膀胱气化失司，水积于下，上射于肺，宜渗利水邪，水去则肺气得平。如此等等，那是"金郁泄之"的方法。所以张介宾说："故或解其表，或破其气，或通其便，凡在表、在里、在上、在下，皆可谓之泄也。"（《类经·运气类·二十三》）

（五）水郁折之

水郁指肾郁。肾为至阴之脏，胃腑之关，与膀胱为表里，乃水液代谢的主要器官。肾中藏有元阳，是气化的原动力。寒

水之邪犯肾，肾阳受抑被损，阴邪势盛，宜用气味厚而力宏的
方药以挫折其强暴之势，所谓"折之"，即挫折的意思。如
《伤寒论》用四逆汤治少阴病四肢厥逆，即因阳为寒损，故以
大辛大热之剂以助阳而折其寒邪。又如水邪泛滥，腰以下肿
甚，小腹胀满，用真武汤温肾化水，或水胜侮土，脾反受病，
腹满肿胀，用实脾饮以培土制水，也都是"水郁折之"的方
法。张介宾根据水病其本在肾，其末在肺，其制在脾的理论，
认为："水性善流，宜防泛溢。凡折之之法，如养气可以化
水，治在肺也；实土可以制水，治在脾也；壮火可以胜水，治
在命门也；自强可以帅水，治在肾也；分利可以泄水，治在膀
胱也。凡此谓之折。岂独抑之而已哉?"（《类经·运气类·二
十三》）再如肾寒气逆，气从少腹上冲心胸咽喉的奔豚病，用
桂枝加桂汤以降其冲逆，似亦可属于折之的治法。

二、后世对五郁理论的发展

　　《素问》所论五郁疾病，导因于运气太过、不及的变化而
发生，属于外感范围。后世在此基础上进一步认识到内伤因素
也可发生五郁病证，从而发展了五郁理论。如王履说："且凡
病之起也，多由乎郁。郁者，滞而不通之义，或因所乘而为
郁，或不因所乘而本气自郁，皆郁也，岂惟五运之变能使然
哉!"（《医经溯洄集·五郁论》）马莳也说："或有天时之郁
而成之者，或以五脏之郁而自成者。"（《素问注证发微》注）
故历代医家对于郁病都很重视，有不少文献专列郁证一门，就
其病因、病机及证治加以阐述，其中以朱震亨的"六郁"最
为著名。他说："气血冲和，万病不生，一有怫郁，诸病生
焉。故人身诸病，多生于郁。"他的学生戴思恭说："郁者，
结聚而不得发越也。当升者不得升，当降者不得降，当变化者
不得变化也。此为传化失常，六郁之病见矣。"（均见《丹溪
心法附余》）这就是丹溪六郁之说的中心思想，以气血怫郁为
基本病理，尤以气郁为关键。所以何梦瑶说："丹溪分六
郁……大要以理气为主，盖气滞则血亦滞，而饮食不行，痰湿

停积，郁而成火，气行则数者皆行，故所重在气，不易之理也。"(《医碥·郁》)所谓六郁，指气、血、痰、火、湿、食。戴思恭对其脉证作了概括："气郁者，胸胁痛，脉沉涩；湿郁者，周身走痛，或关节痛，遇阴寒则发，脉沉细；痰郁者，动则喘，寸口脉沉滑；热郁者，瞀闷，小便赤，脉沉数；血郁者，四肢无力，能食，便红，脉沉；食郁者，嗳酸，腹饱，不能食，人迎脉平和，气口脉紧盛者，是也。"(《丹溪心法附余》)朱氏创制了越鞠丸总解诸郁。他认为"凡郁皆在中焦"，以苍术、川芎为主药，根据所郁不同，再行加味，如湿郁加白芷、茯苓，痰郁加海浮石、南星，热郁加青黛，血郁加桃仁、红花，食郁加山楂、神曲等。朱氏之方，不过示人以大法，临床当根据六郁的或有或无，或主或次，灵活运用。费伯雄曾指出：气郁可以香附为君，湿郁可以苍术为君，血郁可以川芎为君，食郁可以神曲为君，火郁可以栀子为君。方广义把治郁之剂分为三类，初起用辛温以散之，稍久用辛平以和之，或辛寒以折之。因为郁证之起，乃气机闭遏，辛能散，温能通，行气之药多具辛温之性，初起为了开其气郁，故宜用辛温之剂。然气郁易于化热，所以稍久宜以辛平，不宜过温，如热象较显，则以辛寒。这对于掌握治郁之法，可谓要言不烦。

六郁之证，为邪郁而致，有邪即为实，解郁之剂，亦以祛邪为目的。但是，邪郁既久，正气亦虚，或素体不足，一病即实中见虚，更有因虚而致郁者。因此，临床上虚实夹杂之证不为少见。在治疗时，宜根据病情，虚实兼顾。既要开其郁，又要治其虚。如过用辛温香燥之剂，易于耗伤气血，尤其兼热及阴虚者，更易助火、伤阴。又如肝气旺盛者，也不能治以升散。这些都应该予以注意，在立法处方中，必须配伍得宜。

《素问》的五郁治法，也是以治实为主，运用时同样应该辨其有无虚的一面。且五脏之郁，可以互相影响，不限于某一脏，因此五法亦可配合使用。总之，《素问》的五郁治法，与后世的六郁治法，虽不尽同，但其理相通，能把它们融会贯通起来，便可运用自如了。

参考资料

·文献摘录·

按《内经》帝曰：郁之甚者，治之奈何？岐伯曰：木郁达之，火郁发之，土郁夺之，金郁泄之，水郁折之。然调其气，过者折之，以其畏也，所谓泄之。总十三句通为一章，当分三节。自"帝曰"止"水郁折之"九句为一节，治郁法之问答也。"然调其气"一句为一节，治郁之余法也。"过者折之，以其畏也，所谓泄之"三句为一节，调气之余法也。……且夫五郁之病，固有法以治之矣，然邪气久客，正气必损，今邪气虽去，正气岂能遽平哉？苟不平调正气，使各安其位，复其常于治郁之余，则犹未足以尽治法之妙，故又曰："然调其气"。苟调之，而其气犹或过而未服，则当益其所不胜以制之。如木过者当益金，金能制木，则木斯服矣。所不胜者，所畏者也。故曰："过者折之，以其畏也。"夫制物者，物之所欲也；制于物者，物之所不欲也。顺其欲则喜，逆其欲则恶。今逆之以所恶，故曰："所谓泻之。"王氏以咸泻肾、酸泻肝之类为说，未尽厥旨。虽然，自"调其气"以下，盖经之本旨，故余推其义如此，若扩充为应变之用，则不必尽然也。（元·王履：《医经溯洄集·五郁论》）

《素问·六元正纪大论》言五郁之发，乃因五运之气有太过、不及，遂有胜复之变。由此观之，天地且有郁，而况于人乎？故六气著人，皆能致郁……总之邪不解散，即谓之郁，皆外感六气而成者也，前人论之详矣。今所辑者，七情之郁居多，如思伤脾、怒伤肝之类是也。其原总由于心，因情志不遂，则郁而成病矣。其证心、脾、肝、胆为多……故先生用药，大旨每以苦辛凉润宣通，不投燥热敛涩呆补，此其治疗之大法也。此外更有当发明者，郁则气滞，其滞或在形躯，或在脏腑，必有不舒之见症。盖气本无形，郁则气聚，聚则似有形，而实无质，如胸膈似阻，心下虚痞，胁胀背胀，脘闷不食，气瘕攻冲，筋脉不舒。医家不察，误认有形之滞，放胆用破气攻削，迨至愈治愈剧，转方又属呆补，此不死于病而死于药矣。不知情志之郁，由于隐情曲意不伸，故气之升降外合枢机不利，虽《内经》有泄、折、达、发、夺五郁之治，犹虑难获全功，故《疏五过论》有始富后贫、故贵脱势，总属难治之例。盖郁证，全在病者能移情易性，医者构思灵巧，不重在攻补，在乎用苦泄热而不损胃，用辛开气而不破气，用滑润濡燥涩而不滋腻气机，用宣通而不揠苗助长，庶几或有倖成。（清·叶桂：《临证指南医案·郁门》华岫云论）

至于七情，除喜则气舒畅外，其忧思悲怒，皆能令气郁结，而痰食之遏闭，水湿之停阻，又可知也。《准绳》谓郁多在中焦，盖不论何脏腑郁结，皆关中土也。又谓用药兼升降，盖欲升之，必先降之，而后得升也；欲降之，必先升之，而后得降也。越鞠之苍术，足阳明药也，气味雄壮辛烈，开发水谷气上升之力多；香附阴血中快气药也，下气之功多。一升一降，互用也。按上升下降，则小焦之郁开矣。（清·何梦瑶：《医碥·郁》）

第二十八论　论同病异治

原　文

《素问·异法方宜论》　黄帝问曰：医之治病也，一病①而治各不同，皆愈，何也？岐伯对曰：地势使然也。故东方之域，天地之所始生②也。鱼盐之地，海滨傍水，其民食鱼而嗜咸，皆安其处，美其食。鱼者使人热中，盐者胜血③。故其民皆黑色疏理，其病皆为痈疡，其治宜砭石。故砭石者，亦从东方来。

西方者，金玉之域，沙石之处，天地之所收引④也。其民陵居⑤而多风，水土刚强。其民不衣而褐荐⑥，其民华食⑦而脂肥。故邪不能伤其形体，其病生于内，其治宜毒药。故毒药者，亦从西方来。

北方者，天地所闭藏⑧之域也。其地高陵居，风寒冰冽。其民乐野处而乳食，脏寒生满病，其治宜灸焫⑨。故灸焫者，亦从北方来。

南方者，天地之所长养⑩，阳之所盛处也。其地下，水土弱，雾露之所聚也。其民嗜酸而食胕⑪，故其民皆致理而赤

①　一病　同样都是生病。
②　始生　东方温暖，比类春季，万物开始生发。
③　盐者胜血　盐味咸，咸走血，多食咸则血凝涩。
④　收引　西方清凉，比类秋季，天气收敛劲急。
⑤　陵居　依傍山陵居住。姚止庵谓洞穴而居。
⑥　褐荐　褐（hē　喝），用兽毛或粗麻制成的短衣。荐，草席。
⑦　华食　鲜美的食物。
⑧　闭藏　北方寒冷，比类冬季，万物封闭密藏。
⑨　灸焫　（ruò　若，又读rè热）用艾火烧灼，即艾灸法。
⑩　长养　南方炎热，比类夏季，万物生长茂盛。
⑪　胕　同"腐"。指酵化的食物，如豉、鲊、曲、酱之类。

色，其病挛痹，其治宜微针。故九针者，亦从南方来。

中央者，其地平以湿，天地所以生万物也众①。其民食杂而不劳，故其病多痿厥寒热，其治宜导引按跷。故导引按跷者，亦从中央出也。故圣人杂合以治，各得其所宜，故治所以异而病皆愈者，得病之情，知治之人体也。

《素问·五常政大论》　西北之气，散而寒之；东南之气，收而温之，所谓同病异治也。故曰：气寒气凉，治以寒凉，行水渍之；气温气热，治以温热，强其内守②，必同其气③，可使平也。假者反之。

《素问·病能论》　帝曰：善。有病颈痈者，或石治之，或针灸治之，而皆已，其真安在？岐伯曰：此同名异等④者也。夫痈气之息者⑤，宜以针开除去之；夫气盛血聚者，宜石而泻之，此所谓同病异治也。

讨　论

"同病异治"，是《内经》治疗原则之一，但有两种不同的含义。《素问·异法方宜论》所说的"一病"，与《素问·五常政大论》中的"同病"是同一种含义。即同样都是患病，这个"病"，泛指一切疾病。外感中有各种各样的病，内伤中也有各种各样的病，这些都是病，叫做"同病"。由于所患的具体疾病不同，因此必须采取不同的治法，就叫做"异治"。如《素问·异法方宜论》所论东、西、南、北、中五方的地理、气候相异，人的生活习惯和体质有别，就会产生不同的疾病，所谓东方"皆为痈疡"，西方"其病生于内"，北方"脏寒生满病"，南方"其病挛痹"，中央"多痿厥寒热"，要分别

---

① 生万物也众　中央地平土湿，寒热适中，比类长夏，物产众多。

② 强其内守　增强阳气固守于内的功能。

③ 必同其气　即西北气寒用"散而寒之"、东南气温用"收而温之"的治法。

④ 同名异等　同名，同为颈痈之名。异等，病期、证候不等类。

⑤ 痈气之息者　痈疽初期气阻留止而不散。息，止也。

用"砭石"、"毒药"、"灸焫"、"微针"、"导引按跷"等各种方法进行治疗。《素问·五常政大论》也是根据西北和东南地理、气候条件不同，产生不同的疾病，因为西北气候寒冷，人体腠理致密，感受寒邪，束于肌表，热郁于内，所以要散其外寒，清其内热；东南气候温热，人体腠理疏松，感受温邪，阳气发越，寒生于中，所以要收其外泄，温其中寒。病的寒热性质不同，故治法各异。而《素问·病能论》中的"同病"，却是另一种含义。这个"同病"，是指同为一种具体疾病——颈痈，由于它的病期不同，即在发展过程中的不同阶段，其病机也不相同，因此也必须用不同的治疗方法。颈痈初期，气阻血滞，用针刺方法疏通经脉，气行则血散而痈可消；到了气盛壅结而血液郁聚的时候，就要用砭石以排除其瘀血。前一种"同病异治"，不言可喻，无须赘述。而后一种"同病异治"，究竟应如何理解？后世医家受《内经》"同病异治"的启迪又提出了"异病同治"之说，应该怎样掌握？近代学者作了很多研究探讨。这里准备就后一种"同病异治"及"异病同治"问题进行简要讨论。

一、同病异治

为什么"同病"要"异治"？其依据在"证"。病，是指每一种独立的疾病，从开始到结果，有其一定的发生、发展、变化、转归的过程。证，是在疾病过程中不同阶段所反映出来的病理状态，主要是邪气加于人身、正气作出应激反应，邪正双方相互作用的表现，疾病的不同阶段，邪正双方的力量对比、斗争态势不同，因而出现不同的证。治疗的目的，就是要"祛邪扶正"，一方面消除邪气对人体的不良作用，一方面调整、激发正气的抗御功能，最终将病理状态恢复到生理状态，而治愈疾病。由于不同阶段的证不同，所以要从整体的、动态的观点出发，随着证的改变而改变治疗方法，这是符合具体问题具体分析，进行具体处理的思想的。例如伤寒病，初期邪在表为太阳证，根据其无汗或有汗的情况，用麻黄汤或桂枝汤治疗。到了阳明证阶段，证不同了，如属经证用白虎汤以清热，腑证用承气以攻下等。又如胃脘痛病，一般初起常见胃寒气滞证，用祛寒理气法；病久往往转为脾胃虚寒证，用温补中焦法。凡属同病而又同证的，自然可用同样治法，称为"同病同证同治"，而同病但证不同，就要用不同治法，这叫"同病异证异治"。所以同病是同治还是异治，决定于"证"。这就像做任何工作一样，虽然有它的最终目标，但在整个工作过程中，随着情况的发展变化而有阶段性，每一阶段又有其不同的任务，如果不根据阶段性的主要矛盾加以解决，那么，最终目标也难以顺利达到。不过，这里应该指出，即使不同证有基本相同的病理基础，然而各种证候不仅仅是邪正关系的反映，而且受到许多因素的影响，诸如体质、年龄、性别和气候、地理环境以及证的轻重程度等等，所以同一证候表现在每一个具体病人的身上，还有千差万别，绝对相同者是很少见的，尤其在夹杂兼证时更是如此。即以上述胃脘病的脾胃虚寒证来说，有的可兼见气滞，应适当给予理气；有的或兼见肾阳不足，应适当助以温肾等等。所谓"同证同治"，是从其基本证候和基本治法而言，相同中还可能存在着相异，因此尚须在大同之中求其小异，才能丝丝入扣，取得更好疗效。

二、异病同治

为什么"异病"又要"同治"呢？同样，它的依据也是"证"。尽管每一种病各有自己的特殊的规律性，然而在其发展过程中的一定条件下，具有基本相同的病理变化，故某些病与病之间，可以表现出相同的证候。只要其证相同，就可以采取相同治法，所以异病可以同治。例如前述伤寒病，它和温病是两种不同的病，但当伤寒邪入阳明与温病邪在气分时，都可能表现为高热、口渴、汗出、脉洪大滑数等同样证候，那就可以同样用清热的治法。又如胸痹病与妇女闭经或痛经病，都有表现为瘀血阻滞证的，均可用活血化瘀法治疗。这里也需说明：虽然证候相同，但疾病不同，究竟还有差异之处。如伤寒与温病的高热，有的可兼见气虚，有的可兼见阴伤，同用清热法，或佐以益气，或伍以养阴。胸痹病在心，闭经、痛经病在胞宫，同用活血化瘀法，根据情况，前者有的要佐以理气或通阳，后者有的要兼以治肝或治肾。或在异病中求其证之同，还要在同治中求其病之异。抓住"证"这个中间环节，在治证的同时，照顾到异病，所以异病同治，也只是基本治法相同，而不是绝对相等。

三、同病异治、异病同治有待研究发展

同病异治、异病同治，依据主要在"证"，这就是中医学辨证论治的精神所在，是中医治疗学的特色，有其优越性和长处。因为任何事物都是在一定的空间、时间中运动变化，疾病也是这样，不仅要看到"病"，还要看到"人"；不仅要看到病和人，还要看到它和其他诸多因素的关系。同病异治，异病同治，体现了这种观点。《内经》首先提出了"同病异治"这一命题，虽未明确谈到"异病同治"，但从其所论治法如寒者热之，热者寒之，虚者补之，实者泻之等来看，说明无论何种疾病，凡属寒证的即应"热之"，热证的即应"寒之"，虚证的即应"补之"，实证的即应"泻之"，也就是异病可以同治的意思。及至张仲景，把这种原则运用到实践中，成为辨证论治的典范。如《伤寒论》的六经分证治疗，《金匮要略》各篇的辨病脉证并治，都体现了同病异治的精神。再如小柴胡汤，用以治疗伤寒病寒热往来，胸胁苦满，喜呕、口苦的少阳证，而黄疸、妇人产后郁冒如见同样证候，也可用以治疗；肾气丸既治消渴病，又治虚劳腰痛、痰饮、妇人转胞等病，因为它们都见肾气虚弱的证候。这又体现了异病同治的原则。此后历代医家在不断实践中，更加丰富了"同病异治"和"异病同治"的内容。目前在临床上，依然发挥着它的重要指导作用。但是，传统的辨证论治方法，不能说已经尽善尽美了，它过多强调了"证"的方面，而轻视了"病"的方面。而且中医学中"病"的概念，是比较含糊、不够严密的，有的是一种独立的

疾病，如中风、痢疾、疟疾等，而有的只是一种症状，如咳嗽、吐血、头痛、腹痛等。对于"证"的辨认，是通过望、闻、问、切对症状、体征直观观察所作的概括，至于潜在的、隐性的"症"，非直观可以见到的，就难以列入辨证的内容。如前所述，每一种疾病，有其自身的一定规律，是自始至终起作用的基本矛盾，而证是疾病过程中某一阶段所表现主要矛盾，我们既要掌握"病"的这一基本矛盾，又要掌握"证"的这一主要矛盾，只有把辨病与辨证进行统一的分析，才能更深刻地认识"病"和"证"的内在联系，克服单辨病、不辨证，或单辨证、不辨病的片面性，也才能更好地进行治疗。纵观中医学的发展史，并不是不辨病，前面所举的例子可以说明这一点，不过由于历史条件的限制，对病的认识不够深入，没有能把辨病提到应有的位置上来。新中国成立以后，在中西医协作下，对于辨病与辨证都作了很多研究，取得不少成绩，大大前进了一步，今后还须继续努力，运用现代科学技术，对辨病与辨证进行多方面、多层次的探索，把"宏观辨证"与"微观辨证"、"特异治疗"与"非特异治疗"结合起来，既解决"病"的矛盾，也解决"证"的矛盾，必将促进中医学辨证与治疗的发展，从而进一步提高中医的诊治水平，为中医现代化作出贡献。

参考资料

·文献摘录·

同治者，同是一方，而同治数病也。如四物汤可治吐血，又可治下血。逍遥散又治木郁，又可治数郁。六君子汤可治饮食之伤，又可治痰气之结。然而方虽同，而用之轻重有别，加减有殊，未可执之以治一病，又即以治彼病耳。如吐血宜加麦冬、甘草，便血宜加地榆、黄芩之类于四物汤中也。如丹皮、栀子宜加于木郁之中，黄连宜加于火郁之中，黄芩、苏叶宜加于金郁之中，石膏、知母宜加于土郁之中，泽泻、猪苓宜加于水郁之中也，伤肉食宜加山楂，伤米食宜加麦芽、枳壳，伤面食宜加萝卜子之类于六君子汤内也。同治之法，可不审乎？（清·陈士铎《石室秘录·同治法》）

异治者，一病而异治之也。如人病中湿也，或用开鬼门之法，或用泄净府之法是也。虽同是水证，何以各施治法而皆效？盖开鬼门者，开人毫毛之孔窍也；泄净府者，泄大小之二便也。治法虽殊，而理归一致。其一致何也？盖水肿之证，原是土气之郁，土郁则水自壅滞而不流。开鬼门者，如开支河也；洁净府者，如开海口也，故异治之而皆效也。（清·陈士铎《石室秘录·异治法》）

·现代研究·

传统的中医辨证，是以病史、症状与体征为依据，以四诊为方法，运用中医理论进行综合、分析，从而确立诊断，明确证候，找出疾病之本质，为治疗提供依据。这是中医的特色与精髓之一。但是随着社会进步与科学的发展，中医辨证的方法与内涵也将不断丰富发展，其中最明显的将是由宏观辨证水平进入微观辨证领域，产生并确立中医微观辨证学。

一、微观辨证的必要性

所谓微观辨证是指从微观水平进行辨证。以仪器检查为方法，以客观存在的实验室指标为依据，并运用中医理论进行综合、分析，从而明确诊断与证候。故又称为实验辨证学。

从整体观念来认识，一般疾病都具有症状、体征与实验指标改变三项信息。作为辨证体系与之相应的，应当包括症状辨证学、体征辨证学与实验辨证学。因此，实验辨证学的提出，是符合中医整体学说之要求的。

以临床实践的角度看，一方面从微观角度进行辨证，有助于探讨中医证候之本质与证候标准；另一方面，不少疾病可无明显症状及体征，仅有实验指标之改变，这时，实验指标就成了仅有的疾病信息，也只有从微观角度才能辨认。因此，微观辨证既是对传统的宏观辨证（包括症状辨证与体征辨证）之补充，也是中医辨证体系中不可缺少的一个重要组成部分，是中医学术理论发展的一个必然趋势。

……

二、微观辨证的基本要求

创立微观辨证学，以疾病信息之一的实验室各项指标作为辨证依据，应具备两项基本要求：

（一）对实验室各项指标赋予一定的中医辨证内涵

传统中医对各项症状、体征的变化，经长期观察、实践，人多赋予一定的中医辨证内涵而形成一定的理论。例如：黄疸与湿关系密切，《金匮要略·黄疸》谓："黄家所得，从湿得之。"故退黄必先利湿；水肿与肺脾肾有关，故上半身肿以发汗，下半身肿以利小便；其他如红舌主热，白苔主寒，弦脉主肝病、主风、主痛等，皆有一定的中医内涵并体现了中医之特色，在此理论指导下，医者能"视其外应，以知其内脏，则知所病矣"。因此，在微观辨证中，首先应研究有关实验室指标的中医辨证内涵，将这些原属现代医学的辨病指标转化为具有中医特色的辨证指标。例如：血沉是现代医学常用的指标，是用于辨别功能性与器质性疾病，区别疾病之活动期与静止期，判断病情进展与疗效的非特异性实验诊断指标。但从微观学角度分析，血沉的变化可提示说明疾病时人体的正邪消长。笔者体会，当正邪交争而邪盛正虚时，则见血沉加快，治当以攻邪为主，扶正为辅；若正气渐复，邪气渐退，正盛邪退时，则血沉由快变慢，宜以扶正为主，攻邪为辅；若治疗后血沉恢复正常，则提示疾病转入静止期，机体趋于"气血调和，阴平阳秘"的状态，可改用调和气血，调和阴阳以善后。诚然，实验方法与实验指标将随着现代科学进展不断更新，但只要能坚持实践，发扬中医特点，不断探索，完善并丰富各项指标之中医辨证内涵，那么，中医辨证理论也将不断丰富发展而具有时代特征，这也是现代中医发展所期望的。

（二）探索敏感而特异性强的中医辨证指标

目前国内有关脾虚证本质之研究，尽管已从高级神经中枢、植物神经系统、免疫、内分泌、消化系统、内窥镜等多系统、多途径、多层次、多指标进行研究，运用实验指标 70 余项，但得出的结果，大多仍是阳性率高、特异性差的一般虚证共性的指标，只有少数是特异性较好、能反映脾虚证个性的指标。如口腔唾液淀粉酶活性与小肠木糖吸收实验等。这些说明：中医证候具有内在的生理病理变化并有外在的客观指标改变。这些指标的改变可以从某一角度反映中医辨证之内涵，而只有确立敏感性强、特异性高、具有鲜明中医特色的中医辨证指标，才能使中医辨证真正客观化，微观化，规范化。（罗仁.微观辨证的思维和方法.健康报，1990，（6）：16.）

第二十九论　论气反治法

原　文

《素问·五常政大论》　气反①者，病在上，取之下；病在下，取之上；病在中，傍取之。

《灵枢·官针》　远道刺②者，病在上，取之下，刺府腧③也。

《灵枢·终始》　病在上者下取之，病在下者高取之，病在头者取之足，病在腰者取之腘。

讨　论

何谓"气反"？张景岳作了简明扼要的解释："气反者，本在此而标在彼也。"就是说病理变化的根本所在与其症状表现的部位不一致。因此，根据"治病必求于本"的原则，治疗时必须针对病理变化的根本所在，分别采用"取之下"、"取之上"或"傍取之"的治疗方法，正如《素问·五常政大论》所说："上取下取，内取外取，以求其过。"自《内经》以降，历代医家对"气反"治法皆有论述。《伤寒论》中虽无"上病下取"、"下病上取"，"中病傍取"的提法，但其中却有许多有关本治法的运用范例，促进了气反治法理论与实践的紧密结合。例如《伤寒论》："阳明病，其人喜忘者，必有蓄血，所以然者，本有久瘀血，故令喜忘，屎虽硬，大便反易，其色必黑者，宜抵当汤下之。"（237 条）血瘀于下，精气不能上荣，心神失养而致喜忘，用抵当汤涤瘀热于下，治疗神亏喜

---

① 气反　指病变的根本所在与症状表现的部位不一致。
② 远道刺　指取针的部位离疾病所表现的地方较远的一种制法。
③ 府腧　指六腑所属足三阳经的俞穴。

忘在上，是上病下取。"少阴病，下利，脉微涩，呕而汗出，必数更衣，反少者，当温其上，灸之。"（325 条）少阴阳虚气陷，见下利反少，治疗上通过温灸上部穴位，下病上取以温阳举陷。"干呕，吐涎沫，头痛者，吴茱萸汤主之。"（378 条）乃肝寒犯胃，浊阴之气上逆，故病虽在中，其本在肝，当"傍取之"，用吴茱萸汤温肝通阳，泄浊而和胃。"气反"治法有其一定的生理病理基础，其运用也有一定的规律可循。

一、"气反"治法的生理病理基础

中医学认为人体是一个有机的整体，其上下内外有着密切的联系。各脏腑、组织、器官之间也相互依赖和制约，它们既有各自不同的生理功能，又共同组成协调统一的整体，但每一个局部都不能离开整体而独立存在。脏腑组织器官间的联系以经络为通道，通过气机的升降出入和气血阴阳的营运来实现。《灵枢·海论》云："夫十二经脉者，内属于腑脏，外络于支节。"《灵枢·本藏》曰："经脉者，所以行血气而营阴阳，濡筋骨利关节者也。"就是说明经络的沟通作用。在病理上，经络又是疾病传变的重要途径。例如肺与大肠为表里，有经络连缀其中，肺失宣降可影响大肠，使传导失司，产生便秘。气机指人体内气的运动，可分为升降出入四种形式。气机的升降出入不仅是人体生命活动的基本特征，也是人体各部分之间保持动态联系和机体功能活动维持正常有序的重要保证，故《素问·六微旨大论》说："非出入，则无以生长壮老已；非升降，则无以生长化收藏。是以升降出入，无器不有。"指出自然界没有升降出入，就不能生长化收藏，人体没有升降出入，就不会有生长壮老已的生命过程，并且"升已而降，降已而升"，"高下相召，升降相因"，表明升与降相互作用，在上者必下降，在下者必上升，互为因果，运动不息。人体的各个脏腑皆有升降出入，如肺主宣发，又主肃降；既吸入清气，又呼出浊气。肾既主升精，又司化气行水，等等。脏腑不同，其升降出入各有偏重。一般说来，位置在上的多主降主入；位置在下的多主升主出。如心肺之气降，肝肾之气升；脾气之升，胃气之降等。气机的升降出入相反相成并维持动态平衡是人体健康的重要保证。一旦这种平衡遭到破坏就会发生病理改变，并成为疾病上下传变的重要原因。因此，脏腑既可因其自身升降出入失常产生病理变化，又可通过升降出入的相互作用影响其他脏器。如小肠主分清别浊，分清是吸收水谷精微以养周身，这是升；别浊是排泄糟粕，分别传与大肠和膀胱，这是降；而小肠上连于胃，下接大肠，故一旦小肠受邪，不仅本身升降出入失常，而且可以影响胃而出现呕吐，影响大肠而使便秘或泄泻，并能影响膀胱，使小便短赤；小肠又与心相表里，小肠之热可上移于心，使心火上炎，舌红生疮，心热也可下移小肠，使小便涩痛。

此外，人体脏腑组织器官间存在着五行的生克制化关系，也揭示了脏器在生理病理上的密切联系。仅就在人体所处位置具有上下关系的脏腑来看，例如肺与肾是母子之脏，生理上相互协调完成呼吸功能；病理上母病可以及子，子病亦可以及母，《医学衷中参西录》所载"肾虚不能纳气，时咳逆上气，甚或喘促"就是肾病及肺的典型病证。又如心与肾之间生理上水火既济，神精相依；病理上心病可以乘肾，肾病可以侮心，《景岳全书》谓"君火不清，神摇于上则精遗于下"，《类证治裁》曰"心本于肾，上不安者由乎下，心气虚者因乎精"就是明证。

综上所述，"气反"治法的生理病理基础是建立在经络理论、气机升降出入理论和五行生克乘侮理论之上的。

二、"气反"治法的运用

"气反"治法在漫长的历史发展过程中，经无数医家的潜心钻研、大量实践，已日臻成熟。从文献记载及临床实践来看，"气反"治法的运用范围较广，其所治疾病，涉及内、外、妇、儿、五官等科，融通于汗、吐、下、和、温、清、消、补八法之中，下文就"气反"治法中"上取"、"下取"、

"傍取"的具体运用分别举例进行论述。

"病在上，取之下"适用于症状表现于上部，而其病变之本在下部的病证。例如，《卫生宝鉴》用"地黄汤治衄血往来久不愈"，针对肾阴亏损，虚火上犯的病理，用补肾阴的方法治其下，使虚火自降，衄血自止。又如临床上用承气汤类方剂"釜底抽薪"治咳喘、头痛、呕吐；用三黄散吞服治疗衄血、瘀瘵、吐血等，皆是"上病下取"治法之典范。本法在药物选择上，由于药物的气味不同，具有升降沉浮的不同作用，一般讲，味薄者为阴之阳主升，气薄者为阳之阴主降，气厚者属阳主浮，味厚者属阴主沉。因此，"上病下取"应选择质重、具有寒凉之性，味酸、苦、咸的药物，以取其沉降之性。如因肝阳上亢或气火上冲而致上病如吐血、咯血者，选用石决明、牡蛎平肝，鳖甲、龟板潜阳，代赭石、生铁落镇逆等，皆属此类。

"病在下，取之上"适用于症状表现于下部，而其病变之本在上部的病证。如肺胃津伤的痿证，表现为肢痿软、行走乏力，其病变之本却在上部的肺胃，治疗时用沙参麦冬汤以养肺益胃。又如因肺气郁闭而致大便秘结、小便不通者，当宣开肺气，用"提壶揭盖"之法则二便自调。朱丹溪曾用吐法治小便不通，认为"吐之以提其气，气升则水自降下"，皆属下病上取之类。本法在药物选择方面，以质轻，具有温热之性，味辛、甘、淡之品为主，此类药物性多趋向升浮，常用药物如紫菀、杏仁、枇杷叶、柴胡、升麻、黄芪、白术等。

"病在中，傍取之"，历代注家多将此解释为针灸治法，认为"中"即在内之脏腑，"傍"即在外之经络。然观《素问·五常政大论》原文，此法前后都是讨论药物治疗。因此看来，本法不仅指针灸，对药物治疗也具有重要的指导意义。《素问·玉机真藏论》说"脾脉者土也，孤脏以灌四旁也"，在生理上，脾胃居中，旁邻四脏，为万物之母，只有脾胃运纳正常，化源旺盛，方能滋养其他四脏；但同时脾胃也需得心火之资生，赖肺金之宣降，借肝木之疏泄，凭肾阳之温养，才能发挥其正常功能。在病理上，脾病可以影响四脏，四脏病变也可累及脾胃，如心火亢盛或衰微、肺金宣降失常、肝木疏泄失职、肾中水火匮乏皆能影响到脾胃而产生一系列病变。因此，对于由心、肺、肝、肾之病影响脾胃而致病者，当以治疗心、肺、肝、肾为主，兼顾脾胃。《景岳全书》曾指出："善治脾者能调五脏即所以治脾胃也……五脏之邪，皆通脾胃，如肝邪主犯脾者，肝脾俱实，单平肝气可也……心邪之犯脾者，心火炽盛，清火可也；心火不足，补火以生土可也。肺邪之犯脾者，肺气壅塞，当泄肺以苏脾之滞；肺气不足，当补肺以防脾之虚。肾邪主犯脾者……肾虚则启闭无权，壮肾为先。"说的就是这个道理。在药物选择时，应根据脏腑气血阴阳的不同而分别处理。例如，因心脏有病影响脾胃而出现脾胃症状者，治当从心，兼以治脾。然心病及脾，其咎或为心火炽盛，或为气阴亏虚，或为心阳不足，当分别治之。可选用黄连、黄芩、竹叶、莲心等泻心火；生地、芍药、麦冬、五味子、太子参、炙甘草等补气阴；龙眼肉、桂枝、附子、肉桂等温心阳。又如肾病影响脾而表现脾胃症状者，有肾气虚不能助脾运、肾阳虚不能温脾阳、肾阴虚不能濡脾阴之别，治疗时，在兼治脾胃的基础上，应分别选用相应药物，如：肾气虚者可选用肾气丸，肾阳虚者选用四神丸、附子理中丸等，药有附子、干姜、人参、肉豆蔻、补骨脂等。肾阴虚者，用六味地黄丸，药用生地、枸杞子、山茱萸、何首乌、女贞子、旱莲草等。

"气反"治法运用于针刺选穴方面，又称远部取穴法，《灵枢·官针》称之为"远道刺"。《灵枢·终始》所言："病在上者下取之，病在下者高取之，病在头者取之足，病在腰者取之腘。"即病在上半身的，可以取刺下部的穴位；病在下半身的，可以取刺上部的穴位；病在头部，可以取刺足部的穴位；病在腰部，可以取刺膝窝的穴位，就是"气反"治法在针刺方面的运用。如头痛，不仅可以取头部的百会、风池等穴，还可取在下的昆仑、太冲、足三里等穴。腰痛，既可刺局部的肾俞、命门，也可取在下的委中、昆仑等。脱肛者，除了可取在下的足三里外，还可刺在上的百会穴。而胃脘痛，非单可取病变局部的中脘、太乙，还可取在上肢的内关，在下肢的足三里、公孙、太冲等。

总之，"气反"治法是当病变所在与其症状表现部位不一致时的一种特定治法。对"气反"治法而言，上、中、下都是相对的概念。如上焦与下焦为上下，中焦对上焦为下，中焦对下焦则为上；头与足为上下，但对头而言，则头以下者均为下，对足则而言，则足之上者均为上；中焦居中，其两侧为傍，而其上下也为傍。因此，在临床实际中，遇到病变所在与其症状表现部位不一致时，均应辨别其相对向上、下或中、傍关系，运用"气反"治法的原理，合理地遣方用药、选穴施针。

另外，在《内经》的治疗法则中，有一种治法恰与"气反"治法相对，我们不妨称之为"气顺"治法，其内容源于《灵枢·卫气失常》："黄帝曰：卫气之留于腹中，蓄积不行，苑蕴不得常所，使人支胁胃中满，喘呼逆息者，何以去之？伯高曰：其气积于胸中者，上取之；积于腹中者，下取之；上下皆满者，傍取之。黄帝曰：取之奈何？伯高对曰：积于上者，泻人迎、天突、喉中；积于下者，泻三里与气街；上下皆满者，上下取之。"即上病上取、下病下取、上下皆满则傍取。这从表面上看，与"气反"治法截然相悖，其实质仍然是"治病必求于本"。我们知道，卫气是水谷之悍气，其性慓悍滑利，其运行不入血脉而行于脉外，循皮肤之中，分肉之间，熏于盲膜，散于胸腹。当卫气运行失常，在上则积聚于胸中，出现喘呼逆息，故其治取上，选用人迎、天突、喉中等穴位；当卫气积聚于腹中，相对胸部为下，出现胃部饱满不适等症，其治应取在下的足三里、气街等穴位；当胸部、腹部皆有病变，治当上下部穴位皆取，即上取人迎、天突、喉中，下取三里、气街。由此看来，本法主要适用于疾病的症状表现与疾病之本的部位相一致的证候。其基本原理不仅适用于针灸治疗，对药物治疗也具有普遍的指导意义。

参考资料

·文献摘录·

气反者，谓上下内外之病气相反也。如下胜而上反病者，当取之下，上胜而下反病者，当取之上。（清·张志聪：《黄帝内经素问集注》）

耳痛甚，吴萸、乌附尖、大黄同为末，盦涌泉即脚底心也。（元·朱丹溪：《丹溪手镜》）

小便遗失，肺金虚也，宜安卧养之，以黄芪、人参之类补之。（金·李杲：《内外伤辨》）

久病气虚，泄泻不止，灸百会三壮。（清·高叔宗：《丹溪治法心要》）

至而不至者，谓从后来者为虚邪，心与小肠来乘脾胃也……当于心与小肠中以补脾胃之根蒂。（金·李杲《脾胃论》）

脾之母原在肾之命门，胃之母原在心之包络，欲温补脾胃，必须补二经之火，盖母旺子必不弱，母热子必不寒，此子病治母之义也。（清·傅青主：《傅青主女科》）

如不思饮食，此属阳明胃土受病，须补少阴心火，归脾汤，补心火以生胃土也。（清·程杏轩：《医述》）

一人久患泄泻，以暖药补脾，及分利小水诸法，不应。一医诊之，心脉独弱，乃以益心气药，兼补脾药服之，遂愈。盖心火能生脾土，又于命门火生脾土之外，另伸一义也。（清·俞震：《古今医案按》）

劳倦嗔怒，呕吐身热，得汗热解，而气急不寐不饥，仍是气分未清，先以上焦主治，以肺主一身之气化也。杏仁、郁金、山栀、香豉、橘红、瓜蒌皮。（清·叶天士《临证指南医案》）

一妪性急胃痛，已六日，诸辛燥药，历试无验，诊得左关弦急，而右寸更甚，其痛一来即不可当，少选方定，口干面时赤，知肝气有余而成火也，乃以越鞠加吴茱萸炒黄连、姜汁炒

栀子，二剂顿愈。（清·魏之琇《续名医类案》）

肾司五液，入脾为涎，肾家阴虚有火，津液不足，脾土干燥，健运何施。（清·陈岐《医学传灯》）

病之起有所以起者，治之必求其本。如胀满，脾胃症也。有因本经健运失职者；有丹田火亏，火不生土者；有厥阴木旺，木来克土者。（《医论三十篇》）

·现代研究·

消化性溃疡在病因和发病学上，精神因素是起重要作用的，长期或反复的精神刺激，能造成大脑皮层功能障碍，由兴奋到抑制，从而造成皮质下中枢、植物神经系统对胃的分泌、消化、胃壁营养等的调节紊乱，最后形成局部溃疡。（张能舜．归脾汤治疗消化性溃疡．湖南中医学院学报，1987，（1）：27.）

情志因素（恼怒）是导致胃脘痛的首要因素，在胃脘痛的证型中，与肝有关的占90.88%。（李顺民．胃脘痛从肝论治的实验研究．湖南中医杂志，1988，（4）：49.）

第三十论　论泻南补北

原　文

《难经·七十五难》　经言东方实，西方虚，泻南方，补北方，何谓也？然：金、木、水、火、土，当更相平①。东方木也，西方金也。木欲实，金当平之；火欲实，水当平之；土欲实，木当平之；金欲实，火当平之；水欲实，土当平之。东方肝也，则知肝实；西方肺也，则知肺虚。泻南方火，补北方水。南方火，火者，木之子也；北方水，水者，木之母也。水胜火，子能令母实，母能令子虚，故泻火补水，欲令金不②得平木也。经曰：不能治其虚，何问其余。此之谓也。

讨　论

本难是运用五行生克理论，来说明人体五脏生理、病理关系，并指出其治疗的方法。它有三层意思。

一是讲人体五脏的正常关系。"金、木、水、火、土，当更相平"，这是论五脏的生理状况。就局部来说，五脏中的每一脏，有其各自的、特异的生理作用，但从整体来看，每一脏都只是其中的一个组成部分，又离不开全体而孤立地活动。所以五脏之间，既相互依存，又相互制约，既相生，又相克，生中有克，克中有生，这样才能互相协调，维持正常的生理功能。下文云"木欲实，金当平之；火欲实，水当平之"，等等，就是说明当某一脏之气太过了，另一脏便会起而加以制约（克），反之，某一脏之气不足了，另一脏也会起而加以扶助

---

① 更相平　金、木、土、水、火递相制约。更，更递。平，去其有余，即制约的意思。

② 不　大多注定都认为是衍字，宜删。

（生），这便是人体自动控制、调节的固有机制。

二是举例说明五脏之间的病理关系及其治法。上面讲了正常的生理关系，但是，在某种致病因素的作用下，这种关系遭到破坏，不能自动进行控制调节时，便会导致五脏之间的不平衡，发生或虚或实的病理变化。"东方实，西方虚"，便是举肝实、肺虚为例，来说明肝肺之间的失衡。"泻南方，补北方"，则是针对肝实、肺虚的病理所采取的一种治疗措施，也是作为一个举例而提出来的。

三是要求医生能正确处理这种虚实并存的病证。以五脏生理、病理关系为依据，从临床实际出发，运用五行生克理论，灵活地采取相应治法，纠正它们的不平衡使之归于平衡。"不能治其虚，何问其余"，就是说，如果对于这种肝实肺虚、金不平木的病证不能很好地加以处理，那么，其他各种虚实疾病也就很难做到正确治疗了。

有关本难五行生克、母子关系问题，历来有不同理解。如虞庶说木有余则克土，"金无所养而令金虚"（《难经集注》），以后注家大都不同意这种解释。但对母子究指何脏，也有分歧，如滑寿认为木是火之母，水是金之子（《难经本义》）；徐大椿则认为火是木之子，水是木之母，前者与滑氏意同，后者则与滑氏说异。我们认为：五行学说运用于医学，不过借以说明人体各个部分的相互依存和制约关系。人体各种关系，错综交织，极为复杂，不能简单对待，因为每一脏与其他四脏都有生克母子关系，如心之母为肝而子为脾，心克肺而为肾所克，其余各脏可以类推。某脏有疾，可限于本脏，也可影响其他任何一脏，不存在什么固定的传变方式。五行的理论只是给我们一种思维分析方法，决不能按照"循环论"去推导演绎，重要的是：理论必须联系实际，离开了实际，便会陷于空谈。本难的实际是什么？根据原文，并不难理解，即心、肝之火旺，而肺、肾之阴虚。临床可见胁痛、心烦，咳嗽或痰血，腰酸、遗精，手足心热，舌红、脉细数等。"泻南方，补北方"，就是泻火补水。泻火则心、肝之火可平，补水则肺、肾之阴得复。泻火有利于滋阴，滋阴有利于泻火，这是一种虚实兼顾、补泻互用的治法。假如纯为火旺，则"泻南"即可，无须"补北"；单属阴虚，则"补北"即可，亦无须"泻南"。又假如肺虚由于脾气虚弱，自当补土生金，不必"泻南补北"；肝实而使脾气郁滞，又应泄木疏土，也不必"泻南补北"。总之，有斯证，方用斯法，证千变，法亦随之而变。故《难经·八十一难》又特别从其相反方面指出"假令肺实而肝虚，微少气，用针不补其肝，而反重实其肺"，那便是"实实虚虚，损不足而益有余"了。何梦瑶说得对："五脏生克，须实从气机病情讲明，若徒作五行套语，茫然不知的实，多致错误。"（《医碥·五脏生克说》）

从母子关系而言，母能生子，子亦未尝不能生母；母子之气本自相通而相助，故古有"金水相生"、"木火同化"之说。本难云"子能令母实，母能令子虚"，《难经·六十九难》又说"虚者补其母，实者泻其子"，是从不同角度来说明母子的补泻问题，其基本精神是一致的。所以周学海说："《难经》虚则补母，实则泻子，此亦互文见义，以明补泻有活法，不必专执本脏也，故常有实泻母而虚补子者。"他举仲景泻心汤证为例，"火为土壅，湿热菀积胸中，致火气不能遂其升降之用，发为喘满痞结"，方中用大黄，就是实则泻子的意思。（《读医随笔·大黄泻心汤是实则泻子法》）尤怡也曾引用《删繁论》之说："肝劳病者，补心气以益之，余脏皆然，则不特虚则补其母一说而已。"（《医学读书记·方法余论》）

综上所述，可见"东方实，西方虚"，有其一定的具体证候，而虚实均有阴阳气血的不同。这里的肝实是肝火有余，不是肝气郁结；肺虚是肺阴不足，不是肺气虚弱，因此才适用"泻南补北"的治法。从原文"南方火，火者，木主子也；北方水，水者，木之母也"而言，徐大椿的意见似较有理。不过，主要应该根据肝、肺、心、肾之间在病理变化上的先后主次关系来考虑，可不必拘泥于孰为母、孰为子，而灵活变通地进行处方遣药，才能恰合病情，取得良好疗效。

参考资料

·文献摘录·

水能胜火，子能令母实，母能令子虚，泻南方火者，夺子之气，使食母之有余；补北方水者，益子之气，使不食于母也。如此则过者退，而抑者进，金得平其木，而东西二方无复偏盛偏亏之患矣。越人之意，大抵谓东方过于实，而西方之气不足，故泻火以抑其木，补水以济其金，是乃使金得与水相停，故曰欲令金得平木也……或问子能令母实，母能令子虚，当泻火补土为是。盖子有余则不食母之气，母不足者不能荫其子。泻南方火，乃夺子之气，使食母之有余；补中央土，则益母之气，使得以荫其子也。今乃泻火补水何欤？曰：此越人之妙，一举而两得之者也。且泻火，一则以夺木之气，一则以去金之克；补水，一则以益金之气，一则以制火之克，若补土，则一于助金而已，不可施于两用，此所以不补土而补水也。（元·滑寿：《难经本义》）

夫实则泻之，虚则补之，此常道也；实则泻其子，虚则补其母，亦常道也，人皆知之。今肝实肺虚，乃不泻肝而泻心，此则人亦知之。至于不补肺、补脾而补肾，此则人不能知，惟越人知之耳。夫子能令母实，母能令子虚，以常情观之，则曰：心火实，致肝木亦实，此子能令母实也；脾土虚，致肺金亦虚，此母能令子虚也。心火实，固由自旺；脾土虚，乃由肝木制之。法当泻心补脾，则肝肺皆平矣。越人则不然，其子能令母实，子谓火，母谓木，固与常情无异；其母能令子虚，母谓水，子谓木，则与常情不同矣。故曰：水者，木之母也。子能令母实一句，言病因也；母能令子虚一句，言治法。其意盖曰：火为木之子，子助其母，使之过分而为病矣。今将何以处之？惟有补水泻火之治而已。夫补水者，何谓也？盖水为木之母，若补水之虚，使力可胜火，火势退，而木势亦退，此则母能虚子之义，所谓不治之治也。（自注：此"虚"字与精气夺则虚之"虚"不同，彼虚谓耗其真而致虚，此虚谓抑其过而欲虚之也。）若曰不然，则母能令子虚一句，将归之于脾肺乎？既归于脾肺，今何不补脾乎？夫五行之道，其所畏者，畏所克耳！今火大旺，水大亏，火何畏乎？惟其无畏，火愈旺而莫能制，苟非滋水以求胜之，孰能胜也？"水胜火"三字，此越人寓意处，当细观之，勿轻忽也。（元·王履：《医经溯洄集·泻南方补北方论》）

　　《难经》言东方实，西方虚，泻南方，补北方者，旧解纷出，穿凿支离，其实文意浅直，不须深求。东实西虚，非必不可泻东补西，而必泻南补北也。以为泻东之外，仍可泻南，而决不可补南也；补西之外，仍可补北，而决不可泻北也。下文推究五行当更相平，及子能令母实，母能令子虚之义，乃专就所以泻南补北而发挥之。（清·周学海：《读医随笔·虚实补泻论》）